— 全国高等职业教育医学影像技术专业新形态规划教材 —

放射治疗技术

（供医学影像技术、放射治疗技术等专业使用）

主　编　刘　芳　巩贯忠

中国协和医科大学出版社
北　京

内容提要

本教材是“全国高等职业教育医学影像技术专业新形态规划教材”之一，系根据本套教材的编写指导思想和原则要求，结合专业培养目标和本课程要求的教学目标编写而成，内容涵盖了总论、放射治疗设备、放射治疗体位固定技术、放射治疗模拟定位技术、放射治疗器官运动管理等。此外，本教材还增加了丰富的数字资源，包括微课、课件、思维导图、岗位对标考试等知识点总结、能力测试等，丰富了教材内容，增强了线上和线下教学的联动性，以提升学生学习的主动性和积极性。

本教材主要供医学影像技术、放射治疗技术等专业使用，也可作为放射治疗师岗位培训参考用书。

图书在版编目（CIP）数据

放射治疗技术 / 刘芳，巩贯忠主编. -- 北京 : 中国协和医科大学出版社，2025. 7. --（全国高等职业教育医学影像技术专业新形态规划教材）. -- ISBN 978-7-5679-2611-0

Ⅰ. R815

中国国家版本馆 CIP 数据核字第 2025GK8312 号

主　　编　刘　芳　巩贯忠
策划编辑　刘　婷
责任编辑　沈紫薇
封面设计　邱晓俐
责任校对　张　麓
责任印制　黄艳霞
出版发行　**中国协和医科大学出版社**
（北京市东城区东单三条 9 号　邮编 100730　电话 010-65260431）
网　　址　www.pumcp.com
印　　刷　北京中科印刷有限公司
开　　本　889mm×1194mm　1/16
印　　张　18.75
字　　数　490 千字
版　　次　2025 年 7 月第 1 版
印　　次　2025 年 7 月第 1 次印刷
定　　价　88.00 元

全国高等职业教育医学影像技术专业
新形态规划教材建设指导委员会

编 者 名 单

主　　编 刘　芳　巩贯忠

副 主 编 陈星宇　刘　娟

编　　者（按姓氏笔画排序）

王云刚（山东省肿瘤医院）

王文保（南京大学医学院附属鼓楼医院）

王欣淼（齐鲁医药学院）

巩贯忠（山东省肿瘤医院）

刘　芳（山东医学高等专科学校）

刘　娟（南京大学医学院附属鼓楼医院）

孙　博（北京大学国际医院）

李金刚（泰山护理职业学院）

杨　菁（山东第一医科大学附属省立医院）

吴　强（济宁医学院附属医院）

陈星宇（北京大学国际医院）

唐高华（永州职业技术学院）

数字教材编者名单

主　　编 李　需　刘　芳

副 主 编 白晓亮　孙　博　晏俊芳

编　　者（按姓氏笔画排序）

王云刚（山东省肿瘤医院）

王欣淼（齐鲁医药学院）

白晓亮（山东第一医科大学附属省立医院）

刘　芳（山东医学高等专科学校）

刘　娟（南京大学医学院附属鼓楼医院）

孙　博（北京大学国际医院）

孙玉亮（中国医学科学院北京协和医院）

杜　哲（北京大学国际医院）

李　阳（山东第一医科大学附属省立医院）

李　需（山东省肿瘤医院）

李金刚（泰山护理职业学院）

晏俊芳（中国医学科学院北京协和医院）

唐高华（永州职业技术学院）

谢近亮（山东省肿瘤医院）

出版说明

随着医学影像技术在现代医疗中的核心地位日益凸显，行业对高素质应用型人才的需求持续攀升。当前，我国医学影像技术领域呈现“设备智能化加速升级”与“复合型人才结构性短缺”并存的现状，人工智能、多模态影像融合、精准医疗等技术的广泛应用，使得传统教材已难以匹配快速迭代的行业需求。高等职业教育作为技术技能型人才培养的主阵地，其新型教材体系的建设，不仅是实现职业教育类型化发展的关键举措，更是推动医学影像技术国产化进程、助力“健康中国 2030”目标达成的重要基石。

本套教材以实践科学发展观为指导思想，以服务教学、指导教学、规范教学、适应我国医学教育改革为宗旨，立足高等职业教育教学实际，以胜任能力培养为目标，使课程设置与理论实践紧密衔接，突出教材内容的实用性、先进性、科学性和通用性。本套教材为新形态教材，具体体现为：体现教育改革精神与职业教育特色；注重产教融合，突出实践教学；以实际操作技能为导向，融入新技术、新方法；融合思政，强化价值引领；以学生为中心，丰富模块设计；纸质教材与数字教材融合；教材编写在贯彻职业教育理念的同时，亦充分体现现代化的教育思想和方法，以全面提升学生的创新精神、人文素养、胜任能力等综合素质，培养适应医疗卫生体制改革的复合型和应用型人才。

同时，本套教材的编写遵循教材编写的基本规律，秉持“三基、五性、三特定”的原则，注重基础理论、基本知识和基本技能的培养，内容深度和广度适应全国高等职业教育的需求。教材编写以医学影像技术专业的培养目标为导向，着重培养学生的职业技能，满足职业岗位需求、学生学习需求和社会需求。教材内容涵盖了医学影像技术领域工作岗位所需的知识、技能和素质，帮助学生全面理解工作岗位，培养学生科学的临床思维和学习方法，以满足社会对学生知识和技能的要求，强调培养学生的创新能力、信息获取技能和终身学习能力，确保教材的启发性。在编写过程中，我们充分考虑到高等职业教育的多样性，确保教材既能适应不同院校的需求，又能满足学生毕业时的知识和技能要求。

本套教材涵盖医学影像解剖学、医学影像诊断学、X 线摄影检查技术等 12 门课程，定位清晰、特色鲜明，具有以下特点。

一、构建高质量、互动性强的创新形态教材体系

本系列教材为创新形态教材，教材所有内容，均实现数字化呈现；同时，为纸质教材提供配套教学视频、微课、思维导图、教学课件、在线练习等丰富教学资源，学生可直接获取与教材内容相关联的课程资源；支持多媒体资源嵌入与实时更新；配套的数字教材平台，支持在线教学、资源共享、数据分析等功能，实现教学全流程数字化管理，满足多样化教学需求。这种创新的学习方式，不仅提高了教学效果，也丰富了学习体验，使学习更加便捷，提升了学生的学习积极性和主动性。

二、强化价值引领，助推专业教育与思政教育相融合

本套教材以专业知识为载体，以思政教育为引领，深度挖掘专业课程蕴含的思政资源，巧妙融入教材内容，全方位助推专业教育与思政教育深度交融，培育德技兼修人才。在教材编写中，我们注重以影像案例为切入点，将社会主义核心价值观、医者仁心的职业精神、中华优秀传统文化等思政元素自然融入专业知识点。引导学生树立正确的职业价值观，具备社会责任感，在实践教学环节强化人文关怀培养，使学生在掌握专业技能的同时，自觉践行“健康所系，性命相托”的医者担当。

三、体现教育改革精神与职业教育特色

本套教材深入贯彻国家职业教育改革精神，坚持以人为本、能力为重，强调实践操作和技能培训，注重培养学生的职业素养和实际工作能力。内容贴近职业实践，力求使学生能够顺利进入职业领域，成为胜任基层医疗机构或医学影像相关岗位的高级技术型专业人才。编写过程中，我们注重教材内容与实际工作岗位匹配，确保教材内容符合基层实际工作的需求。

四、注重产教融合，突出实践教学

高等职业教育强调产教深度融合，创新培养模式，这是职业教育的重要发展方向。本套教材的建设始终把提高人才培养质量放在首位，密切联系实际，突出实践教学，将专业内容设置与行业需求对接；推动教学与行业技术发展同步，使课程内容与职业标准对接；完善职业教育教学过程机制，使教学过程与实际工作过程对接。

五、贴合考试，对接行业需求

本教材严格遵循《国家职业教育改革实施方案》及职业教育规划教材建设要求，以医学影像技师职业标准为核心，将岗位技能、职业技能竞赛、职业资格考试内容有机融入教材，实现“岗课赛证”融通，助力学生无缝对接行业需求。

六、以学生为中心，丰富模块设计

考虑到职业教育学生的年龄和学习特点，本套教材的模块设置丰富多样，包括案例导入、思维导图、考试知识点总结、习题等模块。这种结构不仅有助于学生理解和记忆知识点，还能提高学生的学习兴趣和学习效果。每个模块设计精细，既有理论讲解，又有实践应用，旨在全面提升学生的综合素质。

希望本套教材的出版，能够推动高质量医学影像技术专业人才的培养，促进我国医学影像技术专业领域的教材建设与教育发展，为促进我国医学影像事业的发展和保障人民健康作出积极贡献。

前　言

随着放射治疗新技术和新设备的迭代更新，精准放射治疗技术的普及、人工智能的应用及多模态图像引导放射治疗技术的进步，对放射治疗师的职业素养和实践能力提出了更高要求。为适应新时代职业教育需求，培养具有创新思维和实践能力、德技兼修的高素质技能人才，我们编写了《放射治疗技术》新形态教材，力求打破传统教材的局限，构建以实际应用为导向、技术发展为主线、医教融合为支撑的立体化教学体系。

一、岗位引领，紧跟前沿，紧贴标准

本教材以放射治疗技术岗位需求为出发点，突出实践技能培养，融入容积旋转调强放射治疗（VMAT）、立体定向放射外科（SRS）、影像引导放射治疗（IGRT）等现代放射治疗技术，并结合自适应放射治疗（ART）、质子/重离子放射治疗、磁共振引导放射治疗（MR-linac）等国际尖端技术前沿进展，帮助学生掌握行业最新动态。此外，教材紧贴行业标准，参考最新国际放疗指南和国内规范，确保教学内容与临床实践同步。

二、思政融合，厚植情怀，立德树人

本教材将职业伦理、人文关怀与专业技术深度融合。在传授放射治疗技术的同时，注重弘扬工匠精神和医者仁心，结合放射治疗技术发展史、行业楷模事迹、患者临床案例等，培养学生的职业责任感、团队协作意识及伦理道德观念，旨在引导学生树立“精于技、诚于心、践于行”的职业价值观。

三、院校联动，全国协作，示范引领

本教材汇聚全国临床一线放射物理技术专家与高校教学骨干力量，并综合山东医学高等专科学校与山东省肿瘤医院 20 多年联合开设放射治疗技术专业优势，共同编写了“院校多维度融合、医教全方位协同”的《放射治疗技术》教材。我们期待通过这一实践，为全国同类院校提供可复制的教材建设范式，以及理念先进、内容实用、特色鲜明的规范化教材。

本教材适用于高等职业院校医学影像技术、放射治疗技术等专业学生，也可作为放射治疗师岗位培训参考用书。

本教材在编写过程中参考了国内外相关教科书和文献资料，并结合编者的教学和临床经验，力求内容科学严谨、语言简明易懂，但由于放射治疗技术发展迅速，书中难免存在不足之处，恳请广大师生和各位专家提出宝贵意见，以便再版修订，在此表示衷心感谢。

编　者

2025 年 4 月

目　录

第一章　总　论

教学课件

学习目标

素质目标

（1）拥有健康的情感态度、优良的道德品质、高尚的人文素养和坚定的职业信念。

（2）具备不断学习放射治疗新技术、对技术精益求精、对肿瘤患者高度负责的态度。

（3）理解肿瘤患者的心理需求，妥善处理紧急情况。

知识目标

（1）掌握：放射治疗技术学基本概念，临床常用的放射治疗技术，放射治疗学的基本流程及放射治疗师的职责。

（2）熟悉：肿瘤放射治疗学的基本概念和发展历程。

（3）了解：放射治疗技术学的发展历程及未来发展趋势。

能力目标

（1）具有娴熟的常见放射治疗技术操作能力和良好的岗位胜任能力。

（2）具有良好的医患沟通与团队协作能力。

（3）能够在放射治疗团队中发挥自己的优势，实现精准放射治疗的目标。

案例导入

【案例】

患者，男，36 岁，广东人，因“回吸性涕血 1 个月，左颈部肿块 3 个月”来院就诊。患者 3 个月前无意中触及左上颈部肿块，质硬，绿豆粒大小，活动度可，无发热、咳嗽、咽痛、面部麻木、复视、头痛、耳鸣，故未重视诊治。肿物由绿豆大小逐渐增大至橄榄大小，质硬，活动度差，就诊前 1 月余出现涕中带血，尤以晨起为甚。查体：鼻咽部表面糜烂状，色红白相间，质地脆；左颈可扪及多个肿大淋巴结，大者 3cm×3cm，质硬，边界尚清楚，不易推动，无触痛。鼻咽部活检示：鼻咽未分化型非角化性癌。临床血液学检查、胸片、腹部 B 超、全身骨扫描均未见异常。入院诊断：鼻咽未分化型非角化性癌，$T_2N_1M_0$，Ⅱ期。既往无吸烟、饮酒不良嗜好，否认有肝炎、结核等传染病病史，无肿瘤家族遗传史。患者拟采用适形调强放射治疗。

【问题】

1. 简述适形调强放射治疗的主要操作流程。
2. 放射治疗过程由哪些人员参与？
3. 放射治疗中放射治疗师的职责是什么？

· 核心知识拆解 ·

放射治疗，简称放疗，是利用电离辐射原理杀灭肿瘤细胞或其他病灶的无创伤治疗手段，它同外科治疗一样是一种局部治疗方式，追求的基本目标是提高放射治疗的治疗增益比，即最大限度地将剂量集中在靶区内，杀死肿瘤细胞，保护肿瘤周边的正常组织和重要器官不受或少受照射。作为治疗恶性肿瘤的重要手段之一，约有70%的恶性肿瘤患者需要接受放疗。放疗流程的特点如下。

1. 放疗是由放射肿瘤医师、放射物理师、放射治疗师、工程师及护理人员等多部门和多学科共同参与，协作完成的一个时间跨度长、环环相扣的循环过程，流程相对复杂。

2. 每个患者的放疗流程中环节较多，包括体位固定、影像信息采集、靶区和危及器官的确定，治疗计划设计和评估，治疗计划的剂量验证和位置验证，放射治疗的实施和随访等，需要各个环节相互协调。

在整个放疗流程中，放射治疗师是精确定位和精确治疗计划的实施者，是放射治疗质量控制的最终执行者，是肿瘤患者的心灵安慰者，是各种治疗反应的最早观察者，是突发意外反应的第一抢救者。放射治疗师在整个放射治疗流程中起着关键的作用。

第一节　肿瘤放射治疗学

一、肿瘤放射治疗学基本概念

肿瘤放射治疗学（简称肿瘤放疗）又称放射肿瘤学（radiation oncology），是研究如何使用放射线（电离辐射）对恶性肿瘤和少数良性疾病进行治疗的一门学科。放射线包括放射性同位素产生的 α、β、γ 射线和各类 X 射线治疗机或加速器产生的 X 射线、电子线、质子束及其他粒子束等。

当肿瘤细胞吸收任何形式的射线后，射线可以直接或间接地损伤细胞的 DNA，从而导致细胞的死亡。放射治疗与外科治疗（手术）、化学治疗（化疗）、靶向治疗和免疫治疗构成了恶性肿瘤的主要治疗手段。约70%的恶性肿瘤患者需要接受放疗，包括根治性放疗、辅助性放疗或姑息性放疗。

根治性放疗是指肿瘤通过单纯放射治疗就能达到治愈的目的，照射区域包括原发病灶和相关淋巴引流区，照射剂量比较高。辅助性放疗常需要与手术治疗、化疗等治疗手段相结合来提高肿瘤治疗的疗效。姑息性放疗是针对治愈希望小的肿瘤，通过放疗来减轻因肿瘤引起的疼痛、梗阻、出血等主要症状，改善患者的生活质量。

按照放射治疗的方式，可分为外照射（远距离放疗）和内照射（近距离放疗）。外照射即放射源位于体外的一定距离，集中照射某一处组织，是最常用的照射方式。内照射是指放射源密闭后直接放在人体表面、自然腔道或组织内，如鼻咽、食管、宫颈等部位。广义的放疗既包括放射治疗科的肿瘤放疗，也包括核医学科的体内同位素治疗（如^{131}I 治疗甲状腺肿瘤和甲状腺功能亢进症）。狭义的放疗一般仅指前者，即人们一般所称的肿瘤放疗。

进入 21 世纪，随着计算机技术和医学影像学的进步，新的放疗技术层出不穷，使得放疗在肿瘤治疗中的作用和地位日益突出，已成为治疗恶性肿瘤的主要手段之一。

二、肿瘤放射治疗学发展历程

（一）第一阶段：起始发现阶段

1895 年伦琴发现 X 射线，1896 年开始应用 X 射线治疗良性病变和皮肤癌，1899 年瑞典成功地应用 X 射线治愈了皮肤癌患者。1898 年居里夫人发现了放射性镭，1903 年戈德堡（Goldberg）首先用镭管贴近皮肤治疗皮肤癌，取得很好的效果，开创了近距离治疗的先河，此后，放射线被用于治疗各种肿瘤并取得了一定效果。

（二）第二阶段：确立地位阶段

1913 年库利吉（Coolidge）成功研制了 X 射线球管，1920 年生产了第一台 200kV 的深部 X 射线治疗机。1922 年在巴黎召开的国际肿瘤大会上，库塔尔（Coutard）等报道了放射治疗可治愈晚期喉癌，且无严重的并发症，从而确立了放射线在癌症治疗中的地位。

（三）第三阶段：初步应用阶段

1934 年 Coutard 发明了常规分割照射，并沿用至今。20 世纪 30 年代建立了放射剂量单位-伦琴（R），20 世纪 50 年代随着核反应堆的建立，人类获取了人工放射性同位素钴-60，1953 年首台钴-60 治疗机在加拿大研制成功并投入使用，可以治疗深部肿瘤。从 20 世纪 50 年代中期到 60 年代，加速器研制成功并陆续应用于临床，逐渐成为放射治疗的主流设备。1968 年瑞典学者莱克塞尔（Leksell）发明了伽马刀。20 世纪 70 年代建立了镭疗巴黎系统，20 世纪 80 年代发展了近距离放射治疗，配合外照射，在宫颈癌、舌癌等多种部位肿瘤获得较好的疗效。由于镭的防护要求很高，目前已不再用于临床治疗，现在临床上常用的主要有铱-192、铯-137、钴-60、碘-125 等放射源，并有计算机系统遥控近距离放射治疗机。

（四）第四阶段：快速发展阶段

随着计算机技术的发展，加速器性能的不断完善，以及模拟定位机、CT、MRI 和治疗计划系统（treatment planning system，TPS）的相继问世，放射治疗进入一个崭新阶段。20 世纪 90 年代以来，随着配有多叶准直器（multi-leaf collimator，MLC）的加速器广泛应用，实现了三维适形放疗（three-dimensional conformal radiation therapy，3D-CRT）、调强适形放射治疗（intensity modulated radiation therapy，IMRT）、图像引导放疗（imaging-guided radiation therapy，IGRT）和容积弧形调强放疗（volumetric modulated arc therapy，VMAT）等，放射治疗有了质的飞跃，对肿瘤给予高剂量和危及器官的保护几乎可以达到“随心所欲”的地步，治疗增益比有了较大的提高。

（五）第五阶段：精准放疗阶段

进入 21 世纪，在传统加速器的基础上有几种特殊的治疗设备面世，将直线加速器安装在机械臂上，机械臂控制射束方向，实现类似球面方向的非共面聚焦照射；将加速管安装在 CT 机的滑环上做旋转运动，治疗床匀速进出的螺旋放疗；加速器去掉均整块，剂量率可高达 24Gy/min 等。除 X 线束、电子束外，质子、重离子加速器研究也相继进入临床医学领域。各种新技术也层出不穷，剂量引导放疗（dose-guided radiation therapy，DGRT）、光学体表引导放疗（surface guided radiation therapy，SGRT）、超声引导放射治疗（ultrasound guided radiation therapy）等 IGRT 新技术进入了精准智慧放疗时代。

▶知识拓展

我国肿瘤放射治疗的发展历程

我国肿瘤放射治疗的三个发展阶段：常规放疗、精确放疗和精准放疗。于金明院士巧妙地用“鸟笼和笼中鸟”的比喻来解释这一发展历程。最初的常规放疗就像放射线打在鸟笼上，虽然能够伤害到鸟（肿瘤），但同时也会破坏笼子（正常组织），形象地描述了这种治疗方式的局限性，即在打击肿瘤的同时，也损伤了大量正常细胞。精确放疗技术能够避开笼子（正常组织），直接对准鸟（肿瘤）进行照射。尽管如此，鸟的心脏（肿瘤核心）并未受到加量照射，这使得肿瘤仍有存活的可能，但减少了对正常组织的放射损伤。而精准放疗阶段，通过前期对鸟的心脏（肿瘤核心）进行扫描，医生能够准确知道其位置，并精准地勾画出来进行加量照射，不仅提高了疗效，还最大限度地减少了对正常组织的损伤。

三、肿瘤放射治疗基本流程及管理

肿瘤放疗是高度复杂的治疗方式，包括放疗设备、放疗技术、放疗流程、放疗质控、放疗监管与随访及放疗安全防护。近年来，随着放疗设备和技术的更新换代，肿瘤放疗已进入精准时代。肿瘤区域作为放疗靶区，在做到提高局部放射剂量的同时，降低肿瘤周围正常组织受照射剂量，进而提高局部控制率和患者生存率。相对于手术和化疗来说，放疗过程的不可视化，导致大众对放疗产生误解，其实，放疗的整个过程具有非常完善的步骤及标准的流程，从患者确诊肿瘤、制订治疗方案到治疗结束，整个流程环环相扣（图 1-1）。

肿瘤放射治疗流程的每个环节都包含许多不确定性，所有这些不确定性最终都会影响疗效。每个环节都要保证良好的质量控制，否则会带来隐患甚至造成严重事故。因而，放疗包括对放疗人员、放疗设备、放疗技术、放疗流程、放疗计划等进行质量控制。同时，放疗计划的制订和实施是多步骤的过程，放射治疗也是一个漫长的经历，放疗不良反应可能在放疗后逐渐表现出来，因此，放疗后的随访也是一个漫长的过程。

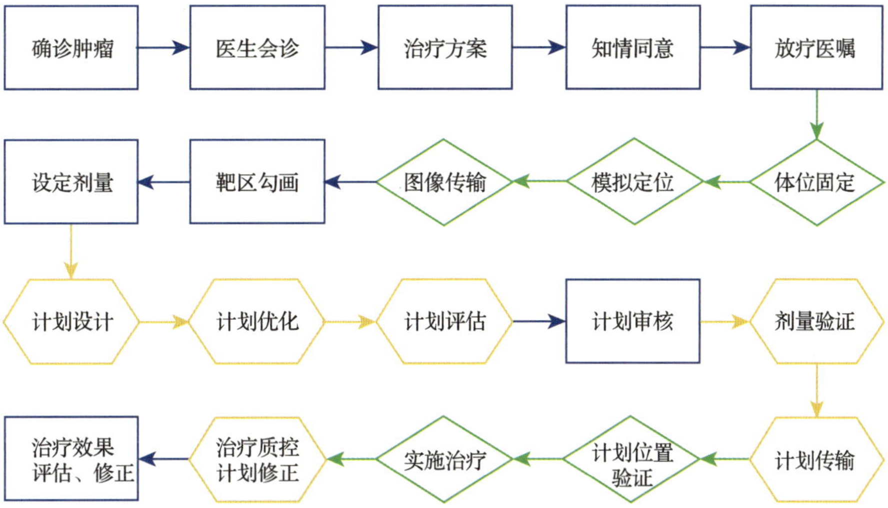

图 1-1 肿瘤放射治疗流程

整个放疗过程主要由放射肿瘤医师、放射物理师（剂量师）、放射治疗师及放疗科护士来完成，形成了一个既分工又合作的系统工程。在这个系统工程中，放射肿瘤医师起主导作用，放射物理师起保证作用，放射治疗师落实执行放疗计划和最后质量把关，放疗科护士在临床护理、心理支持、健康教育等方面至关重要。因为放射治疗参与的专业人员多、时间跨度大、流程环节多、一环紧扣一环，不管哪个环节出了纰漏都会影响到全局，所以，它是一个系统工程，需要作为一个团队来建设和管理。值得注意的是，整个放疗不是一个简单的流水线工作，而是放射肿瘤医师、放射物理师、放射治疗师及放疗科护士以患者为中心的双向循环，相互之间必须建立畅通的沟通机制（图 1-2）。

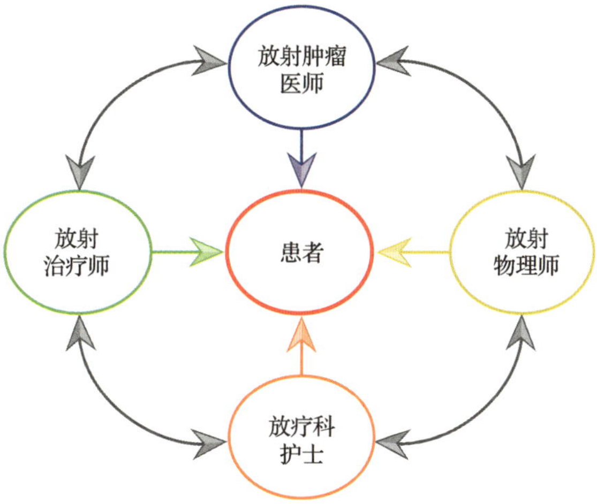

图 1-2 肿瘤放射治疗科工作团队

第二节 放射治疗技术学

一、放射治疗技术学基本概念

放射治疗技术学是肿瘤放射治疗学的重要组成部分，是研究放射治疗师如何运用放射治疗设备及辅助装置，将放射肿瘤医师及放射物理师对肿瘤设计的治疗方案实施到患者，并实现精确的放射治疗的一门学科。放射治疗技术学包括体位固定、模拟定位、器官运动管理、体位验证、治疗实施、患者照护及心理干预等内容。

近年来，由于放射治疗设备高度的精密性和复杂性，也伴随着放射治疗技术日新月异的发展，放射治疗技术已从传统的简单的二维常规放射治疗发展到复杂的三维适形放射治疗、调强放射治疗、图像引导的放射治疗、立体定向放射治疗、自适应放射治疗、质子/重离子放射治疗等。不同的放射治疗技术针对不同的治疗目的，具有各自不同的功能特点和技术参数，在适应证、治疗精度、治疗时间、非共面特征及图像引导等诸多方面体现出各自的特点和复杂性。

同时，放射治疗技术也离不开放射治疗辅助设备的应用，例如，体位固定辅助设备，包括体位固定技术、固定材料及方案等，需要实施个体化体位固定。因此，如何提高病灶定位的精度、验证放疗摆位和确保靶区的精确度、提升放疗的速度、加强影像引导的精度等都是放射治疗技术研究的内容，其根本目的是在最大限度地消灭肿瘤的同时尽可能地保护正常组织和器官的结构与功能，努力提高患者的长期生存率和改善患者的生存质量。

二、放射治疗技术学发展历程

放射治疗技术的发展与放射治疗设备紧密相关，经历了传统二维放射治疗到三维适形精确放疗再到适形调强放射治疗、图像引导放射放射治疗及质子/重离子放射治疗等，这些技术分别从精度、安全及生物效应方面实现了放疗的一次又一次飞跃。下面简要对代表性放射治疗技术的发展进行阐述。

（一）二维放射治疗技术

自伦琴发现 X 射线以来，打开了放射线治疗肿瘤的思路，随之以浅部 X 线治疗机、深部 X 线治疗机、^{60}Co 治疗机、高能 X 射线及电子线放疗为主要实现方式的二维放射治疗（two dimensional radiation therapy，2D-RT）技术逐渐用于临床，成为半个多世纪以来肿瘤最主要的放疗方式，并取得良好疗效。2D-RT 在肿瘤放疗早期阶段发挥了非常重要的作用。

2D-RT 最初在二维 X 线模拟定位机下透视来确定肿瘤范围（照射范围），进一步发展到通过低熔点挡铅或钨门，形成方形或矩形照射野，对肿瘤实施放射治疗，通过不同形状铅块的组合构成不规则形状的照射野。

2D-RT 的主要优点是照射速度快、照射范围大、适用人群广，而主要缺点是肿瘤边界判断缺乏依据及照射野形状不能完全匹配肿瘤形状，包含较多进入照射野的正常组织。目前，2D-RT 临床应用越来越少，逐渐被精准放射治疗技术所取代。

（二）三维适形放射治疗技术

2D-RT 照射野无法契合肿瘤形状的问题必然会导致过多的正常组织接受照射，放射性损伤发生概率较高。挡铅（MLC）的发展及应用，将传统矩形照射野转变为不规则形状的照射野，通过等中心照射技术，以不同角度照射野在三维空间形成与肿瘤形状相近的剂量分布，即三维适形放射治疗（three-dimensional conformal radiation therapy，3D-CRT）。

3D-CRT 是肿瘤精准放疗的起点，对肿瘤放疗精度的提升具有重要启示和推动作用。3D-CRT 是肿瘤精准放疗的第一个革命性进步技术，而后发展起来的逆向调强放疗、容积弧形调强放疗、螺旋断层放疗等都是 3D-CRT 的延伸和升级。

3D-CRT 的优势在于设备需求低、放疗速度快、剂量分布与肿瘤形状接近。同样，3D-CRT 也存在很多劣势，例如，只注重形状上的契合度，而肿瘤内剂量分布不均匀；对复杂肿瘤靶区的剂量学优势并不明显；计划设计费时费力（如鼻咽癌、乳腺癌术后放疗等）。不可否认的是在逆向调强放疗大范围应用之前，3D-CRT 一直是肿瘤精准放疗的代表性技术之一。

（三）调强放射治疗技术

3D-CRT 从形状上解决了剂量分布与肿瘤契合的问题，但不能保证肿瘤空间中的每一个点都接受均匀的剂量，而调强放射治疗（intensity modulated radiotherapy，IMRT）技术的发展与应用解决了这个问题。简而言之，IMRT 是通过将传统 3D-CRT 每个角度的照射野分割为多个小野，完成放射剂量强度分布精细调节，进而实现剂量分布符合肿瘤负荷（肿瘤细胞多少及分布密度）的实际情况。调强放射治疗分为正向 IMRT 和逆向 IMRT 两大类，其中，目前最常用的为逆向 IMRT。

传统 IMRT 最大优点在于剂量分布的适形度和均匀性优于 3D-CRT，但其主要不足在于射线利用率低、散射线多、照射时间长，对于形状复杂或者靶区较长（≥40cm）的肿瘤需要多靶点联合照射，靶点之间交界处剂量冷、热点问题难以解决。

为了解决照射时间长的问题，容积弧形调强放疗（volumetric modulated arc therapy，VMAT）引入临床。VMAT 就是在直线加速器机架连续旋转的过程中，动态调整 MLC 形状和照射剂量率，进而在 75~150s（按照加速器角速度 4.8°/s 计算）完成对肿瘤的 IMRT。VMAT 最大优点是照射速度快，与 3D-CRT 基本相当。VMAT 速度快的优势使其成为放疗中心的主流放射治疗技术。

提高 IMRT 速度的另一个解决方法就是利用无均整器（flattening filter free，FFF）技术。FFF 是在传统直线加速器硬件构造基础上，去掉了射线均整过滤器，提高了射线利用率，剂量率最高可达 2400MU/min，是传统有均整器技术的 4~12 倍，同时其在剂量学上也有一定优势。

螺旋断层放射治疗（helical tomotherapy，HT）是一种结合调强放疗和影像引导的精准放疗技术，它的应用解决了 IMRT 对于靶区较长（≥40cm）或形状复杂的肿瘤靶区的治疗困境。HT 应用气动二元 MLC，以类似于螺旋 CT 球管连续旋转并与治疗床同步运动结合的方式，实现利用人体螺旋断层扫描的方法完成放射治疗。

HT 的优势：首先，剂量分布优于传统 IMRT 及 VMAT，可以作为剂量分布的“金标准”。其次，HT 单次可以完成长度达 160cm 肿瘤靶区的放疗，从而避免多靶点放疗中不同节段肿瘤靶区交界处的剂量冷点和热点。因此，HT 是全脑全脊髓放疗的首选技术。最后，HT 整合了兆伏级 CT（MVCT）

扫描装置，可同步实现 IGRT 及自适应放射治疗（adaptive radiation therapy，ART）。HT 最大问题在于照射时间长，其照射时间与传统 IMRT 基本相当甚至更长。

（四）图像引导放射治疗技术

虽然 IMRT 实现了目标剂量分布与肿瘤的紧密契合，但是这种紧密契合的放射治疗方式，也对肿瘤位置的精准性提出了严格要求，肿瘤位置一旦脱离了剂量分布区域，其剂量学优势将无法得到保证，IGRT 是保证肿瘤位置准确的主要方式。IGRT 是指在患者进行治疗前、中或后利用各种影像设备获取患者相关影像资料，对肿瘤、正常组织器官、肿瘤位置标志物（如金属标志物、磁感应粒子等）、患者体表轮廓等进行定位，并能根据其位置变化进行误差纠正与摆位调整。

不管是电离辐射 IGRT 还是非电离辐射 IGRT，是解剖影像引导 IGRT 还是功能影像引导 IGRT，单一模态的影像往往不能提供给医生所需要的足够信息，因此，正在尝试将传统 CT、MRI、PET 等多种技术结合，实现多模态的放射治疗影像技术，以获取更丰富的影像信息，充分了解病变组织或器官的综合信息。此方法的分辨力高、定位准，能最大限度挖掘影像信息，提高放疗精准性。

（五）自适应放射治疗技术

随着图像引导放射治疗技术的应用，射野照射的位置偏差及感兴趣区解剖学的变化在治疗过程中得以测量，从而实现个体患者在治疗过程中适应变化来修正治疗计划，减少疗程中各类变化给治疗计划带来的影响。这种通过适应肿瘤自身及正常组织的变化，通过反馈的测量信息修正放射治疗计划以实现精准放疗的技术称其为自适应放射治疗技术。

ART 是 IGRT 的升级应用，主要分为两类：位置自适应（adaptive to position，AtP）和形状自适应（adaptive to shape，AtS）。AtP 通过检测和量化患者的体位变化，改变治疗床或 MLC 的位置，将肿瘤重新移位于放疗剂量分布范围内。而 AtS 则相对复杂，其通过获取肿瘤和正常器官的在线影像，评估二者形状变化对放疗剂量的影响，进而实施实时放疗计划的设计与优化，保证放疗剂量的准确性。AtS 过程复杂，必须要处理好肿瘤靶区和/或危及器官（organ at risk，OAR）勾画、放疗计划再设计与优化、放疗计划评估及验证等各个环节，而速度与精度则是 ART 绕不开的两个瓶颈问题。

随着图形处理器（graphic processing unit，GPU）加速为代表的计算机硬件发展及以人工智能为代表的软件升级，ART 的处理速度已经不再是自适应放疗应用的瓶颈问题。MR Unity 加速器搭载了完整的位置、形状自适应的标准化处理流程，是当前在线 ART 的代表形式。

（六）立体定向放射治疗技术

随着 CT/MR 模拟定位技术的应用，以精准定位、精准计划和精准照射为代表的精准放疗技术得到快速发展，其中，基于伽马刀（γ 刀）、射波刀（CyberKnife）、X 刀的直线加速器在立体定向放射外科（stereotactic radiosurgery，SRS）和立体定向放射治疗（stereotactic radiotherapy，SRT）中得到了广泛应用。

SRS 和 SRT 应用技术、操作方法及设备要求基本一致，但在治疗理念上有本质区别。SRS 倾向于外科手术的理念，即采用单次或少次（≤3 次）的大剂量放疗，获得与手术切除肿瘤一样的效果，注重手术切除的作用。而 SRT 更依赖于放疗理念，即通过立体定向技术，短时间内完成少次大剂量精准放疗，更强调放疗的作用。无论是 SRT 还是 SRS 的治疗原理都是将多方向、多维度射束以聚焦方式实现高剂量非适形精准放疗。对小肿瘤病灶而言，放射剂量的提升可实现良好的治疗效果；而对大体积肿瘤来说，为了降低正常组织受照射剂量，则需要适形度更高、均匀性更好的调强放疗技术。

（七）近距离放射治疗

近距离治疗（brachytherapy）是放射治疗的主要手段之一。近距离治疗是将体积小且封闭的放射源，通过输源管道（catheter）和施源器（source applicator）将放射源送到肿瘤内或贴近肿瘤的部位，对肿瘤在一定时间内实施照射，称为近距离后装治疗（after loading brachytherapy）。将放射源植入肿瘤部位，在放射源完全衰变的整个活性期内（永久性植入）实施连续照射，称为放射性粒子植入（radioactive particle implantation）。此外，放射性核素/微球连接到抗体上形成的偶联放射性核素药物（radionuclide drug conjugates，RDC），作为一种综合放射治疗和靶向治疗手段已经崭露头角，RDC 通过与肿瘤细胞表面抗原结合来定位并杀伤癌细胞。

随着放射源、后装治疗机和治疗计划系统的发展，近距离放射治疗范围已经发展到全身各部位，如宫颈癌、鼻咽癌、食管癌、直肠癌、前列腺癌和膀胱癌等。然而，近距离放射治疗面临的主要问题在于其潜在的危险性。相比外照射放射治疗，近距离放射治疗剂量梯度更大，人工操作更频繁，且放射源的安全性备受重视。此外，需要建立相应的靶区定义规范，并可在手术中采取实时核磁等引导技术来监视肿瘤和正常组织的位置和剂量，以帮助放射物理师更准确地判断肿瘤和穿刺针的位置关系。

▶知识拓展

近距离后装治疗的定义及临床特点

“近距离治疗”一词来源于希腊语单词“brachy”，是“近”的意思，它与古希腊语单词“tele”（远）是相对的。近距离后装放疗是预先将不带放射源的治疗容器（施源器）置于患者需要的治疗部位，然后在安全防护条件下手动或用遥控装置将放射源通过导管送到已安装在患者体腔内的施源器内进行放射治疗，由于放射源是后来装上去的，故称之为“后装”。近距离后装治疗临床应用特点：①可以直接把放射源放到肿瘤附近或插植到肿瘤组织内，放射源距离治疗部位非常近，绝大多部分辐射能量被患者的肿瘤组织吸收，肿瘤组织剂量高，可最大限度地杀灭肿瘤细胞。②肿瘤深度剂量和距离的平方成反比，距离稍微改变，深度剂量就会有较大的改变，这样距放射源一定距离的正常组织及敏感器官可以得到很好的保护。③肿瘤内剂量不均匀。④照射时间短。⑤可以连续照射或分次照射。

三、放射治疗技术学发展趋势

（一）粒子放射治疗技术

IMRT、IGRT、ART、HT 等放疗技术，大多数是当前应用最为广泛的光子治疗技术。与传统的光子线不同，粒子线可以形成能量布拉格峰（Bragg-peak），能够对肿瘤进行集中爆破的同时，减少对健康组织的损伤，从而实现疗效的最大化。

1. 质子和重离子放疗技术 在物理特征方面，质子和重离子放疗最大的优势在于具有 Bragg 峰，即在质子和重离子射束进入模体、人体组织后的射程末端存在一个很短的路程上突然释放能量的过程，而这个峰的前方坪区剂量较小，后方剂量很小或没有，也就是说应用 Bragg 峰治疗肿瘤时，肿瘤前后方正常组织的受照射剂量较低。通过能量选择器或者使用调整补偿挡块，可以将该峰扩展到治疗肿瘤所需要的范围，这就是现代质子和重离子精准放疗的核心。

在生物学效应方面，质子的相对生物效应（relative biologeical effectiveness，RBE）值约为 1.1，而重离子放疗的 RBE 可高达 2.8～3.2。重离子的高 RBE 配合布拉格峰展宽（spread out Bragg peak，SOBP），在提高疗效、降低正常器官损伤等方面具有较大优势。

此外，重离子放疗可有效地避免或降低 3D-CRT、IMRT 放疗时肿瘤周围正常组织受到低剂量照射而诱发第二肿瘤的风险，这对生长发育期的儿童和青少年患者尤为重要。

2. 硼中子俘获疗法（boron neutron capture therapy, BNCT） 是一种新型“精准微创”的肿瘤治疗手段，治疗肿瘤首先对患者注射硼（^{10}B）递送剂使之聚集于肿瘤部位，然后利用热中子束对肿瘤部位进行照射，通过热中子与肿瘤内的^{10}B 发生核裂变反应产生具有高传能线密度的 α 粒子（^{4}He）和锂粒子（^{7}Li）核选择性杀死肿瘤细胞。硼递送剂本身毒性小，而且无放射性，热中子的能量较低（约 0.025eV）而且治疗通常仅需一次中子照射，尽量避免了放射线的损伤。因此，可以说 BNCT 是靶向放射治疗，更加精准，对周围组织副作用很小。硼热中子俘获疗法的杀灭能力不仅远优于 X 射线、γ 射线等低传能线密度射线的常规放射治疗，还优于氢离子、碳粒子等高传能线密度射线的放射治疗。上述硼中子俘获疗法的生物学和物理学的优势使其可能成为一种理想的肿瘤放射治疗方法。然而硼中子俘获疗法的发展面临需研发硼含量高或肿瘤细胞靶向性强的含硼药物、开发更为精确的硼剂量测量与治疗计划系统及建造可以安装在医院内的加速器中子源等问题。

（二）生物调强适形放射治疗技术

生物调强适形放射治疗（biological intensity-modulated radiation therapy，BIMRT）是利用先进的调强放射治疗技术，给予不同的生物学靶区不同剂量的照射并最大限度地保护正常组织的一种技术。2000 年，美国纪念斯隆-凯特琳癌症中心的 Ling 教授等首先提出肿瘤生物学靶区（biological target volume，BTV）概念，根据肿瘤分子生物学研究进展，多数学者认为肿瘤是不均质体，内含的肿瘤细胞数量、乏氧、增殖状态均呈不均一性分布，肿瘤内各个区域对放疗的敏感性和效应是不一致的。

BTV 指由一系列肿瘤生物学因素决定的靶区内放射敏感性不同的区域。随着 BTV 的提出和功能影像的发展及调强放疗技术的广泛应用，给予肿瘤组织不均匀的剂量，大大提高了肿瘤的治疗效果。目前，调强放疗技术的发展使放疗剂量分布的物理适形达到了相当高的程度，而功能影像则开创了一个生物适形的新时代。

（三）闪光放射治疗技术

闪光放射治疗（flash radiotherapy）技术又称闪射疗法或超高剂量率放疗，是一种新兴的癌症放射治疗技术，它通过在极短时间内释放极高剂量的辐射来破坏癌细胞，速度极快。它与传统放疗的区别不仅是放疗剂量的提高，更在于其放射剂量递送的速度和强度。在常规放疗中，辐射通常是在几分钟内缓慢递送给患者的，而闪光放疗则以超高的剂量率（≥40Gy/s）在几毫秒到几秒内完成辐射递送。这种极速的放射剂量递送具有显著的生物学效应，被认为可以更有效地破坏癌细胞，同时减少对正常组织的损伤。

闪光放疗具体机制尚未完全明确，尽管闪光放疗在某些情况下能够在保持或提高肿瘤控制率的同时，减少正常组织的急性和长期副作用，显著缩短治疗时间，具有潜在的更高疗效，但目前它仍处于临床试验和探索阶段。

（四）人工智能在放射治疗技术中的运用

随着放疗技术的蓬勃发展，放射治疗更加精准化，立体放疗和图像引导放疗技术等使临床误差仅为 1mm 左右，结合大数据和人工智能（artificial intelligence，AI）技术的快速发展，智能放疗在靶区轮廓勾画、放疗计划设计、放疗流程优化、放疗云平台等方面得到广泛应用。大数据作为临床治疗的客观量化资料，已经成为促进临床治疗及科学研究创新不可或缺的一部分。放疗大数据主要由医院信息系统、治疗计划系统及影像学检查设备 3 个方面产生，包括电子健康记录、治疗计划数据、磁共振成像记录等，除患者姓名、年龄、症状等常规信息外，还包括治疗的计划、程序、方法及影像、剂量等非常规数据，所以需要采用人工智能方法对大数据进行合理、高效的整合、集成与解析。

第三节　放射治疗师职责及基本素养

一、放射治疗师职责

微课：放射治疗师的日常工作

放射治疗师（radiation therapists）又称放疗技师或放射治疗技师，从患者进入放射治疗的准备阶段到治疗的实施阶段，都需要放射治疗师参与其中。放射治疗师是精确定位和精确治疗计划的实施者，是放疗过程的监督者，是放射治疗治疗质量控制的最终执行者，是肿瘤患者的心灵安慰者，是各种治疗反应的最早观察者，是突发意外反应的第一抢救者，是新技术临床科研的合作者，并负责新技术的推广和应用。其主要岗位职责如下。

（1）根据不同病种、部位、体型、体位、年龄等多维度因素制作体位固定模具。

（2）主要负责 X 线模拟定位、CT 模拟定位、MR 模拟定位和 PET/CT 模拟定位等工作。

（3）每日工作前检查治疗机设备是否正常，摆位辅助用品是否齐全，严格按照操作规程操作机器，保护设备，确保设备安全。

（4）严格核对每个放疗患者姓名、年龄、性别、射野部位及治疗计划中所要求的各项物理条件等信息，及时发现有问题的放射治疗计划，避免医疗差错发生。

（5）在放射治疗前和治疗中利用各种影像设备（CBCT、X 线、MR 等）确定肿瘤位置并对肿瘤及正常器官进行实施监控，实现精确放疗。

（6）熟悉各种放疗设备和性能，熟练操作常见放射治疗设备，治疗中密切监视患者和机器的运行情况，能及时应对放疗中出现的突发意外情况。

（7）做好肿瘤患者的放疗宣教和心理支持工作。

（8）负责设备机械和电气安全连锁电路的检查，加速器和模拟定位机几何和机械参数的定期检测。

(9) 监管设备运行、流程执行和安全防护。

(10) 承担放疗新技术临床科研的合作工作，并负责新技术的推广和应用。

二、放射治疗师的基本素养

放射治疗师在整个放射治疗过程中起着关键的作用，放射肿瘤医师和放射物理师所设计的放射治疗计划方案最终都由放射治疗师实施到患者身上，体位固定和治疗摆位等精度直接决定了放射治疗剂量传递的精度，而后者关系到放射治疗的成败。肿瘤放射治疗师需要具备较全面的专业知识才能取得执业资质，具体需要掌握以下学科知识和操作技巧。

(一) 放射物理学知识

放射治疗师应掌握放射物理学基本知识，包括放射治疗设备的结构、性能及各种射线在人体内的分布规律，放射治疗技术、治疗计划设计、质量保证和质量控制、特殊治疗方法及学科前沿的新技术。放射物理学是放射肿瘤学的重要支柱，指导临床如何选择放射线，如何得到合理照射剂量分布，如何保证放射治疗的顺利完成等，从而提高肿瘤剂量，降低正常组织受量。放射治疗师应以临床应用为目的，全面理解、融会贯通、牢固掌握放射物理学基础知识。

(二) 放射生物学知识

放射治疗师应了解放射生物学知识，放射生物学是研究放射线与生物体的相互作用，放射线对肿瘤组织和正常组织的效应，以及这两类组织被放射线照射后所产生的生物学反应机制，研究如何提高肿瘤放射敏感性和降低正常组织损伤等方面的问题，涉及从放射线对生物体起作用的原始反应及其后一系列的物理、化学改变和生物学方面的改变，研究范围由分子水平、细胞水平到整体水平。掌握放射生物学知识对放射治疗师日常工作具有潜在的影响和指导意义。

(三) 临床放射肿瘤学知识

放射治疗师应通过对肿瘤放射治疗学临床相关知识的学习，系统地掌握常见肿瘤放射治疗的适应证和禁忌证，对肿瘤放射治疗前的预处理和放射治疗副作用及其治疗有全面的了解。此外，还应了解肿瘤的常见病因、诊断方法、临床分期、治疗指征等相关知识。

(四) 医学影像学知识

放射治疗师必备的基础知识是医学影像学知识，如 CT、MRI 和 PET 等是图像引导放疗常见的设备，影像学资料是放射治疗计划设计的基础，也是放射治疗位置验证的重要支撑，还是对肿瘤治疗疗效评价的重要手段和标准。因此，放射治疗师应熟练地掌握医学影像学基本知识，这也是放射治疗质量控制和质量保证必备的知识。

(五) 医学心理学知识

医学心理学是研究心理活动与病理过程相互影响的心理学分支，是把心理学的理论、方法与技术应用到医疗实践中。肿瘤患者心理现象是一个动态的过程，大约可以分为5个阶段的心理反应：诊断前的适应性反应、诊断阶段的震惊和否认心理反应、治疗过程的心理反应、肿瘤康复期的心理反应、复发阶段的心理反应。在上述5个阶段中，放射治疗师和放射肿瘤医师应注意治疗过程的心理反应和肿瘤康复期的心理反应。

在临床治疗中，肿瘤患者往往表现出各种负面情绪反应，如焦急、疑虑、恐惧和抑郁等，这些负面情绪反应与病程早晚、治疗效果、个性心理特征等有关。临床工作中应该注意到各种情绪反应，给予积极的引导。在临床工作中，应该用更具有针对性、更规范、更系统的心理学理论和方法替代缺乏针对性、缺乏系统性的模糊心理学理论和方法，使肿瘤的治疗更趋完善。提高肿瘤患者的生存质量，包括患者心理生存质量，即帮助肿瘤患者提高心理素质。

（六）医学伦理学知识

医学伦理学的重要内容包括医学伦理关系、医学道德规范体系等，要求放射治疗师处理好医患关系、医医关系、医社关系，遵守医学道德规范和医学道德原则。时刻为患者着想，尽力为患者解除病痛。尊重患者的权利，对待患者不分民族、性别、职业、地位和财产状况，都应一视同仁。医学行为的特殊性质，需公平合理地分配资源，关心、帮助患者。放射治疗师应以提高患者的临终生命质量为目的，减轻患者的疼痛，缓解患者的心理压力，消除患者及其家属对死亡的焦虑和恐惧。

（七）娴熟的放疗技术操作技巧

对于不同部位、不同年龄、不同性别的肿瘤患者，采用哪些固定材料、哪种固定方法都要有全面的认识和熟练的体位固定操作技巧。对于不同部位肿瘤的CT/MR定位图像扫描范围、序列、对比剂使用、不良事件的处理都要非常娴熟。在治疗过程中，对器官的运动规律、运动管理措施、不同图像引导技术的特点、放疗计划验证、误差修正、自适应最佳时机的判断等都要全面掌握。

▶知识拓展

放射治疗师的重要性

放射治疗与手术、化疗不同，放疗是一门协同合作性较强的专业，有赖于放射肿瘤医师、放射物理师和放射治疗师共同协作完成。在现代放射治疗的流程中，放射治疗师既要参与患者体位固定模具制作、定位影像的获取、图像引导验证及治疗实施等极其重要的过程，又要有效地参与放射治疗设备及放射治疗流程的质量控制。Harnett等通过分析和评估加拿大安大略省十几年来放射治疗师的发展和影响，认为通过适当的教育和培训，放射治疗师可完成治疗审查、初治患者评估、患者体格检查和危及器官轮廓勾画等传统上由医师完成的工作，并达到可接受的标准。美国医学物理学家协会（American Association of Physicists in Medicine，AAPM）TG-142号报告指出，放射治疗质量控制需由整个质量控制团队完成，放射治疗师是团队的重要参与成员，加速器常规日检工作可由放射治疗师独立完成 。在平时的日常工作中，放射治疗师需要掌握熟练的实践技能进行机器操作，同时也要对设备进行有效的维护和管理，并积极参与到患者放射治疗流程的质量控制环节中，因此放射治疗师的基础知识、工作能力将直接关系着患者放射治疗的效果。

—• 考试知识点总结 •—

—• 本章小结 •—

—• 协和云课堂…… 拓展练习及参考答案 •—

（刘　芳　巩贯忠）

第二章　放射治疗设备

教学课件

学习目标

素质目标

（1）具有严谨的科学态度和良好的职业操守。

（2）具备放射治疗设备操作使用的团队协作意识和沟通能力。

（3）提升自主学习和持续更新放射治疗设备相关知识的意识。

知识目标

（1）掌握：临床常用放射治疗设备的基本类型。

（2）熟悉：不同类型放射治疗设备的基本结构与工作原理。

（3）了解：不同放射治疗设备在临床治疗中的应用范围与特点。

能力目标

（1）能辨识并正确使用各种类型的放射治疗设备。

（2）能根据病情选择合适的放射治疗设备和技术。

（3）具备分析和解决放射治疗过程中设备相关问题的能力。

案例导入

【案例】

医用电子直线加速器是用于人类医学实践中的远距离外照射放射治疗活动的大型医疗设备，在临床上广泛应用于各种肿瘤的治疗，特别是对深部肿瘤的治疗。某肿瘤医院有一台医用电子直线加速器，患者治疗时采用仰卧位，取机架 180° 由下向上进行等中心照射，照射结束后放射治疗师一手按着降床键，一手扶患者下床。最后出现了治疗床碰到机头的情况，造成机器严重受损。

【问题】

1. 为何会造成机器的严重受损？
2. 放射治疗师应该如何避免此类情况的发生？

·核心知识拆解·

放射治疗设备是实施放射治疗计划不可或缺的基础，作为大型且昂贵的医疗设备，放射治疗师需熟悉其基本结构与工作原理，严格按照操作流程执行，同时做好日常维护和保养工作，一旦发现异常情况，应立即通知工程维修人员进行处理。放射治疗设备包括普通模拟定位机、CT 模拟定位机、MR 模拟定位机、PET/CT 模拟定位机等模拟定位设备，以及医用电子直线加速器、螺旋断层放射治疗系统、磁共振引导放射治疗设备、立体定向放射治疗设备、质子和重离子放射治疗设备、后装放射治疗设备等治疗设备。本章主要介绍放射治疗设备的基本结构与工作原理、临床应用等内容。

微课：模拟定位机

第一节　模拟定位机

临床上常用的模拟定位机有普通模拟定位机、CT 模拟定位机、MR 模拟定位机及 PET/CT 模拟定位机。

一、普通模拟定位机

（一）概述

普通模拟定位机是利用 X 射线机的透视和摄影功能，模拟医用电子直线加速器等治疗设备的治疗条件，确定照射部位的放射治疗辅助设备。实际就是能够模仿医用电子直线加速器等治疗设备的改造 X 射线机。除了放射源不同外，治疗机使用的各种几何参数，如大机架角度、射野大小等都可以模仿，可以使患者在模拟定位机定位时的体位与实际治疗时一样，可重复“摆位”。

（二）结构与原理

普通模拟定位机结构上由固定机座、机架、机头、影像接收装置、治疗床、操作台等构成（图 2-1）。

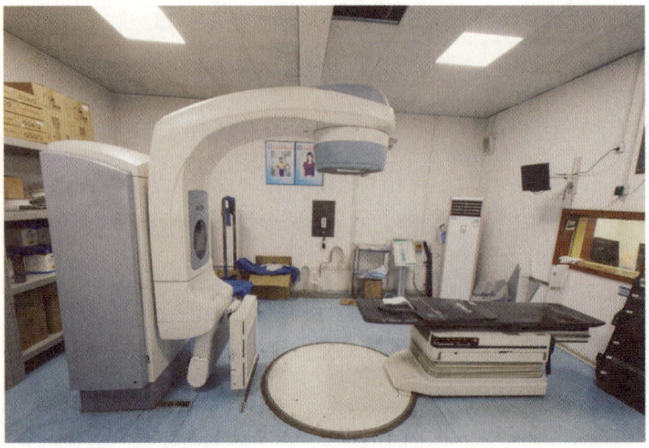

图 2-1　普通模拟定位机

模拟定位机的固定机座主要承担支撑功能，并内置了控制电路。机架通过轴承安装在机座上，可以 360°旋转，也可以上下伸缩，根据不同要求调整源-轴距。

机架的一端是机头，装有 X 射线管和准直器，X 射线管产生 X 射线，准直器由遮线器和“井”字形界定线组成，用于调节照射野的范围。机头下方有挡铅托架插槽等，用于插装各种附件。

机架的另一端为影像接收装置，影像增强器可上下、左右、前后运动。现代模拟定位机普遍采用非晶硅平板探测器作为影像接收装置，其图像质量显著提升，显示效果更为清晰。

治疗床要求与治疗机一致，可以前后、左右、上下运动，也可绕等中心旋转，运动范围应大于等于治疗机床的运动范围。床面为碳纤维材料，尺寸应与治疗机一致，床面上应有与治疗机一致的卡槽等，以便安装定位固定装置。

操作台可对普通模拟定位机的各种机械运动及产生的 X 射线进行控制，对模拟定位机的运动状态进行显示、检测，控制各种连锁保护装置的启闭。

（三）临床应用

在放射治疗领域，普通模拟定位机的主要临床应用如下。

1. 靶区与危及器官的界定（定位）。
2. 确定靶区与危及器官的运动范围。
3. 通过模拟，确定机架、机头角度、照射范围等关键治疗参数。
4. 在患者体表勾画照射野的形状、摆位的参考标记。
5. 拍摄用于定位或验证的照射野图像。
6. 检验照射野挡铅块的形状与位置。
7. 精确放疗复位。

随着放射治疗技术的不断进步，特别是肿瘤放射治疗迈入三维精准放疗时代，普通模拟定位机正逐渐被 CT 模拟定位机所取代，其在放射治疗中的应用角色亦随之逐渐缩减。

二、 CT 模拟定位机

（一）概述

CT 模拟定位（CT simulation，CT-sim）是一种基于 CT 图像的模拟定位技术。它通过构建三维坐标系，能够精确地显示肿瘤的位置、大小、扩散范围及淋巴结转移情况，还能精确地显示人体器官的轮廓及肿瘤与周围重要器官之间的相对位置，为治疗计划系统提供 CT 值转换电子密度信息进行精确的剂量计算，进行照射野的虚拟模拟和治疗计划的设计，是精确放疗的关键基础之一。因此，CT 模拟定位机已成为放疗定位中广泛使用的设备。

（二）结构与原理

CT 模拟定位机由 CT 扫描系统、模拟定位软件、外置激光定位系统组成（图 2-2）。一般还配置有四维 CT 扫描系统，可获取 4D-CT 影像，4D-CT 影像信息是实施四维放疗和呼吸运动管理的重要基础。

1. CT 扫描系统 CT 扫描系统的结构跟常规诊断用 CT 一致，只是以放疗定位为目的的 CT 扫描机一般要求是大视野（field of view，FOV）、大孔径（CT 孔径≥80cm）。因为治疗计划系统计算剂量时，需完整扫描人体外轮廓以确保剂量分布准确。另外，放疗定位所需定位装置体积较大，常规诊断级 CT 孔径不够大，不足以容纳定位装置，无法满足临床需求。

扫描床为平板床面，尺寸与治疗机床面一致，并有与治疗机相同的卡槽等，以便安装定位固定装置。床面材质为碳纤维材料。

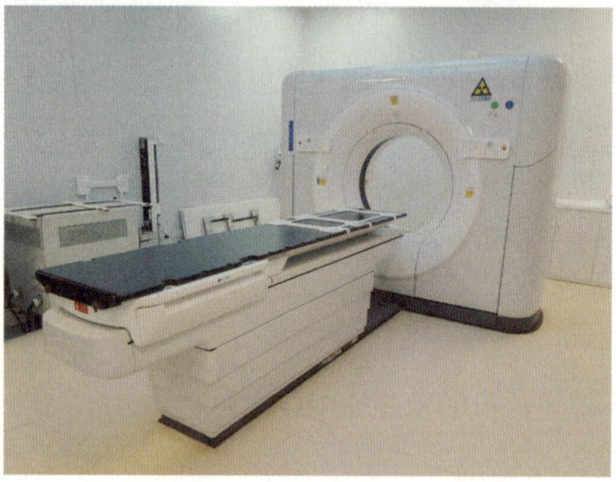

图 2-2 CT 模拟定位机

2. CT 模拟定位软件 CT 模拟定位软件是 CT 模拟定位机中不可缺少的一部分，其主要功能为 CT 图像处理与三维重建、勾画靶区和正常器官、确立治疗等中心点等。与普通模拟定位机不同，CT 模拟定位不是将照射野的形状画在人体表面，而是通过体表标记点确定治疗中心坐标点。

3. 外置激光定位系统 CT 模拟定位机配备外置激光定位系统，其由可移动的三维激光灯、数字控制软件和激光驱动系统构成。激光灯安装在 CT 扫描床两侧的墙上和屋顶，每个激光灯由两条相互垂直的激光线组成（图 2-3）。侧墙上的激光灯发射的激光线分别与地面垂直和平行，水平线可调节上下位置；屋顶上的激光灯发射的激光线分别与 CT 扫描平面垂直和平行，其中一条可调节左右位置。激光定位系统用于模拟定位患者的体位摆位、标记摆位线和治疗中心位置。

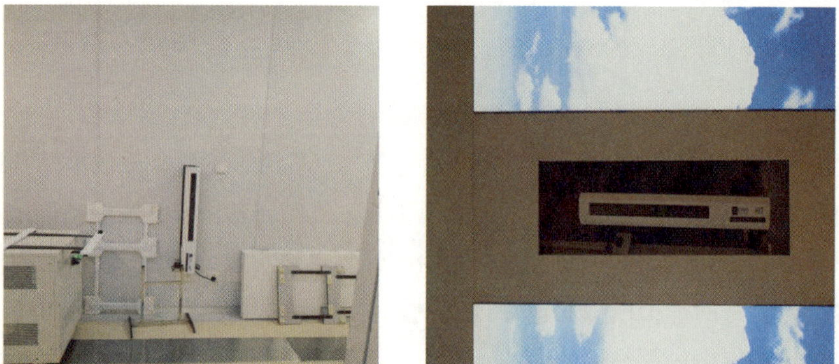

图 2-3 CT 模拟定位机激光定位灯

4. 4D-CT 扫描系统 4D-CT 扫描技术结合呼吸监控系统同步采集 CT 图像和呼吸信号，为每层图像添加时间信息，通过 3D 重建形成随时间变化的 4D 图像。利用 4D-CT 图像分析靶区和正常器官在呼吸过程中的位置和体积变化，有助于设计个体化放疗计划，减少肿瘤照射范围，提高靶区剂量并降低正常组织毒副作用。

（三）临床应用

CT 模拟定位广泛应用于全身各部位肿瘤的放疗定位，是肿瘤精确定位、精确剂量计算、精确放疗的主要设备。CT 模拟定位机的临床应用主要如下。

1. 根据不同组织的 CT 值转换得到电子密度进行剂量计算。
2. 确定肿瘤靶区及重要器官。
3. 模拟设计照射野。
4. CT 图像重建与 MRI、PET/CT 等多模态影像融合。
5. 4D-CT 模拟定位。
6. 治疗等中心复位、验证及治疗效果评价。
7. 肿瘤介入治疗及同步定位，经皮穿刺术等。

三、MR 模拟定位机

（一）概述

磁共振成像（magnetic resonance imaging，MRI）具有无电离辐射和较高的软组织分辨力，并且具有能进行功能成像等优势，MRI 能更好地提供靶区的轮廓，不但包括肿瘤的范围，而且还包括邻近的重要的软组织器官。通过更准确的定位肿瘤靶区及危及的组织器官，提高局部控制率，从而获得好的治疗效果。磁共振模拟定位（magnetic resonance simulator，MR-sim）技术被越来越多地应用于肿瘤放疗定位，逐渐成为肿瘤放射治疗的重要工具之一。

（二）结构与原理

磁共振（magnetic resonance，MR）模拟定位机结构包括磁体系统、射频系统、梯度系统、接收线圈及其他计算机辅助系统，另外还包括外置的三维激光定位系统、专用的放疗体位固定装置等（图 2-4）。

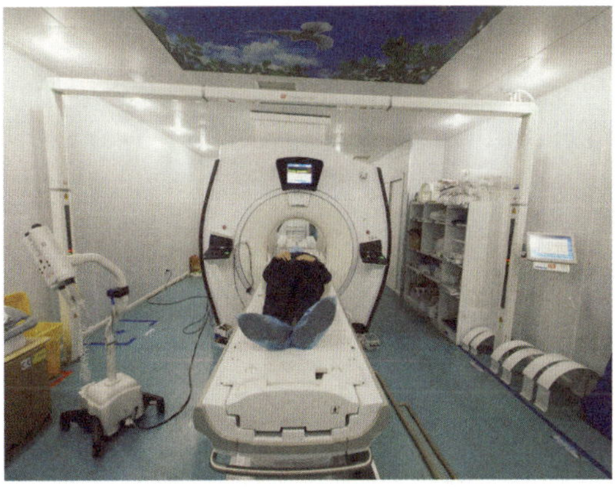

图 2-4 MR 模拟定位机

MR 模拟定位机使用的扫描线圈与诊断 MR 的线圈不同，因为它们需要配合各种定位装置使用，确保不接触人体，不压迫皮肤改变人体轮廓。这些线圈是特制的，通过常规线圈与固定装置或附件组合来满足放疗模拟定位的临床需求。

MR 模拟定位机使用的扫描床板为平板床，尺寸与治疗机相匹配，上面带有数字索引凹槽以便体位固定装置的使用。床板材质需不含水分以避免干扰成像信号，推荐使用凯夫拉纤维、聚碳酸酯或玻璃纤维等 MR 兼容材料。碳纤维床板不适合 MR 模拟定位机，因为它会导热，影响射频发射和接收。

MR 模拟定位机专用的外置激光定位系统与 CT 模拟定位机类似，外置激光灯系统应优化与 MR 系统内置激光灯的集成，并确保两者的位置校正准确无误。

（三）临床应用

1. MR 影像与 CT 影像通过配准和融合用于靶区的精准勾画、图像引导、自适应放疗开展和疗效评价。

2. MR 影像可直接进行靶区勾画和利用算法通过 MR 影像生成伪 CT 来直接设计治疗计划。

3. MR 的多种功能成像信息融合到治疗计划系统中，可以定量评估肿瘤组织和周围组织的生物学特性，便于医生对放疗疗效及毒副作用进行评估和预测，及时调整和优化治疗计划。

四、PET/CT 模拟定位机

（一）概述

PET/CT 是一种结合了正电子发射断层成像（positron emission tomography，PET）和 CT 两种技术的医学影像检查手段，把 PET 与 CT 融合在一起，给功能影像赋予精细的解剖结构，从而在一幅 PET/CT 图像上，提供了既有代谢功能又有解剖结构的影像信息，有助于提高肿瘤定位的准确性。

（二）结构与原理

PET/CT 模拟定位机的结构组成一般包括 PET/CT 扫描仪、激光定位系统、平板床等。PET/CT 扫描仪由 PET 探头和 CT 探头组成，通常 CT 探头在前，PET 探头在后，两个设备单元通过一个较长的扫描床相连接（图 2-5）。

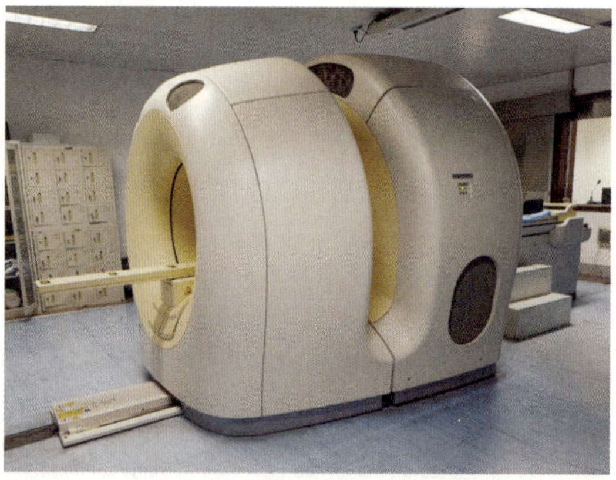

图 2-5　PET/CT 模拟定位机

PET/CT 模拟定位机还应配备外部激光定位系统，以提高患者定位精度。外部激光定位系统由 1 个置于房顶的激光灯和 2 个侧壁激光灯组成，房顶激光灯可在横向上移动，侧壁激光灯可以进行垂直方向的移动。激光驱动软件可控制 3 条激光线在三维坐标系上完成较大范围的移动，并将治疗等中心点精确地投射到皮肤表面和体膜，以便于体表标记。

平板床用于支撑患者，应具备定位简单、高效、可重复和准确性高的特点。平板床不仅要改善患者在单一设备（如放疗设备或模拟定位机）上的摆位，还必须考虑患者从一个成像或治疗设备到另一个设备的重新摆位。

PET/CT 是将 PET 和 CT 整合在一台机器中，可以各自独立使用或联合使用，一次扫描即可获得 PET、CT 及 PET 与 CT 的融合图像。系统中 PET 和 CT 使用同一采集及影像处理工作站，这样可以保证同机影像融合的精度。

（三）临床应用

CT 模拟定位是目前肿瘤放疗定位的主要方法，其缺点除了无法准确鉴别肿瘤残留、肿瘤复发和放疗后改变，在靶区的确定上仍有许多不确定因素。PET/CT 提供的^{18}氟脱氧葡萄糖（18F-flurodeoxyglucose，^{18}F-FDG）代谢功能状态学图像和 CT 的形态学图像，有明显的特点，其在放疗中的应用主要如下。

1. 肿瘤分期及再分期　准确的肿瘤临床分期是选择较佳治疗方案的前提。在临床上，肿瘤分期主要是根据原发肿瘤大小、淋巴结转移情况及有无远处转移来进行分期。再分期是肿瘤经过治疗之后原发肿瘤缩小、淋巴结转移消失或减少、远处转移被控制等情况。PET/CT 检查显像灵敏度高，能更早判断肿瘤的大小、淋巴结转移情况及有无远处转移，且在肿瘤的良恶性鉴别、肿瘤治疗后残留病灶和纤维化、液化鉴别方面具有优势。因此 PET/CT 在肿瘤分期与再分期中，较其他影像学方法更有明显的优势。

2. 提高靶区勾画的精确性　PET/CT 模拟定位系统实现了解剖成像与功能成像的融合，能清晰且准确地区分肿瘤和非肿瘤组织，能更准确地提供肿瘤大小、位置信息，尤其是对转移淋巴结的判断具有重要提示作用，提高了放疗靶区勾画的准确性。如腹盆腔肿瘤局部复发的肿瘤组织与肠管、术后瘢痕及坏死组织的识别，肺不张区域与肿瘤病变区域边界的识别等方面，PET/CT 具有明显优势。

3. 指导放疗计划设计　确定治疗剂量则需要考虑到肿瘤组织学特性、照射野的大小和肿瘤周围正常组织的耐受情况。治疗前 PET/CT 扫描可以确定病灶的浸润范围，监测肿瘤的代谢变化，对其进行分级，预先确定放疗剂量。另外，乏氧细胞对放射抗拒被认为是放射治疗局部不能控制或复发的主要原因之一，应用 PET/CT 可以勾画出肿瘤的乏氧区域，即生物靶区（biological tumor volume，BTV），实施生物适形放射治疗（biologically conformal radiation therapy，BCRT）以提高局部剂量，这将成为新世纪肿瘤放射治疗的发展方向。

4. 疗效评估　肿瘤细胞摄取营养物质的能力与其活性有关，肿瘤组织接受有效的放射治疗后，细胞活性下降，FDG 示踪剂在肿瘤细胞内的摄取程度能够反映细胞的变化情况，对比治疗前后肿瘤代谢体积及标准摄取值等变化，不仅可判断肿瘤的功能状况，还能够从解剖学影像上观察病灶的形态学变化，对于评价疗效，及时调整放射治疗的靶区和剂量有重要的参考意义。

第二节　医用电子直线加速器

微课：医用电子直线加速器

一、概述

医用电子直线加速器是目前最常用的放射治疗设备。按所采用的加速电磁场形态的不同可分为行波直线加速器和驻波直线加速器；按电子线能量的不同分成低能电子直线加速器（4～8MeV）、中能电子直线加速器（5～15MeV）和高能电子直线加速器（18～25MeV）。医用电子直线加速器的发展主要表现在两个领域：一是利用多叶准直器来实现三维适形放疗和调强放疗技术；二是图像引导放疗技术。

二、结构与原理

医用电子直线加速器的结构主要包括电子加速系统、束流系统、控制系统和影像系统（图 2-6）。电子加速系统包括电子枪、加速管、微波功率源、微波传输系统、脉冲调制系统、真空系统、恒温水冷系统等。束流系统包括偏转磁铁、靶、初级准直器、均整器和散射箔、监测电离室、二级准直器等。控制系统包括运动控制系统、治疗床及其他附属系统。影像系统包括电子射野影像装置、锥形束 CT 影像系统等。

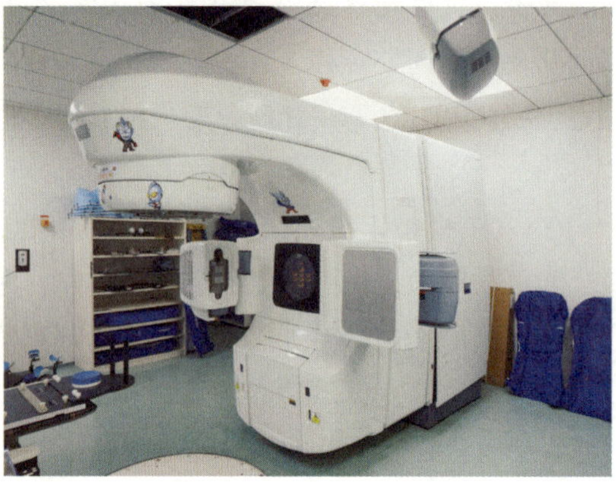

图 2-6　医用电子直线加速器

（一）电子加速系统

1. 电子枪　为医用电子直线加速器产生被加速的电子的装置，它发射出具有一定能量、一定速度和角度的电子束流。

2. 加速管　是医用电子直线加速器的核心部分，在加速管内通过微波电场加速电子。加速管主要有盘荷波导加速管和边耦合加速管两种类型。

▶知识拓展

盘荷波导加速管和边耦合加速管

1. 盘荷波导加速管　是由一根圆形波导上放置中心有孔的一系列圆形膜片而成，电子处于波导管内的电场中，受电场力的作用电子开始加速向前运动，电磁波也同时向前移动(电场在各点的幅值随时间变化)，使得电子一直处于加速场的作用下加速向前运动。为了使波速与电子运动速度相匹配，在波导管内加上许多圆盘状光栏，通过改变光栏间的距离可以相应改变波的传播速度(相速)，这种以圆盘光栏为负荷来减慢行波相速的波导管称为盘荷波导加速管。在电子加速开始阶段由于电子速度较低，光栏间距较小，波的传播速度较慢，随着电子运行速度的增加，逐渐增加光栏间距，波速与电子运行速度一同达到接近光速后，光栏间距就不再改变，这时波速也以接近于光速向前传播，这种波就称为行波。利用行波加速电子的直线加速器称为行波电子直线加速器。

2. 边耦合加速管　是由一系列相互耦合的谐振腔连接而成，利用了加速管的反射波，适当调节反射波的相位和速度，就可以产生驻波，利用驻波来加速电子的直线加速器称为驻波电子直线加速器。电子在加速腔中被加速、在耦合腔中匀速运动，由此反复直至达到预定能量。这种驻波加速管由于利用了行波的反射波，功率消耗比行波小，即得到同样能量的电子，驻波加速管长度比行波加速管短，对设备制造有利，但驻波加速管工艺较复杂，成本较高。

3. 微波功率源 是提供加速管建立加速场所需的射频功率源，有磁控管和速调管两种。磁控管多用于低能电子直线加速器，速调管多用于中高能电子直线加速器。

4. 微波传输系统 微波通过波导传输，经过矩形波导，在圆波导中穿过波导窗进入超真空状态的加速管中，在其轴向上建立起行波或驻波加速电场。

5. 脉冲调制系统 作用是为微波功率源提供具有一定波形和频率要求的高压脉冲，脉冲宽度为几微秒，电压几十千伏。

6. 真空系统 为加速管和电子枪等真空器件提供真空。真空系统的作用是避免加速管内放电击穿，防止电子枪灯丝氧化，减少电子与残余气体的碰撞损失。

7. 恒温水冷系统 作用是给加速器各个产热部件降温，并保持相对恒定的温度，以使加速器各部件在一个相对稳定的环境下工作。

（二）束流系统

1. 偏转磁铁 电子直线加速器的加速管通常水平安装，因此需要使用偏转磁铁将电子束转向 90°以垂直向下照射。偏转磁铁位于加速管末端，可将电子束偏转 270°，同时进行能量筛选。驻波低能加速器的加速管较短，可竖直安装，无须偏转磁铁，提高了束流稳定性并降低了成本。

2. 靶 电子束从偏转磁铁引出后，撞击靶产生 X 射线或直接引出电子束进行治疗。加速器一般采用的是穿透式靶。加速器靶的厚度要足以完全吸收入射的高能电子，以免产生电子污染，所以加速器有几挡，X 射线就有几种不同厚度的靶。选择某挡 X 射线，对应的靶就移动到电子束下，若选择电子线治疗方式，则靶会自电子束下方移出。靶材料一般为高原子序数物质，如钨等。

3. 初级准直器 安装在靶下方的倒置圆锥形漏斗，其大小固定，X 射线或电子线向下照射。初级准直器限制了加速器的最大照射野。

4. 均整器和散射箔 X 射线的剂量分布呈球形，中心高四周低。为获得均匀剂量，需加均整器，将剂量分布变平坦。均整器由不同高度的圆锥形铅块制成，适应不同 X 射线能量。电子线治疗时，需加散射箔扩大照射面积，保持剂量均匀。散射箔由金属制成，厚度要避免产生 X 射线污染。不同型号的均整器和散射箔装在圆盘上，根据治疗需要选择。高剂量率模式的加速器可实现无均整器照射。

5. 监测电离室 监测电离室位于均整器或散射箔下方，通常由一组或多组电极构成，用于覆盖整个照射野。其主要功能是监测 X 射线或电子束的剂量率、总剂量和照射野对称性。

6. 二级准直器 位于电离室下方，用于确定射束治疗的范围和形状，类似 X 射线机的铅门。

7. 多叶准直器 二级准直器能创建不同尺寸的矩形照射野，但肿瘤形状不规则，需用挡铅块遮挡非照射区域。多叶准直器（MLC）由多个可独立运动的薄片组成，形成复杂形状的照射野，MLC 叶片由钨或钨合金制成。

8. 光距尺和灯光野指示系统 光距尺用来显示放射源到皮肤的距离，十字线用来显示照射野中心，灯光野用来模拟照射野显示在人体表面的照射野范围。

（三）控制系统

1. 运动控制系统 负责机架、治疗头、准直器和治疗床的运动。这些部件的位置和角度通过电位器读取，需定期校准以确保治疗精度。机架旋转速度在旋转治疗时有严格要求。

2. 治疗床 加速器的治疗床可以前后、左右、上下运动，也可绕等中心旋转。治疗床面普遍采用碳纤维材料，床面上有专用卡槽等，以便安装各种固定装置。

3. 其他附属系统 有控制台、闭路电视监视系统、对讲系统等。

（四）影像系统

1. 电子射野影像装置 是加装在加速器上，直接获取高能 X 射线治疗影像的放射治疗辅助装置。通过电子射野影像装置（electronic portal imaging device，EPID）装置得到的影像可用于放射治疗的位置验证、剂量验证等。

2. 锥形束 CT 影像系统 锥形束 CT（cone beam CT，CBCT）的辐射源既可以是 kV 级，也可以是 MV 级，其接收装置则大多采用大面积非晶硅平板探测器。

锥形束 CT 是基于平板探测器的成像技术，其原理是利用 X 射线发生装置产生的锥形射线束绕患者旋转一周或半周，采集到不同角度的影像数据，在计算机中重建后获得三维图像。患者治疗前拍摄 CBCT 图像，利用相应软件，将 CBCT 图像与治疗计划系统（treatment planning system，TPS）中计划 CT 图像进行配准，并以配准结果为依据，调整治疗床的位置，达到减小摆位误差的目的。

kV 级 CBCT 在加速器两侧安装 kV 级 X 射线管和平板探测器，其成像质量高，空间分辨力优于普通 CT，但密度分辨力较低。kV 级 CBCT 图像的 CT 值与电子密度不匹配，导致剂量计算存在误差，不能直接用于剂量验证。因此，需要对 kV 级 CBCT 图像进行处理才能用于剂量计算。

MV 级 CBCT 通过平板探测器直接接收加速器产生的 MV 级能量的 X 射线，生成 CT 图像，简化了设备并降低了成本和误差。其图像适用于剂量计算，但分辨率和信噪比不如 kV 级 CBCT。

EPID 和 CBCT 均属于加速器的影像系统，主要的用途是采集患者治疗之前的影像，与患者定位影像进行比对，纠正摆位误差，保证患者肿瘤位置准确。

三、临床应用

医用电子直线加速器具有两种射线：高能 X 射线和高能电子线，并且都有多个能量挡、剂量率挡可供选择。

1. 高能 X 射线 因其射线穿透力强、表皮剂量较小，对皮肤保护非常有利且旁向散射小，可以较好地保护肿瘤周边正常组织，停机后 X 射线即消失，无须担心射线泄露等问题。高能 X 射线是目前放疗使用最广泛的放射线，绝大部分的放射治疗都是由高能 X 射线完成。

2. 高能电子线 适合治疗比较表浅的肿瘤，在浅部肿瘤受到较高剂量照射的同时肿瘤后面的正常组织剂量极低，而且实现技术简单，治疗费用低廉。

第三节 螺旋断层放射治疗系统

一、概述

螺旋断层（Tomotherapy）放射治疗系统是将6MV的直线加速器集成在CT滑环机架里，加速管下方设有初级准直器和铅门，形成扇形束，铅门下装有64片多叶准直器，其叶片仅能“开”或“闭”。叶片“闭”时阻挡射线，“开”时允许射线通过，通过控制叶片开关时间调节子野强度。治疗时，机头和治疗床配合，绕患者360°旋转并缓慢前进，执行全身螺旋断层调强治疗。这种连续螺旋照射避免了“冷点”和“热点”，允许设计数万个子野，增强调制能力，提高肿瘤剂量适形度，减少正常组织并发症风险。

二、结构与原理

Tomotherapy放射治疗系统主要由治疗主机、计划工作站、集群服务器和操作台组成（图2-7）。其中治疗主机包括直线加速器、机架、气动MLC、探测器、治疗床、激光定位系统及必要的附属设备等。

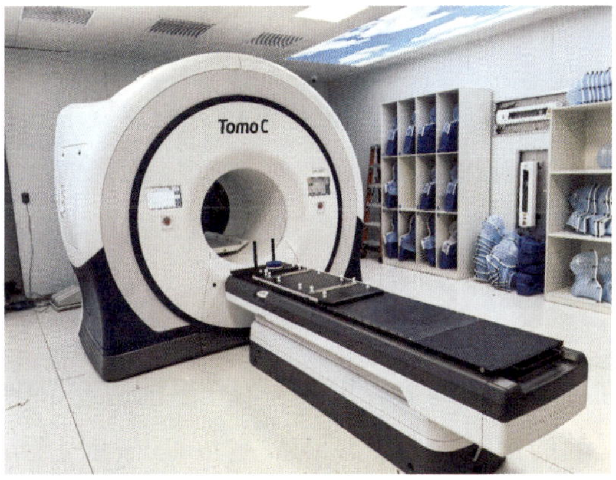

图2-7 Tomotherapy放射治疗系统

（一）治疗主机

旋转机架内部包含有一台6MV小型固定靶直线加速器，该加速器具有两种工作状态，影像引导成像状态时能量为3.5MV、治疗状态时能量为6MV。这种“同源双能”技术使用3.5MV的扇形束X射线经螺旋扫描产生MV-CT的三维图像，用于摆位误差的校正，从物理学和空间几何原理角度来说，保证了治疗空间坐标和成像空间坐标的一致性，减小了系统误差。

机头内部有64片气动MLC，MLC的叶片只有“开”和“闭”两种位置状态。当叶片处于“闭”状态时，该单元不允许射线穿过；当叶片处于“开”状态时，该照射野单元允许射线穿过，通过开关时间来调制子野强度。

MVCT 探测器用于测量射线穿过人体和治疗床后的剂量，生成影像以验证治疗摆位准确性。它还能根据剂量数据推断患者体内实际剂量分布，与计划 CT 对比，实现精准剂量验证和引导放疗。

治疗床为碳纤维平板床面，用于支撑和移动患者，当机架旋转时可以使患者按照特定的速度进床，设计最大承重为 200kg。

激光定位系统包括固定激光灯定位系统（绿色激光灯），用来表示机架虚拟等中心的空间坐标系。其中一套机架等中心激光灯安装在机架孔后面的墙上，在孔径内显示出冠状面和矢状面，是专门为物理师做质控和研究用的。一套虚拟等中心激光灯安装在治疗室的顶上、床的正上方，可以标示出横断面和矢状面。

可移动激光灯定位系统（红色激光灯），其基准坐标与固定激光灯定位系统重合，用于确定患者在床上的初始定位，在断层图像匹配后也可实现修正患者位置。

（二）计划工作站

主要是按照临床处方剂量要求，基于定位 CT 图像数据进行计划设计和计划评估，输出治疗计划。

（三）集群服务器

集群服务器是整个 Tomotherapy 放射治疗系统的“大脑”，所有计划设计及治疗记录等数据均存在于此服务器，主要用于治疗计划的优化和计算、控制螺旋断层放射治疗系统的运行、存储患者和机器系统的数据资料并进行管理。

（四）操作台

操作台位于控制室内，操作人员使用操作台工作站可进行 MVCT 扫描、图像配准和患者治疗，在紧急情况下可立即按下急停键关闭机器。

三、临床应用

1. 图像引导螺旋断层调强放疗技术 螺旋断层放射治疗系统通过 360°的 51 个射野和每个射野的快速非均匀强度调制，实现了优越的剂量分布。3. 5MV 扇形束扫描用于治疗前后获取患者摆位影像，与计划 CT 影像在横断面、矢状面和冠状面对靶区进行配准，调整摆位误差，实现图像引导的螺旋断层调强放疗，对肿瘤进行高剂量照射。

2. 自适应放疗（ART）技术 螺旋断层放射治疗设备 MVCT 用于位置和剂量验证。通过采集后的 MVCT 图像在自适应计划软件上导入并与原计划 CT 图像配准融合，医生在融合图像上勾画肿瘤区。完成靶区勾画后，计算照射剂量差异，并在自适应计划软件上创建并优化新的治疗计划，以弥补实际剂量差异。

3. 特殊复杂病例的治疗 包括复杂解剖结构肿瘤的放疗、特殊解剖结构肿瘤的放疗、大范围肿瘤的放疗、多发病灶肿瘤的放疗等。

螺旋断层放射治疗系统的应用非常广泛，大多数肿瘤均可选择。由于其特殊设计和功能，可以治疗包括头、躯干等身体任何部位的肿瘤。

第四节　磁共振直线加速器放射治疗设备

一、概述

磁共振直线加速器（magnetic resonance linear accelerator，MR-Linac）放射治疗设备是将磁共振系统和医用电子直线加速器融合为一体。以 7MV 直线加速器与 1.5T 高场 MR 系统结合的 MR-Linac 放射治疗设备为例，它集成了先进的滑环式直线加速器系统、1.5T 高场强诊断级磁共振系统和在线自适应放疗流程管理系统，这 3 个系统有机地集成在一起，实现在治疗位置对患者进行磁共振扫描和监控，使肿瘤医生在治疗过程中实时获取肿瘤和周围正常组织的磁共振影像，在线调整治疗计划，并对治疗结果进行评估，实现精准的、个性化自适应放疗。

▶**知识拓展**

MR-Linac 放射治疗设备的发展

2008 年，阿尔伯塔大学交叉癌症研究所开发了磁共振图像引导放疗原型机，由一个双平面的 0.2T MRI 系统和 6MV 直线加速器构成；2014 年加拿大安装了第一台 0.6T 磁共振引导加速器机器。

2016 年，全球首个结合 0.35T MRI 和直线加速器(6MV FFF 紧凑型直线加速器)的系统商业化，目前已在日本国立癌症研究中心中央医院、美国亨利福特肿瘤研究所、德国哈勒大学医院等安装使用。

2018 年，7MV 直线加速器与 1.5T 的高场 MRI 组合的全球第二款磁共振图像引导放疗设备商业化。

二、结构与原理

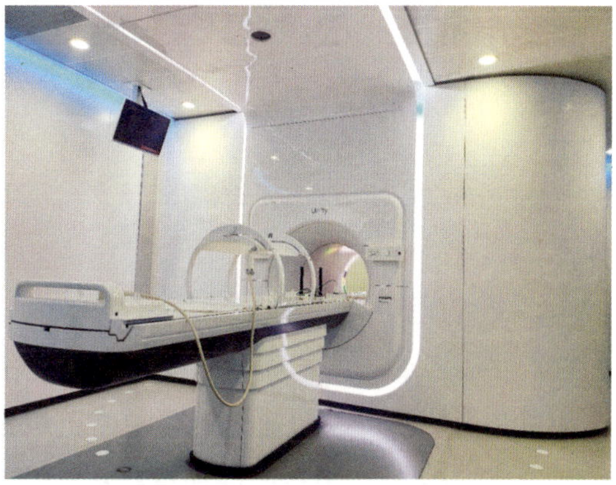

图 2-8　MR-Linac 放射治疗设备

MR-Linac 放射治疗设备主要由 MR 扫描系统、放射治疗机及自适应放疗计划系统组成（图 2-8）。

1.5T 高场磁共振直线加速器设计为 MR 系统在内、加速器系统在外的同轴结构。接收线圈经过特殊设计，能够承受高能 X 射线的直接照射，并采用了与人体非接触式的设计，以防止线圈对人体造成挤压，从而避免治疗位置的改变。采用 1.5T 的超导磁共振主要部件包括主磁体、梯度线圈和射频线圈等，磁共振成像的另一个优势是没有电离辐射，比起常规直线加速器，磁共振部分使得看到的软组织更清晰，射线束投射更加准确。加速器系统为 7MV 高能 X 射线直线加速器，其加速管安装在磁体外的滑环机架上，通过旋转机架实现调强放射治疗。采用驻波加速管，微波功率元为磁控管，将驻波加速管和磁控管安装在滑环机架上，机架孔径 70cm。

为了屏蔽磁场与直线加速器之间的互相影响，主磁体线圈的外围增加了两个逆向互补线圈，这样磁场互相抵消，场强为 0，直线加速器的主要部件就位于场强为 0 的地方。另外，机房需要同时满足 X 射线辐射屏蔽和电磁屏蔽双重标准要求。

三、临床应用

MR-Linac 放射治疗设备对大小和形状发生变化的肿瘤，如直肠癌、膀胱癌、宫颈癌和肺癌，特别是腹部肿瘤的治疗有非常大的优势。腹部器官受到呼吸运动、肠道蠕动、膀胱充盈度等因素影响，移动度大而且无规律。MR-Linac 放射治疗设备在放疗照射的同时可以提供清晰的磁共振图像，在放疗期间可以获取患者特定的肿瘤和正常组织生物学特性的变化，并根据患者的治疗反应进行调整。达到了解剖学与生物学上真正的实时图像引导的自适应放疗，可提供更为精确及高度个性化的放疗。

MR-Linac 放射治疗设备可以实现实时在线的影像门控与追踪，提高了治疗精度，可以通过优化治疗次数和照射剂量，实现单次大剂量、少分次的大分割治疗，提升了治疗效果和治疗效率。

第五节　Halcyon 放射治疗设备

一、概述

Halcyon 放射治疗设备是一款高效、精准的放射治疗设备，它采用了一系列先进技术，为肿瘤患者提供了快速、舒适的放射治疗体验。

二、结构与原理

（一）设备构成

Halcyon 放射治疗设备（图 2-9）的组成部分如下。

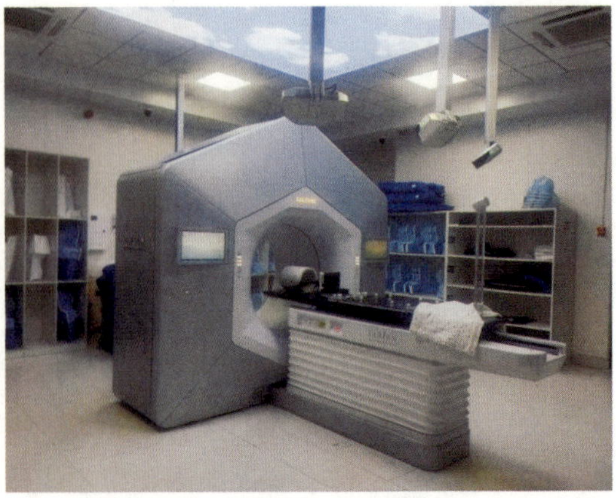

图 2-9　Halcyon 直线加速器

1. 直线加速器　是放射治疗设备的核心部分，它能够产生高能 X 射线和高能电子线。这些射线通过调节能量和形状，可以精确地针对肿瘤组织进行照射。Halcyon 放射治疗设备的直线加速器具有以下特点。

（1）双能级设计，能够根据治疗计划的需要调整射线能量。

（2）高剂量率照射，缩短了治疗时间。

（3）精确的剂量控制，保证了治疗的准确性和安全性。

2. 治疗床 是患者在接受放射治疗时躺卧的设备，它具有以下功能。

（1）多维调节，包括上下、前后、左右移动以及倾斜和旋转，以便于精确地定位患者。

（2）高精度校准，确保患者在治疗过程中的位置稳定性。

（3）配合影像引导系统，实现实时位置监控和调整。

3. 控制系统 是 Halcyon 放射治疗设备的大脑，它包括以下几个子系统。

（1）计算机控制系统：负责整个治疗过程的自动化控制，包括治疗计划的执行、设备状态的监控和故障诊断。

（2）影像引导系统：通过内置的影像设备（如 MV 级 CT 或 kV 级 X 射线成像），在治疗前后获取患者体内的影像信息，用于治疗前的靶区定位和治疗中的实时监控。

（3）呼吸门控系统：通过监测患者的呼吸运动，控制射线束的开关，以减少因呼吸运动导致的靶区位移，提高治疗的精确性。

4. 辅助设备 帮助提高治疗效率和精度，包含以下 3 个系统。

（1）激光定位系统：用于患者体表的标记和定位，确保患者体位的一致性。

（2）影像传输系统：将影像引导系统获取的影像数据传输到治疗计划系统，以便医生进行实时比较和调整治疗计划。

（3）治疗计划系统：虽然不是 Halcyon 设备的一部分，但它是放射治疗过程中不可或缺的，用于制订个性化的治疗计划。

（二）工作原理

Halcyon 放射治疗设备是一种先进的放疗系统，它利用内置的直线加速器产生高能 X 射线和电子线，这些射线能够穿透人体组织并集中作用于肿瘤部位。通过高度精确的计算机控制系统，Halcyon 设备能够精确调节放射线的剂量、照射角度和照射范围，确保肿瘤细胞接收到的放射剂量足以破坏其 DNA 结构，阻止其繁殖和扩散，而周围的健康组织由于受到的放射剂量相对较低，得以最大程度地受到保护，从而减少了治疗带来的副作用和长期并发症，提高了放疗的整体疗效和患者的生活质量。

三、设备特点及优势

（一）设备特点

1. 高效性

（1）双模式治疗技术：Halcyon 设备采用了独特的双模式治疗技术，这一创新设计使得治疗准备时间和治疗过程大幅缩短。

（2）治疗时间缩短：与传统放射治疗设备相比，Halcyon 能够将治疗时间缩短约 50%，显著提高了治疗效率，使得更多的患者能够在较短的时间内接受治疗。

2. 精准性

（1）影像引导系统：设备配备了先进的影像引导系统，能够在治疗过程中实时监测患者的体位和肿瘤位置，确保放射线精确地照射到预定靶区。

（2）呼吸门控技术：通过监测患者的呼吸运动，Halcyon 设备能够实现精准照射，有效降低因呼吸运动导致的照射误差，减少对正常组织的损伤。

3. 安全性

（1）双重安全连锁：设备设计了双重安全连锁机制，以防止意外发生。

（2）紧急停机按钮：在治疗过程中，如遇紧急情况，可以立即启动紧急停机按钮，确保患者和操作人员的安全。

4. 舒适性

（1）人体工程学治疗床：治疗床采用人体工程学设计，使患者能够在治疗过程中保持舒适和稳定的体位。

（2）低噪声运行：治疗过程中，设备的运行噪声保持在较低水平，有助于减轻患者的紧张情绪，提升整体治疗舒适度。

（二）设备优势

1. 环形机架设计

（1）大孔径设计：Halcyon 放射治疗设备采用了环形机架设计，其孔径达 1m，相比传统的 C 形臂直线加速器，提供了更大的治疗空间。这种设计不仅便于患者定位，还显著提升了患者的舒适度。

（2）空间优势：大孔径设计使医护人员在治疗过程中更容易接近患者，便于操作和监控。

2. 高速旋转机架

（1）快速旋转：Halcyon 的环形机架设计使其旋转速度提高了 400%，这意味着图像采集时间仅需 15~20 秒，极大地提高了治疗效率。

（2）治疗效率：快速的机架旋转有助于缩短治疗时间，使患者能够在更短的时间内完成治疗，提高了整体的治疗效率。

3. 高精度影像引导

（1）kV 级影像引导：Halcyon 配备了 kV 级影像引导能力，通过迭代重建锥形束 CT（iterative reconstruction cone beam CT，iCBCT）技术，提供了高软组织显示分辨力，确保了治疗的精准性。

（2）精准定位：高精度的影像引导系统能够在治疗过程中实时监测肿瘤位置，从而实现精确照射。

4. 快速双层多叶准直器

（1）双层叶片设计：Halcyon 的双层多叶准直器具有独立调制能力，提供了 5mm 的分辨力，为治疗计划的设计带来了更多的灵活性。

（2）调制能力：这种设计使放射线能够更精确地符合肿瘤形状，同时保护周围的正常组织。

5. 治疗效率提升

（1）一步摆位功能：Halcyon 的一步摆位功能简化了治疗流程，减少了患者准备和治疗时间，从而提高了科室的运营效率。

（2）操作简便：设备的用户界面设计直观，操作简便，减少了操作过程中的错误，进一步提升了治疗效率。

第六节　立体定向放射治疗设备

一、概述

立体定向放射治疗（stereotactic radiotherapy，SRT）是一种高精度放射治疗技术，它通过高度集中的放射线束对颅内或身体其他部位的肿瘤进行精确照射，以达到类似外科手术的效果。本节将介绍立体定向放射治疗设备（图 2-10）的基本原理、关键技术和临床应用。

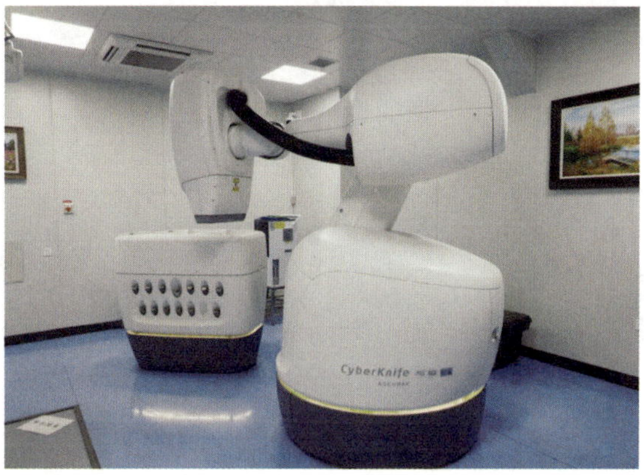

图 2-10　射波刀设备

二、基本原理

立体定向放射治疗设备的基本原理是利用先进的影像引导技术和精密的定位系统，实现对患者体内肿瘤的精确定位，随后通过多个非共面或共面的射线束从不同方向对肿瘤进行高度集中的照射，这些射线束在肿瘤处交汇形成一个高剂量的治疗区，而在经过正常组织的路径上则迅速衰减，从而实现最大程度地破坏肿瘤细胞的同时，保护周围正常组织，减少放射治疗的副作用。以下是其基本工作原理。

（一）定位系统

1. 影像学数据采集　定位系统首先利用 CT、MRI 或 PET 等影像学技术来获取患者体内的三维影像数据。这些数据包含了肿瘤的位置、大小、形状及与周围重要结构和组织的相对位置关系。

2. 图像融合技术　通过高级的图像融合技术，可以将不同影像学设备获取的图像数据进行整合，形成一个更为全面的肿瘤三维模型。这个过程有助于提高肿瘤定位的准确性，并为后续的治疗计划提供详尽的信息。

（二）计划系统

1. 治疗计划设计　治疗计划软件利用定位系统提供的三维影像数据，由放射肿瘤医师和放射物理师共同设计治疗计划。这个计划会详细规定放射线的类型、能量、剂量、照射角度和照射时间。

2. 剂量分布优化 治疗计划的目标是确保放射线的能量最大程度地集中在肿瘤组织上，同时尽量减少对周围正常组织的照射。通过计算机辅助的剂量优化算法，可以精确计算和模拟放射线在体内的传播路径和剂量分布，以达到最佳的治疗效果（图 2-11）。

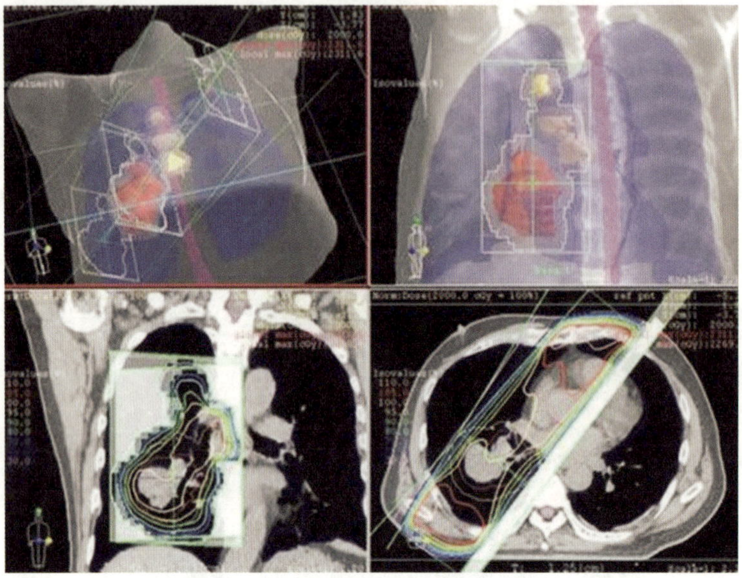

图 2-11 立体定向放射治疗等剂量线分布图

（三）执行系统

1. 放射源选择 执行系统可能包括直线加速器、伽马刀、射波刀或其他类型的放射源。每种设备都有其独特的照射方式和适用范围。

2. 精确照射 根据治疗计划，放射源会从多个非共面或共面的角度对肿瘤进行精确照射。这些射线束在肿瘤处交汇，形成一个高度集中的剂量区，而在经过正常组织的路径上则迅速衰减，从而实现对肿瘤的精准打击。

3. 实时监控 在治疗过程中，设备通常会配备实时监控系统，以确保放射线按照计划精确地照射到预定位置。如果患者或肿瘤位置发生微小变化，系统可以自动进行调整，以保证治疗的准确性。

三、关键技术

（一）影像引导放射治疗（IGRT）

影像引导放射治疗是一种先进的放射治疗技术，它利用实时影像技术来监测治疗过程中患者和肿瘤的位置变化，从而提高治疗的准确性。

1. 技术原理

（1）实时影像获取：在治疗过程中，IGRT 使用 CT、MR 或 X 射线等影像技术实时获取患者的影像数据。

（2）位置校准：通过比较实时影像与治疗前计划的影像，医生可以检测到任何位置偏差，并据此调整治疗设备。

（3）治疗执行：调整完成后，放射治疗设备按照修正后的计划进行照射，确保放射线精确地作用于肿瘤。

2. 临床优势

（1）提高精度：IGRT 能够显著减少治疗过程中的误差，提高放射线对肿瘤的精确打击。

（2）适应性强：适用于多种肿瘤类型，尤其是那些位于运动较多区域的肿瘤，如肺部肿瘤和腹部肿瘤。

（3）减少副作用：由于放射线更加集中，减少了正常组织的损伤，从而降低了治疗相关的副作用。

（二）呼吸门控技术

呼吸门控技术是一种在放射治疗胸部肿瘤时使用的技术，它通过监测患者的呼吸运动来选择最佳时机进行照射（图 2-12）。

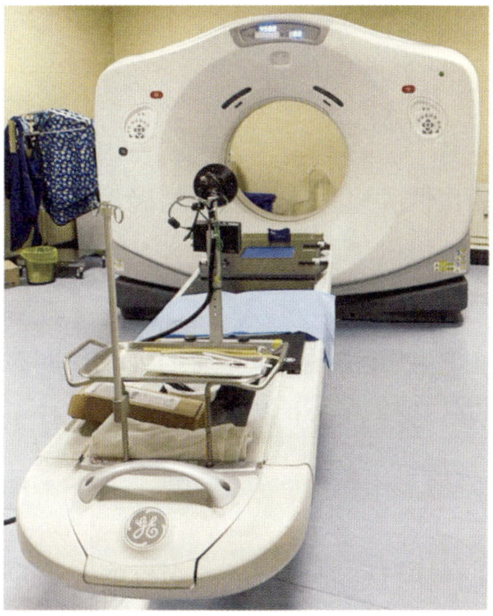

图 2-12　呼吸门控技术

1. 技术原理

（1）呼吸监测：使用呼吸传感器或其他监测设备来跟踪患者的呼吸周期。

（2）门控机制：在特定的呼吸相位（如呼气末或吸气末）打开放射源，此时胸部肿瘤的运动相对稳定。

（3）照射执行：在门控信号的控制下，放射治疗设备只在肿瘤位置最稳定的时刻进行照射。

2. 临床优势

（1）减少运动误差：通过同步放射治疗与呼吸周期，减少了因呼吸运动导致的肿瘤位置变化。

（2）保护正常组织：减少了因肿瘤运动造成的放射线对正常组织的损伤。

（3）提高治疗效果：提高了放射线对肿瘤的照射剂量，从而可能提高治疗效果。

（三）适形放射治疗和调强放射治疗

适形放射治疗（CRT）和调强放射治疗（IMRT）是两种通过调整放射线的强度和形状来优化剂

量分布的治疗技术。

1. 适形放射治疗

（1）技术原理：CRT 通过多野照射技术，使放射线的形状与肿瘤在二维平面上的投影相吻合。

（2）临床优势：相较于传统的放射治疗，CRT 能够更好地保护周围的正常组织，减少副作用。

2. 调强放射治疗

（1）技术原理：IMRT 进一步发展了 CRT 技术，不仅调整放射线的形状，还调整每个射野的强度，使放射线剂量分布与肿瘤的三维形状高度吻合。

（2）临床优势

1）剂量优化：允许更复杂的剂量分布，实现对肿瘤的高剂量照射，同时对周围正常组织的低剂量保护。

2）治疗灵活性：适用于形状复杂、邻近重要器官的肿瘤治疗。

3）减少并发症：通过精确控制剂量，减少了治疗后的长期并发症。

四、临床应用

（一）颅内病变

1. 脑膜瘤 对于位于脑膜上的良性肿瘤，SRT 可以精确地靶向肿瘤，同时保护周围的脑组织。

2. 垂体瘤 对于垂体腺瘤，SRT 提供了一种非侵入性的治疗选择，特别是对于那些不适合手术的患者。

3. 神经鞘瘤 如听神经瘤，SRT 可以用来控制肿瘤的生长，同时保留听力和其他神经功能。

4. 脑转移瘤 对于多发性的脑转移瘤，SRT 提供了有效的治疗手段，可以迅速缓解症状。

（二）脊柱病变

1. 脊柱转移瘤 SRT 用于治疗脊柱转移瘤，可以减轻疼痛和稳定脊柱结构。

2. 脊柱血管畸形 如动静脉畸形，SRT 可以精确地闭塞异常血管。

（三）肺癌

1. 对于早期非小细胞肺癌，体部立体定向放射治疗（stereotactic body radiation therapy，SBRT）提供了与传统手术相媲美的局部控制率。

2. 对于不适合手术的患者，SBRT 是一个有效的治疗选择。

（四）肝肿瘤

对于肝细胞癌或其他肝恶性肿瘤，SBRT 可以用于治疗无法手术的肿瘤或作为手术的辅助治疗。

第七节 粒子放射治疗设备

一、概述

粒子放射治疗（particle radiotherapy）是一种基于加速器产生的粒子束流的肿瘤放射治疗技术。与传统基于光子的放射治疗相比，粒子放射治疗具有独特的物理剂量分布特性和放射生物学效应，能够在提高肿瘤控制概率的同时，显著降低正常组织发生并发症的概率。本节将详细介绍3种主要的粒子放射治疗设备：质子加速器、重离子加速器和硼中子俘获治疗设备。

二、质子放疗系统

（一）基本结构

主要由以下几个部分组成（图2-13）。

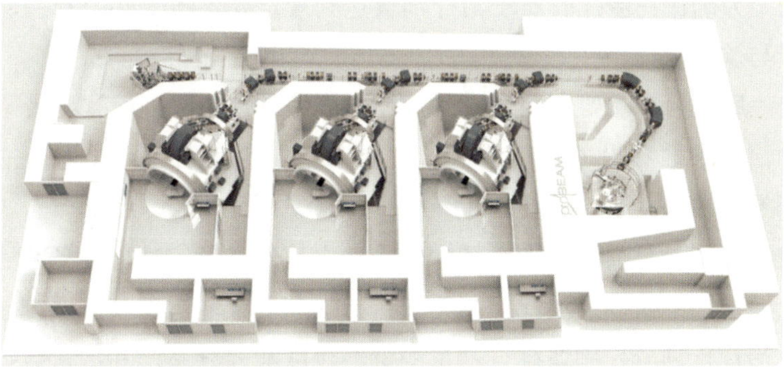

A

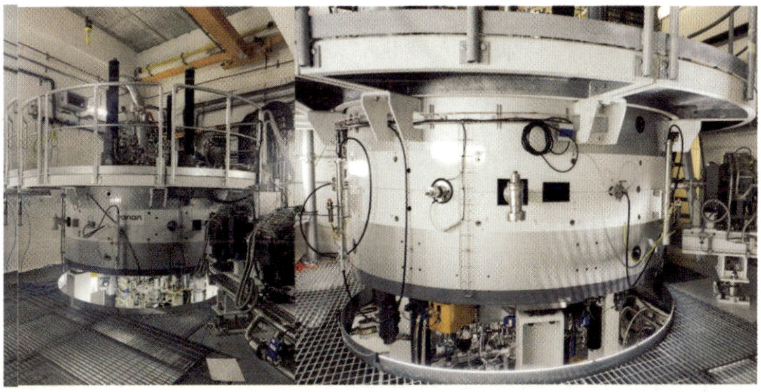

B

图2-13 质子放射治疗系统

注：A. 质子放射治疗系统；B. 质子放射治疗加速器。

1. 质子加速器 质子加速器是产生质子束的主体设备，能量在70M~230MeV，以适应治疗不同深度的肿瘤。

2. 质子能量选择与输运系统 质子治疗时要根据肿瘤本身深度和厚度选择不同能量的质子，而加速器引出的质子流在回旋加速器时其输出能量为230MeV固定值，因此在加速器与治疗头之间有能量选择系统，由降能器石墨层及磁铁和测量元件所组成。当质子通过石墨层时，石墨厚度越大则降低的能量越大，用不同厚度就可以得到不同的降能。当加速器引出的230MeV固定能量进入能量选择系统，通过调节降能器的不同厚度，就可以在输出端得到从70~230MeV连续可调的不同能量质子流送入治疗头。一般质子治疗中心有2~4个转动与固定的治疗头，为了将加速器的质子流送到相应不同位置的治疗头入口，要求质子保质保量地进行传输。传输束流的系统称为束流输运系统，它主要由二极偏转磁铁、四极聚焦磁铁、微调磁铁、真空管道与各种束流测量探头组成。

3. 旋转机架 是将治疗头和由偏转与聚焦磁铁组成的束流输运系统，沿旋转机架水平轴转动±180°，并且要求等中心点的位置误差小于1mm。

4. 治疗头 为将加速器引出的质子束流扩宽，覆盖所有肿瘤横径，需要束流配送系统；为将质子束流Bragg峰扩展，使其能照射到肿瘤的整个靶区，需要束流能量调制器。

5. 患者定位系统 每一个治疗室中，无论是旋转治疗头使用的治疗床，还是固定治疗头使用的座椅，都要配置一套患者精密定位系统，定位精度小于0.5mm，以保证质子束精确地照射到肿瘤灶，患者定位系统的定位精度决定了治疗精度。

6. 剂量验证系统 为确保在治疗时质子治疗剂量达到规定要求值，必须有一套剂量验证系统进行治疗剂量的实际测量与验证。

7. 治疗计划系统 质子治疗需要专用于质子治疗的应用软件，医生根据患者临床信息，制订治疗方案，并确定所有的治疗参数和设备运行参数。主要功能包括三维剂量计算、三维彩色立体图像显示、治疗计划、专用补偿器与准直器的要求等。

8. 控制系统 主要功能是将质子治疗系统中各个独立工作的特定功能设备相互连接在一起，通过专用应用软件按治疗要求统一协调。治疗控制系统包括加速器、输运控制分系统、配送分控制系统及治疗室分控制系统、治疗计划分控制系统、剂量测量与刻度测控分系统和治疗数据库等。

（二）质子加速器原理

质子加速器通过电磁场的作用，将质子从静止状态加速至高速，这些高能质子在进入人体组织时，其能量沉积随着深度的增加而增加，直至达到一个最大值——Bragg峰，之后能量迅速下降至零。这一特性使质子治疗能够精确地在肿瘤位置释放最大剂量，而肿瘤后方的正常组织几乎不接受辐射。

（三）质子加速器特点

1. 剂量分布优势 质子束的Bragg峰使90%的辐射能量在肿瘤靶区内释放，而传统光子治疗则会在整个射程内持续释放能量。

2. 治疗精度高 质子放疗系统通常配备高精度的影像引导技术，如PET和CT融合，以及实时监控和调整治疗射野的系统。

3. 适应证广泛 质子放疗适用于多种肿瘤，特别是那些位于复杂解剖结构附近或对辐射敏感的正常组织附近的肿瘤，如眼眶肿瘤等。

三、重离子放疗系统

（一）原理

重离子治疗使用的粒子如碳离子，具有比质子更高的线性能量传递，能够更有效地杀死肿瘤细胞。重离子的 Bragg 峰比质子更窄，这意味着在肿瘤靶区内能量沉积更为集中，对周围正常组织的损伤更小。

（二）特点

1. 放射生物学效应强 重离子的 RBE 值通常在 2.8~3.2，远高于光子和质子，对肿瘤细胞的杀伤力更强。

2. 氧增强比低 重离子对缺氧肿瘤细胞的杀伤力优于光子治疗，这使重离子治疗对那些放疗抵抗性肿瘤有更好的治疗效果。

3. 治疗精度高 重离子放疗系统同样配备高精度的影像引导和患者定位技术，如在线 CT 扫描和呼吸门控技术。

（三）基本结构

1. 离子源系统 离子源是重离子束流产生的源头，主要为注入器提供可供加速的离子。离子源是重离子加速器的束流起点，束流强度、束流发射度、束流稳定性和本身的可靠性对整个加速器十分重要。不同的加速器需要不同的离子源设计，以满足上述指标的要求，但对于不同加速器，其关注的方面略有不同。除了离子源的源体设计很重要外，其引出过程也很重要，对于提高流强，降低束流发射度很关键。常见的离子源有电子回旋共振（electron cyclotron resonance，ECR）离子源、双等离子体源、彭宁离子源（Penning ion source，PIS），RF 体源、磁控管（magnetron）源等。

2. 束流注入/引出系统 束流注入系统的功能是将从离子源引出的重离子加速至一定能量，从而使其能够被注入主加速器当中。束流引出系统的功能在于将主加速器中达到一定能量的束流引出至高能传输线，用于肿瘤治疗。

3. 主加速器系统 重离子放疗装置的主加速器可采用回旋加速器或同步加速器。回旋加速器的主要特点是体积小，引出的束流能量固定不变，需要将束流加速至最高能量后再进行降能，回旋加速器束流稳定连续，且平均流强高。同步加速器的主要特点在于半径较大，但重量轻，脉冲式束流，引出能量可变，无须外置能量选择装置。

4. 高频系统 是加速器的心脏，其主要作用类似汽车发动机。电能转换成微波功率，微波功率反馈入高频腔，通过电磁场，传递给带电粒子，使之得到加速和能量补充。高频系统还有压缩束长、维持束流寿命等作用。因此，加速器高频系统是重离子加速器众多子系统中与束流关系最为密切、设计最为复杂的一个系统。

一般来说，重离子加速器高频系统由三大子系统组成：高频功率源系统、加速腔系统和低电平控制系统。高频功率源系统的作用是产生所需频率的高频功率，该高频功率通过功率传输线馈送到加速腔内。加速腔在高频功率的作用下建立起加速电场，以加速带电粒子，将高频功率转化成粒子能量。

低电平控制系统主要用来提供反馈控制，以保证加速腔始终获得稳定的加速腔压、加速相位和谐振频率。

5. 低温超导 超导技术在重离子加速器中的应用主要在两个方面，分别是超导高频腔和超导磁体。超导高频腔可以用很小的功率建立极高的电场，超导磁体亦可以在很小的励磁功率下产生强大的约束磁场，超导设备的使用可以极大缩小加速器的尺寸和造价，这些技术代表了当今重离子加速器的最高水平。

尽管制造超导腔的材料比较贵，工艺技术也比加工常温加速腔复杂许多，还需要专门的低温系统为它提供超导环境，但它具有许多常温腔无法比拟的巨大优势，再加上低温超导技术的成熟与稳定，使射频超导技术成为目前重离子加速器，特别是小型化重离子装置的首选技术。其优点主要包括减少腔的数目，提高参数优化空间，通过腔型优化降低束流的损失、提高束流稳定性、降低损耗。

6. 真空系统 是重离子加速器建设的基础工程，束流只有在真空环境中运行，才能保持足够的寿命，并且不断地被积累和加速，达到设计的能量和流强。对于加速器来说，束流寿命和稳定性十分重要，被加速的粒子与真空中的残余气体相互作用导致束流寿命下降，并且引起束流不稳定和探测器本底增加。因此在设计加速器真空系统时必须考虑束流存在时所要求的真空度，以便满足束流寿命和其他一些电真空器件的需要。采用特殊的真空结构设计，在弯转段利用弯转磁铁的磁场制造成分布式离子泵或采用线性吸气剂泵及大抽速的钛升华泵等抽气方式，可提高真空系统中的抽气效率，以满足束流寿命对真空度的要求。

7. 束流配送系统 经回旋加速器或同步加速器加速的高能重离子束通过重离子输运系统传送到束流配送系统。从加速器中引出的尺寸较小且未经调制的束流，一般称为笔形线束，这些横向狭窄的笔形线束需要通过束流配送系统才能够应用于肿瘤治疗。束流配送系统的作用是对从重离子加速器引出的重离子束进行调制，从而使束流能够适用于对一定体积和形状的肿瘤进行照射。

8. 放疗计划系统 是肿瘤放疗的核心所在，其功能是为放射肿瘤医师和放射物理师提供放疗计划设计的平台。与常规光子放疗类似，重离子放疗计划系统需要包含以下几个基本模块：医学影像数据读取与存储、肿瘤靶区和 OAR 勾画、等中心参考点的确定、配置照射野方向、剂量计算与优化、计划评估和计划报告生成等。其中，剂量计算与优化是重离子放疗计划系统的关键所在。

四、硼中子俘获治疗

（一）原理

硼中子俘获治疗（boron neutron capture therapy，BNCT）利用^{10}B 对热中子的极高俘获截面，当^{10}B 原子俘获一个热中子后，会裂变成一个^{7}Li 核和一个高线性能量传递的 α 粒子。这些裂变产物在肿瘤细胞内释放出巨大的能量，从而杀死肿瘤细胞。

（二）特点

1. 选择性高 硼药物对肿瘤细胞具有高度选择性，使 BNCT 的治疗具有很高的肿瘤/正常组织比率。

2. 治疗深度有限 热中子的穿透能力有限，通常 BNCT 适用于治疗深度不超过 6cm 的肿瘤。

（三）设备组成

BNCT设备的关键组成部分如下。

1. 中子源 如研究堆或基于加速器的中子源，用于产生适合BNCT的热中子束。

2. 硼药物 特殊的药物，如硼苯（BPA）或GB-10，用于靶向肿瘤细胞。

3. 治疗头 设计用于调节热中子束的方向和强度，确保中子束均匀地覆盖肿瘤区域。

4. 控制系统 包括治疗计划系统、患者定位系统（如立体定向框架）和剂量监测系统，以确保治疗的安全性和有效性。

▶知识拓展

质子加速器、重离子加速器、硼中子俘获治疗的差异对照，见表2-1。

表2-1 质子加速器、重离子加速器、硼中子俘获治疗的差异对照

	质子加速器治疗	重离子加速器治疗	硼中子俘获治疗
粒子类型	质子	重离子（如碳离子）	热中子与硼-10原子发生俘获反应
能量	100~250MeV	400MeV/u以上	0.025eV
布拉格峰特性	宽	窄	无
相对生物效应	1.1~1.2	2.8~3.2	约为3.8
治疗精度	高	高	低
适应证	多种肿瘤，如头颈部肿瘤、前列腺癌等	传统放疗抵抗肿瘤，如软组织肉瘤、骨肉瘤、头颈部肿瘤等	传统放疗不敏感肿瘤，如脑肿瘤、头颈部肿瘤、黑色素瘤等
治疗深度	深	较浅	表浅

第八节 后装放射治疗设备

微课：后装放射治疗设备

一、概述

后装放射治疗（afterloading radiotherapy）是一种在治疗计划制订后，将放射源通过施源器置入患者体内预定的治疗位置，进行近距离放射治疗的技术。这种治疗方法的特点在于其能够实现放射源与肿瘤之间的极近距离接触，从而在减少治疗时间的同时，实现对肿瘤的高剂量照射，并最大程度地减少对周围正常组织的辐射损伤。

二、基本原理

后装放射治疗的基本原理是在放射治疗计划确定后，将放射源通过施源器（如导管、针、模板

等）送入患者体内的特定治疗区域。由于放射源与肿瘤之间的距离非常近，因此可以在较短的治疗时间内对肿瘤施加较高的辐射剂量，而周围正常组织的受照剂量则相对较低。这种治疗方式通常具有较低的剂量率，有助于减少治疗过程中的患者移动和放射源的暴露时间。

三、设备分类

后装放射治疗设备（图 2-14）根据放射源的类型、施源方式和工作原理，可分为以下几类。

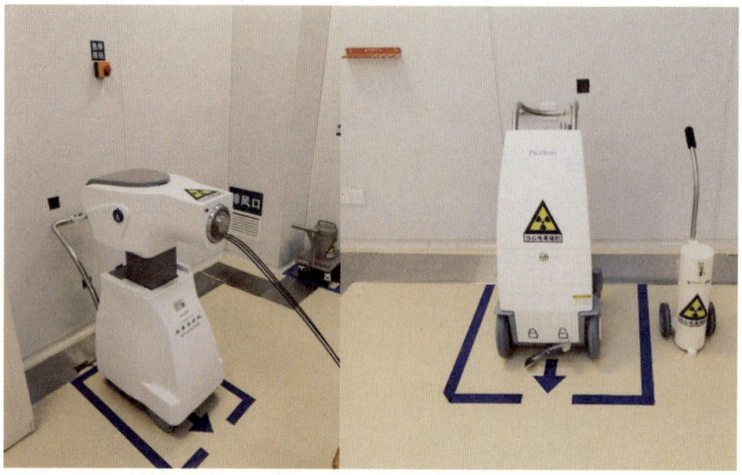

图 2-14　国产后装机（左）和进口后装机（右）

（一）按放射源类型分类

1. γ 射线后装治疗设备　使用放射性同位素如钴-60（^{60}Co）或铱-192（^{192}Ir）作为放射源。^{192}Ir 源因其半衰期适中（约 74 天）、能量适宜（约 380keV），在临床治疗中广泛应用。

2. 电子线后装治疗设备　使用电子发射型放射性同位素如铯-137（^{137}Cs）作为放射源，适用于表浅肿瘤的治疗，其能量较低，穿透能力较弱。

3. 中子后装治疗设备　使用中子发射型放射性同位素如锎-252（^{252}Cf）作为放射源，适用于某些特殊类型的肿瘤，如黑色素瘤。

（二）按施源方式分类

1. 遥控后装治疗设备　通过计算机控制的传输系统，将放射源送入施源器。这种设备操作简便，安全性高，适用于多种治疗场景。

2. 手动后装治疗设备　由医护人员直接将放射源送入施源器。这种方法较为传统，操作复杂，安全风险较高，目前临床应用较少。

四、设备组成

后装放射治疗设备的组成复杂，主要包括以下几部分。

1. 放射源　^{192}Ir 是最常用的放射源，其半衰期适中，适用于多种肿瘤的治疗。放射源通常封装在特制的源套中，以确保生物相容性和放射源的稳定性。

2. 施源器　包括导管、针、模板等（图 2-15），用于将放射源准确送入治疗位置。施源器的材料和设计需确保生物相容性、放射源的稳定性以及操作的灵活性。

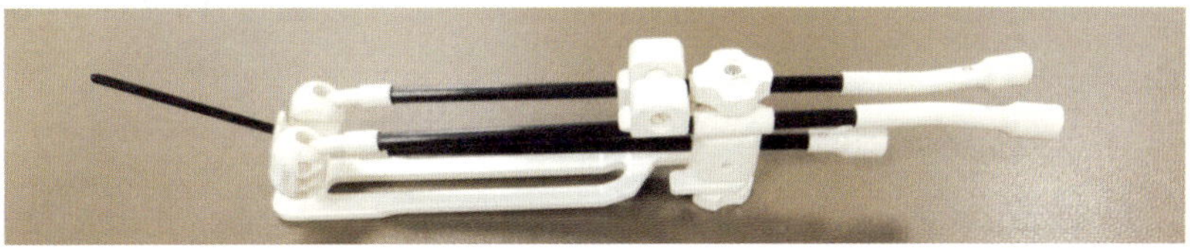

A

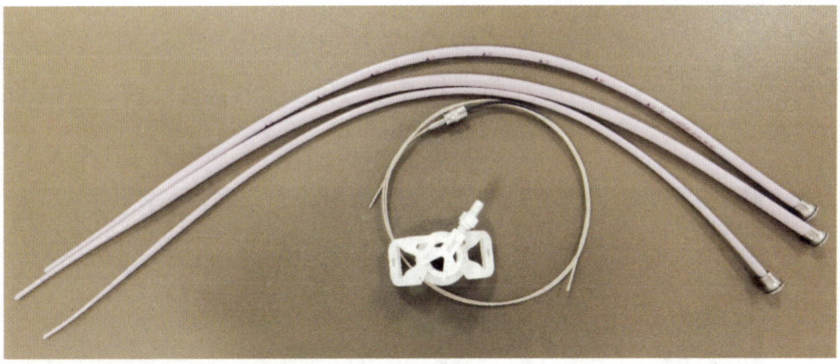

B

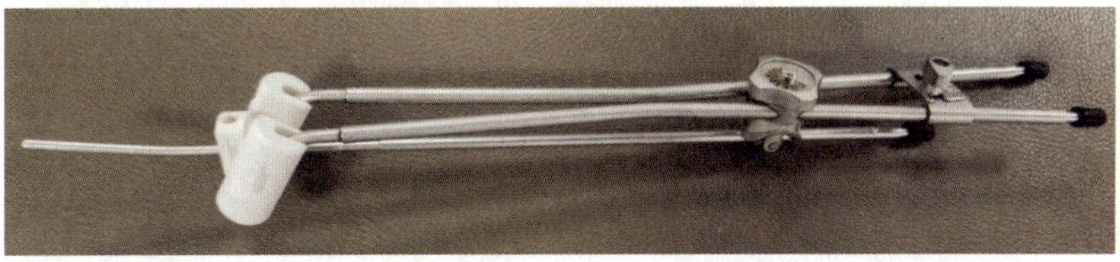

C

图 2-15　临床常见施源器

注：A. CT/MRI 插植施源器套件；B. 食管施源器；C. 宫颈癌施源器。

3. 传输系统　对于遥控后装治疗设备，传输系统是关键组成部分，通常包括放射源存储装置、传输管道、控制装置和紧急回收系统。传输系统的设计需确保放射源的运输安全和到位精确。

4. 控制系统　包括治疗计划系统（TPS）、放射源控制系统、安全监测系统等。TPS 用于制订治疗计划，放射源控制系统用于执行治疗计划，安全监测系统用于确保治疗过程中的安全。

5. 辅助设备　包括影像设备（如 CT、MR）用于治疗计划的制订，定位框架用于患者的精确定位，模拟定位机用于治疗前的模拟演练和设备校准。

五、临床应用

后装放射治疗在临床中的应用广泛，具体应用实例如下。

1. 妇科肿瘤　如宫颈癌的治疗，通过宫腔内后装放射治疗，可以直接对宫颈和宫体的肿瘤进行高剂量辐射。后装放射治疗是宫颈癌标准治疗的一部分，尤其是在术后辅助治疗中具有重要地位。

2. 头颈部肿瘤　如鼻咽癌，通过组织间后装放射治疗对局部复发病灶进行补充治疗。后装放射治疗能够精确地针对肿瘤区域进行辐射，减少对周围正常组织的损伤。

3. 软组织肉瘤 术后使用组织间后装放射治疗可以降低局部复发率，尤其是对于难以进行手术切除的部位，后装放射治疗提供了有效的治疗选择。

4. 前列腺癌 后装放射治疗是前列腺癌的主要治疗方式之一，通过直肠或尿道插入施源器，对前列腺进行精确治疗。

六、二维与三维后装治疗

二维后装治疗（2D afterloading radiotherapy）是一种较为传统的治疗方式，其治疗计划主要在二维平面上制订（图 2-16）。治疗过程中，放射源在患者体内的放置和移动通常受到二维的限制，这意味着放射源的放置和治疗计划的制订需要在两个相互垂直的平面上进行。二维后装治疗的优点与缺点见表 2-2。

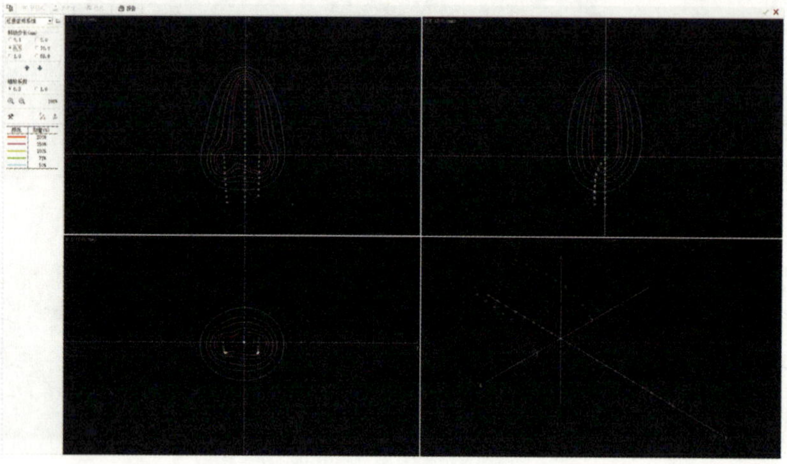

图 2-16　二维后装治疗计划

表 2-2　二维后装治疗的优点与缺点

优点	缺点
设备简单，成本较低	治疗计划有限，难以适应复杂的肿瘤形状和周围正常组织的结构
操作容易，培训周期短	精确度较低，难以达到肿瘤靶区的最佳剂量分布
适用于治疗形状简单、位置表浅的肿瘤	无法提供肿瘤靶区与周围正常组织的三维关系，可能导致正常组织损伤

三维后装治疗（3D afterloading radiotherapy）是一种更为先进的治疗方式，其治疗计划在三维空间内制订（图 2-17 和图 2-18）。治疗过程中，放射源在患者体内的放置和移动不受二维的限制，放射源可以在三维空间内任意放置和移动。三维后装治疗的优点与缺点见表 2-3。

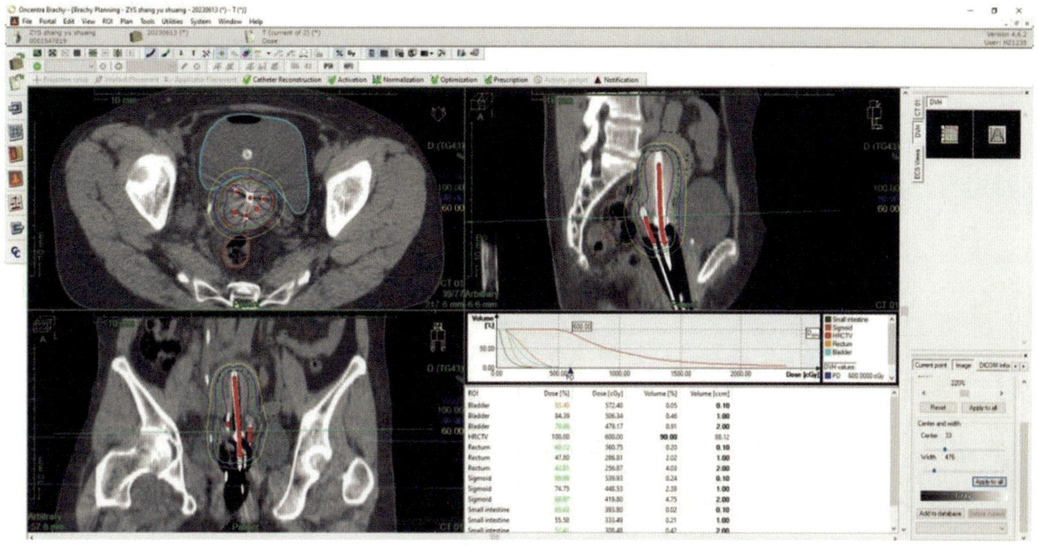

图 2-17 三维后装治疗——CT 腔内联合组织间插植

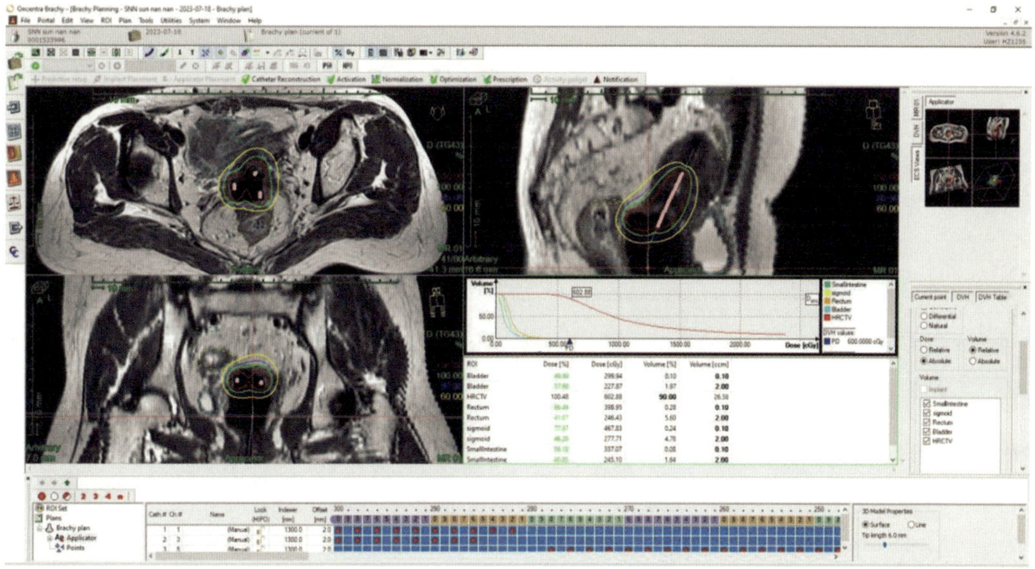

图 2-18 MR 图像引导三维后装

表 2-3 三维后装治疗的优点与缺点

优点	缺点
适应复杂的肿瘤形状和周围正常组织的结构，提供更精确的治疗	设备较为复杂，成本较高
通过调整放射源的形状和方向，以适应肿瘤的形状和大小，实现更精确的治疗	操作相对复杂，培训周期长
提供肿瘤靶区与周围正常组织的三维关系，有助于降低正常组织损伤	对技术和设备支持要求较高，需要专业的技术和设备支持

—• 考试知识点总结 •—

—• 本章小结 •—

—• 协和云课堂……　拓展练习及参考答案 •—

（唐高华　王欣森）

第三章　放射治疗体位固定技术

教学课件

学 习 目 标

素质目标

（1）具有终身学习的能力，严谨负责的专业态度，确保放射治疗的精准性和安全性。

（2）加强与患者沟通与心理支持，增强人文关怀，关注患者个体化需求及隐私保护。

（3）灵活选择体位及体位固定装置，为患者制订个性化定位方案。

知识目标

（1）掌握：放射治疗体位固定装置辅助设备的选取原则，头颈部、胸部、腹部及盆部常见肿瘤体位固定的准备及操作实施，腹部加压技术的设计原理、基本结构、重要机械参数及临床应用操作步骤。

（2）熟悉：发泡胶、热软化塑形垫、水活化塑形垫及各种体位固定架的应用和实施；腹部加压技术临床应用操作步骤。

（3）了解：各种体位固定装置和辅助设备在不同部位、不同病种的工作机制及全中枢、全骨髓、全皮肤放疗体位固定技术，腹部加压技术的优缺点。

能力目标

（1）具有娴熟的常见放疗体位固定技术操作能力和良好的岗位胜任能力。

（2）能够利用腹部加压技术配合 CT 和 MR 模拟定位技术，完成胸腹部肿瘤模拟定位；能够利用腹部加压技术配合直线加速器等，完成胸腹部肿瘤患者放射治疗。

（3）具有良好的医患沟通与团队协作能力。

（4）能够在放射治疗团队中发挥自己的优势，实现精准放射治疗的目标。

案例导入

【案例】

患者，女性，43 岁，身高 159cm，体重 59kg。于 1 月 22 日在某三甲医院体检时，超声检查示右乳内上象限低回声影，大小 4mm×7mm，形态不规则；随即行超声引导下右乳占位粗针穿刺术，切割取组织5条，组织呈灰白色；穿刺标本病理示：浸润性癌。患者1月29日行右乳肿块切除术、右腋窝前哨淋巴结、右腋窝淋巴结清扫术，术后病理：浸润性小叶癌，Ⅰ级，切缘（-）；右前哨淋巴结2/4枚转移。免疫组化：浸润癌细胞表达Her2（4B5）（1+）、ER（+，100%，中阳）、PR（+，100%，强阳）、Ki67（+，10%）、AR（+，100%，强阳）、E-cadherin（-）、Calponin（显示肌上皮）、P120（膜浆弱+）、GATA3（+++），（3个蜡块）部分淋巴结内CK（+）。右腋窝淋巴结清扫：淋巴结1/26枚见癌组织转移。病理分期ⅡA（N_{1a}），拟行术后放化疗。化疗方案：多西他赛+环磷酰胺两药联合，6周期结束后休息2周，完善放疗前准备，排除放疗禁忌证，予以右侧乳腺保乳术后胸壁、内乳区和右侧锁骨上区放射治疗。

【问题】

1. 该患者放射治疗中应考虑选择怎样的体位？
2. 可采用哪些辅助固定方式？
3. 采用的固定方式有哪些注意事项？

· 核心知识拆解 ·

体位固定技术在放射治疗中的重要性不容忽视，它直接关系到放疗的准确性和疗效。随着放疗技术的进步，肿瘤靶区的定位越来越精确。体位固定技术能够确保放疗过程中靶区的精确性，减少因患者体位变化而导致的靶区偏移，从而提高治疗的精确性。体位固定技术旨在为患者提供舒适的体位，以便在治疗过程中保持稳定的姿势。通过选择合适的体位固定装置和模具，可以最大程度地提高患者的舒适度，减轻治疗过程中的不适感。良好的体位固定能够减少每次治疗的摆位时间，从而提高治疗效率。这不仅有助于减轻患者的疲劳感，还能够确保治疗计划的顺利执行。综上所述，体位固定技术在放射治疗中具有提高准确性、可重复性和患者舒适度等多方面的重要性。它是实现精确放疗、减少正常组织损伤和提高治疗效果的关键环节之一。

第一节　体位固定技术概述

体位固定技术是肿瘤放射治疗过程中最重要的环节之一，直接关系到靶区是否能得到精确照射、危及器官是否能得到有效保护。为了保证放射治疗过程中治疗计划得到准确的执行，必须保证患者体位固定方式的选择和实施，治疗计划的设计和验证，每日摆位的重复性和治疗计划执行的准确性。所以在制订放疗计划之前，要结合临床实际情况进行精确的体位固定。

体位固定的目的：首先，限制患者在治疗过程的移动，减少摆位误差，提高治疗精确度；其次，减少每天治疗摆位时间，减少患者治疗时的不适感和对治疗的恐惧，增加对治疗的信心；最后，有助于增加体表标记与体内靶区相对位置的一致性。在放射治疗的发展过程中，不同时期有不同固定方法，随着技术的进步，精确度也越来越高。从过去使用沙包、尼龙搭带及头颅固定钉的有创性固定过渡到现在使用真空负压垫、热塑膜、发泡胶及各种体架固定。

选择正确、有效的固定辅助器材是精确放射治疗的保证之一。体位固定辅助器材选取要遵循的原则如下。

1. **射线穿透性好**　材料要有较好的穿透性，对射线的衰减较小。

2. **固定效果佳**　能够明显减少患者的位移，提高放疗部位的固定效果。

3. **重复性（稳定性）好**　选用的固定器材使患者在整个治疗流程中能保证固定效果的稳定性，尽量减少分次间的误差。

4. **舒适性佳**　尽可能保证患者在体位固定状态下的舒适性，可以使患者保持良好的治疗体验，也避免患者由于处于强迫体位带来的误差。

5. **操作简单**　简单易学，有利于临床应用与推广。

6. **安全、经济**　选材耐用，环保，价格合理，成本可控。

在体位固定的临床实践中，应遵循流程标准化、操作规范化的原则，但也要注意处理好标准化流程和个体化操作的关系。对于常见的病种要在标准流程规范的指导下进行固定装置的选择、制作，做到优质高效。而对于特殊部位的病种和特殊的患者，则以个体化原则为主，尽可能根据患者的实际状况选择个性化的固定方式，如年老体弱、儿童、畸形等患者。

放射治疗师在实施固定之前要认真阅读申请单内容，不仅核对患者的一般信息，还要清楚该患者的治疗方式、肿瘤部位、分期、拟选用的设备器材、对误差范围的要求、单一固定或综合固定等，以及备注栏中有无特殊标注的定位要求。如有疑问及时与放射肿瘤医师沟通，然后再实施固定。

▶知识拓展

体位固定技术的发展

20 世纪 60—70 年代，采用源皮距照射技术治疗肿瘤，在没有模拟定位机定位的条件下，医生凭借自己的临床经验，根据骨性标志的体表投影，在患者体表勾画照射范围，经常是一个射野一个体位。由于当时设备和体位固定装置的局限，治疗过程中患者位移通常比较大。到了 20 世纪 80—90 年代，由于模拟定位机的使用，放射治疗设备可以开展等中心治疗，并配合低温热塑膜的使用，使放射治疗的体位固定有了很大的进步。

第二节　体位固定装置和辅助设备

体位的选择和固定是放射治疗实施过程中的第一步，并贯穿于整个治疗过程。要确保每一次治疗的精确性，选择并制作合适、有效的固定方式和辅助设备。减少患者在治疗时的不自主移动，是患者每次治疗时体位重复性和稳定性的保障。不同病种、不同部位、不同治疗方法需要不同的固定方式才能满足临床需要。现将临床常用的固定装置和辅助设备介绍如下。

一、热塑膜

热塑膜是一种具有记忆功能、可降解的高分子材料组成的聚合物，常温下呈坚硬的片状，在

65~70℃热水里浸泡5~10分钟后变得柔软，可以根据患者体表形状进行塑造成形，常温下10~20分钟后变硬成形。可按临床需要切割成各种规格和形状，分为头部、头颈肩、体部，简称为头膜、头颈肩膜、颈肩膜、颈体膜、体膜（图3-1）。将热塑膜的边缘固定在塑料边框上，通过边框上的卡扣固定到与治疗床相匹配的碳纤维底板上。

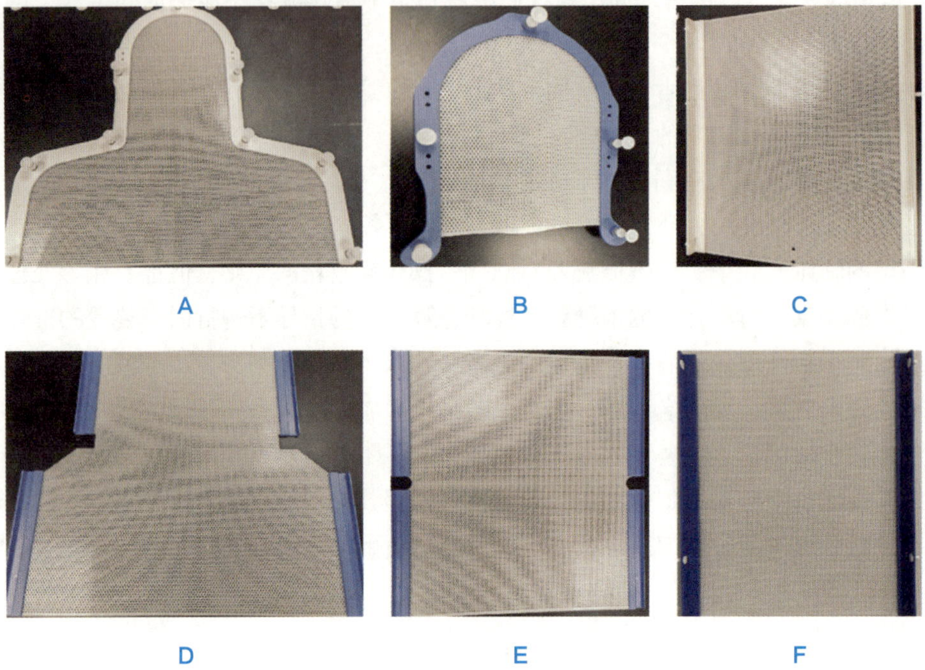

图3-1 不同规格的热塑膜

注：A. 头颈肩膜；B. 头膜；C. 体膜（卡扣式）；D. 颈体膜；E. 体膜（卡槽式）；F. 体膜（俯卧位式）。

（一）材料特性

1. 可塑性强 放入70℃左右恒温水箱中5分钟左右即可完全透明软化，可随意适当拉伸、塑形，达到个体化体位固定效果。热塑膜厚度一般为2.0~4.0mm，有很高的韧性，不易破损，一旦冷却塑形，形状可长时间保持不变。

2. 可重复使用 在塑形不满意时，可重新放入70℃左右热水中，由于有记忆功能，可以恢复到原来的网状状态，再次软化，重新塑形。

3. 透气性好 热塑膜上留有网眼，网眼的大小和密度可按需要制作，患者可自由呼吸，不影响皮肤通气、散热、排汗功能。

4. 射线穿透性好 不会影响或减弱X线的穿透性，进而影响成像质量及组织对射线的吸收。

5. 安全性好、无污染 热塑膜是采用环保材料制作的医疗器械类用品，患者皮肤对其极少产生过敏反应。废弃后掩埋土中，6~16个月后可自行降解，一般作为医用废品处理。

6. 方便、美观 热塑膜质量轻、厚度薄、使用方便，同时，定位点可以标记在热塑膜上，部分患者不需要在皮肤上标记，减少了反复画线带来的误差，保证了患者皮肤的美观，进而改善了患者的心情。

（二）操作步骤

1. 将全新的低温热塑膜置于70℃左右恒温水箱中，静置4~5分钟，观察到它完全透明软化，随即取出（图 3-2、图 3-3）。

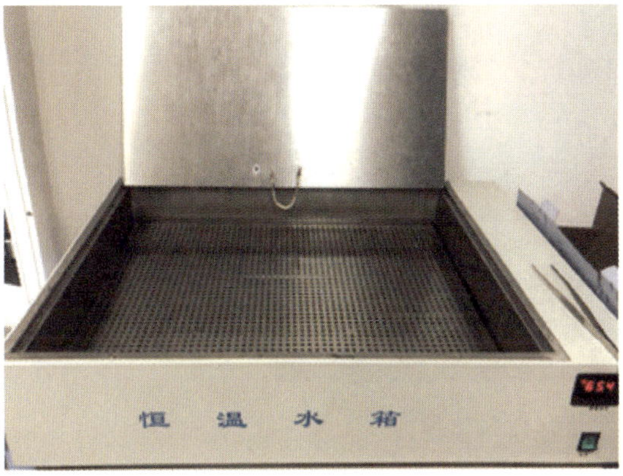

图 3-2　恒温水箱

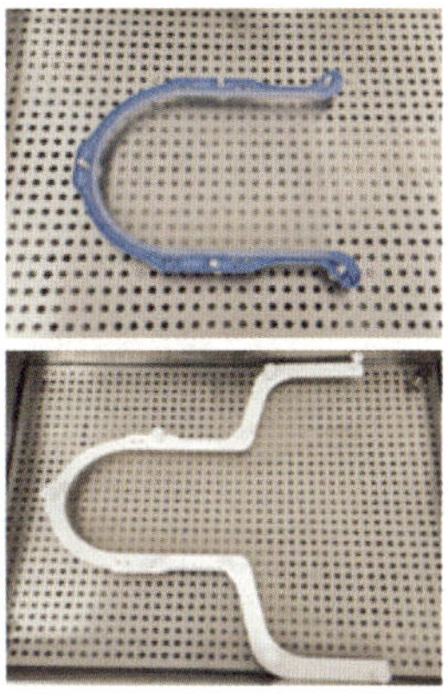

图 3-3　热塑膜软化呈全透明（以头膜为例）

微课：热塑膜的操作流程

2. 将热塑膜置于铺放毛巾的台面，表面用毛巾快速轻拭，沾干表面的水分。

3. 将擦干水分的完全透明软化的热塑膜置于患者需要固定的位置，匀速拉伸并将边框固定在固定架上然后按人体轮廓塑形，塑形操作时间为 3~5 分钟（图 3-4）。

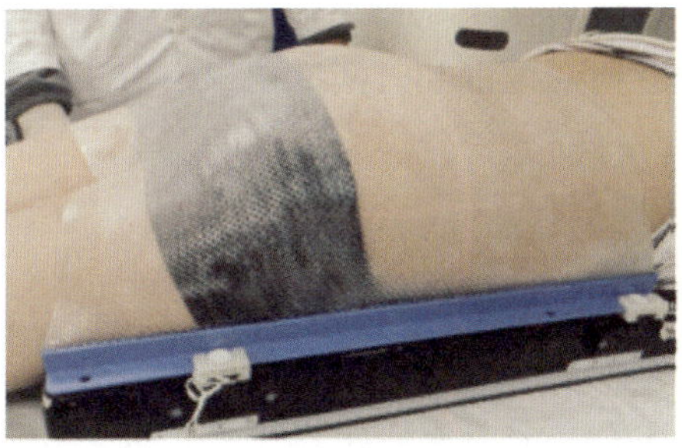

图 3-4　塑形中的热塑膜（以俯卧位体膜为例）

4. 塑形完成后，静置 10~15 分钟即可完全硬化定形。若室内温度过高，定形时间过长时，可用冷风机或冷湿毛巾擦拭强行冷却硬化定形（图 3-5）。

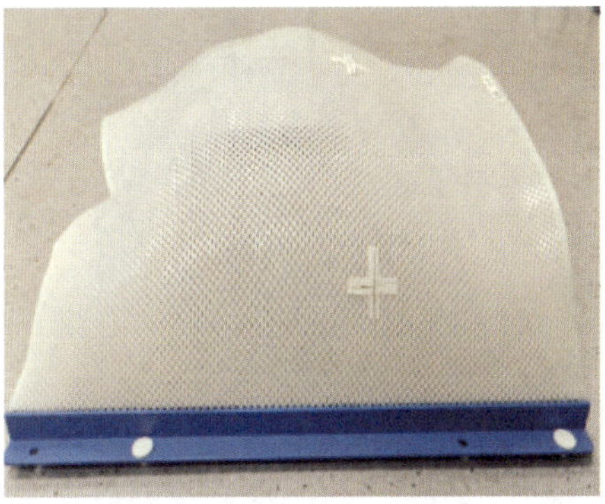

图 3-5　热塑膜成型后（以俯卧位体膜为例）

5. 按照申请单上的扫描部位，选取合适位置设置定位标记点（图 3-6）。

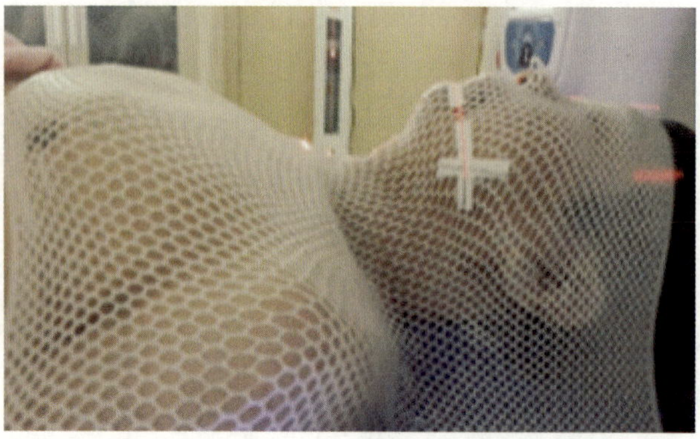

图 3-6　激光灯下标记参考点（以颈体膜为例）

（三）注意事项

1. 恒温水箱的水温应保持在 70℃左右，当材料透明时表示完全软化，即可取出塑形。

2. 材料在加热软化过程中，完全透明前不可取出，以免影响塑形效果。

3. 塑形时拉伸要均匀，以免冷却硬化时材料自身轻微的收缩导致热塑膜紧绷患者不适。

4. 热塑材料成形后请放置在专用的存放架上，不可挤压，不可置于温度较高的地方，以防形变。

5. 不同厂家的产品在浸泡软化时对温度和时间的要求略有不同，软化成型后冷却时间的长短也有所差异，需要区别对待。

二、真空负压垫

真空负压垫简称真空垫（图 3-7），是具有一定厚度且可随意塑形的带气阀门的柔软密封袋，里面填充微小的泡沫颗粒，经负压抽真空后即可变硬、塑形，具有隔水、耐磨、不透气等特点。可以按临床需要做成各种形状和规格，常见的形状有矩形、方形、靶形和半圆形，规格从 20cm×10cm×4cm 到 220cm×80cm×6cm 不等，可用于头部、胸部、腹部、四肢等部位不同肿瘤放疗的体位固定。

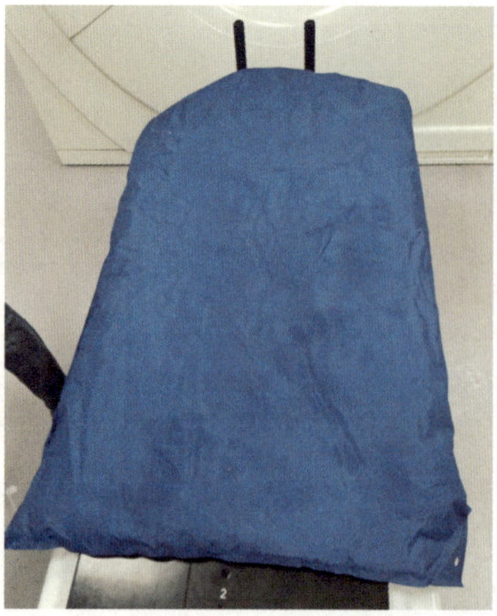

图 3-7　真空负压垫

（一）特性

密封袋内的微小的泡沫颗粒在真空挤压下能集结变硬，起到固定和支撑作用。利用这一特性对固定部位塑形、固定，尤其对体部、四肢部位肿瘤进行固定，很大程度上能够达到个体化体位固定的要求，根据每位患者的体型特点进行塑形，患者的舒适度得到提高，治疗摆位的重复性较好。使用过的真空垫经过清洗消毒后可以重复使用，节约成本。

（二）操作步骤

微课：真空负压垫的操作流程

1. 在制模室床面上放置辅助碳纤维底板，然后将真空垫放置在底板上，用气阀放气，使真空垫内部充入适量空气，增强泡沫粒流动性，将泡沫粒尽量摊平（图 3-8）。

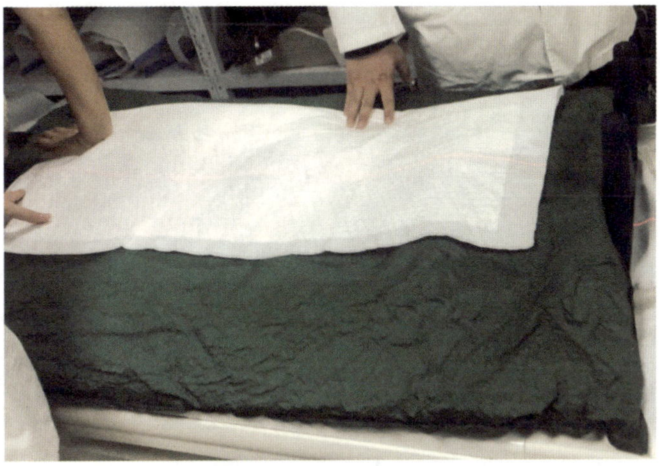

图 3-8　充气后的真空垫

2. 按医嘱要求为患者摆放体位，将要固定的部位进行基本塑形，然后用抽气泵适当抽气（图 3-9）。

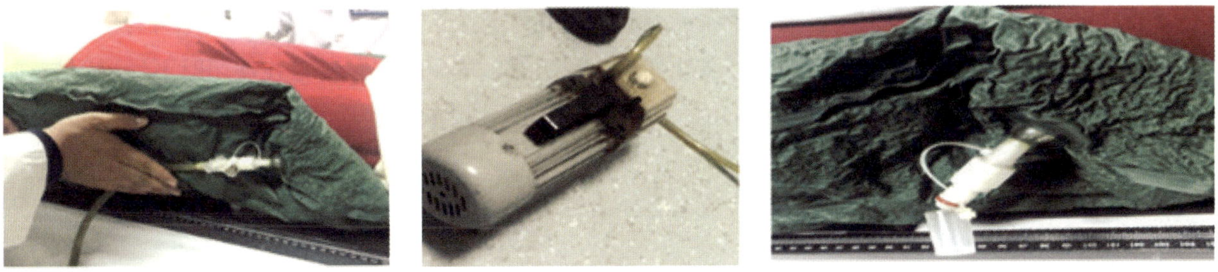

A　B　C

图 3-9　真空负压垫抽气、塑形

注：A. 塑形过程；B. 抽气泵；C. 真空垫气阀门。

3. 待患者躺下后，适当放气，使真空垫内部泡沫粒可以流动，达到塑形的目的，利用真空垫将患者的体部轮廓呈现出来，特别是头顶、颈部两侧、体侧、手臂等位置要尽量突出，增强限位效果（图 3-10）。

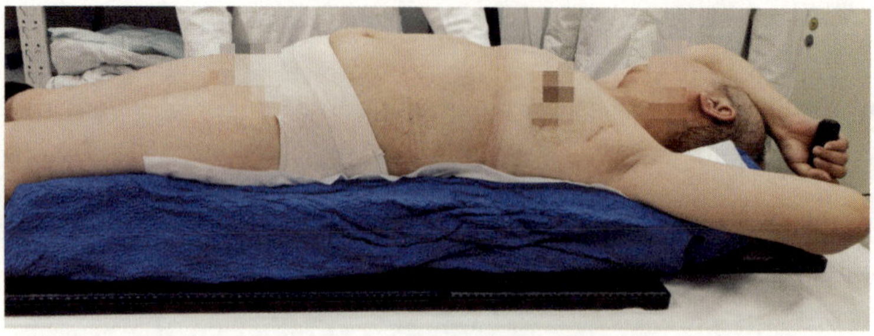

图 3-10 真空负压垫塑形后

4. 将患者轮廓塑形后用真空泵抽气，直至真空垫塑形坚硬。之后让患者坐起，检查真空垫是否平整，然后重新躺好。

5. 将患者姓名、住院号、体位固定方式、定位日期、参考数据等信息书写在胶布上贴于真空垫外侧作为标识（图 3-11）。

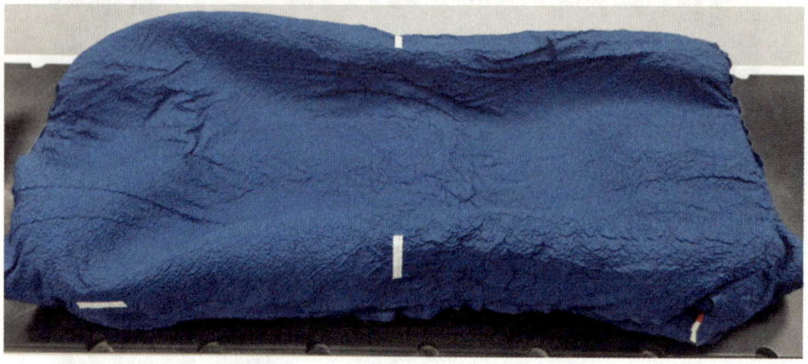

图 3-11 塑形的真空垫贴标识

（三）注意事项

因真空垫受重压后易变形，易被尖锐物品划破引起漏气，故治疗期间一定要设置专门的位置独立存放，并定期检查是否漏气，及时抽气，防止变形，以免影响固定效果。若是在使用时不经意间被划破，或气阀门发生漏气，需重新进行固定、扫描、计划设计及验证，所以要注意小心保存，轻拿轻放。

三、发泡胶

发泡胶主要是由 A 料和 B 料两种化学物质，经混合反应发泡后固化形成聚氨酯泡沫。A 料是棕色的异氰酸酯，B 料是透明的复合聚醚类多元醇，主要用于各类物体的发泡塑形和填充定位。使用时按质量 1∶1 比例混合，机械搅拌 10~20 秒，搅拌均匀后立即浇注至防水布袋中，发泡过程温度可达 35~45℃。

由于发泡胶的特点，临床上应用非常广泛。发泡胶可以用于全身单一部位或多个部位的固定，可以作为固定材料单独使用，也可以联合碳纤维固定板及热塑膜一起使用。在鼻咽癌、食管癌、肺癌、直肠癌的调强放疗，以及需要个体化体位固定、多发转移的多个治疗靶区的固定效果更加显著。

（一）特性

医用发泡胶纯度较高，流动性好，密度分布均匀，成形后化学性质稳定，结构牢固，抗压强度好。具有质量轻、持久耐用、免维护、无毒、无刺激性气味等特点，既无漏气变形之忧，对周围环境也无污染。医用发泡胶可根据人体结构自动塑形，操作非常简单，主动发泡，自动塑形可以恰当填充身体各个部位的空隙，更好地实现体位的个体化固定。

（二）操作步骤

使用时先将 A、B 两种材料的液体均匀混合后倒在平铺防水布袋或塑料薄膜袋内，然后将需要固定的人体部位置于布袋之上，操作者用手移动布袋，使混合液充分接触包裹人体，尽可能让发泡胶包裹患者需要固定的部位，避免存在缝隙，直至混合液完全发泡发热膨胀并冷却固定成形，整个操作时间为 5~10 分钟（图 3-12）。

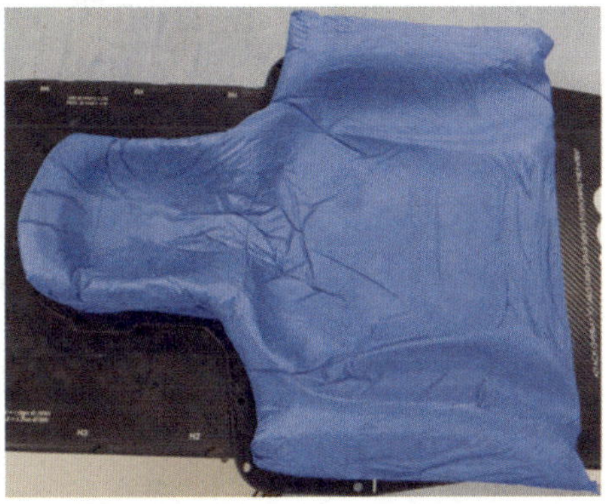

图 3-12　发泡胶固定成形后

（三）注意事项

1. 发泡胶 A、B 材料的两种液体分别储存于干燥密封的塑料容器内，避免直接暴晒，储存温度 13~43℃。

2. A 材料含有胺类助剂，避免接触眼或皮肤，B 材料虽然无毒性，也要避免接触皮肤及眼，操作时请戴手套及穿工作服，如不慎接触到眼，请用大量清水冲洗，并立即请医生处理。

3. 发泡胶 A、B 两种材料的液体均匀混合后温度将达到 40℃左右，人体基本可以耐受。但在固定开始前要向患者宣教，特别是儿童，以免患者紧张不配合，影响固定效果。

4. 发泡胶为一次成形，不可逆，要求操作者技术熟练，否则容易造成浪费，不可以重复循环使用，因此成本较真空垫稍高，但是其单次使用可以有效地防止二次感染，也不会发生像真空垫一样漏气的情况。

5. 利用发泡胶制作的固定器成形后，应置于干燥的环境中，尽量避免阳光暴晒。

四、固定体架

固定体架通常由碳纤维材料制作而成，可以减少对射线的衰减，以防影响计划设计和治疗实施。

体位固定架种类繁多，按固定部位不同可分为头部固定架、体部固定架、组合固定架、乳腺固定架，可以单独固定或配合真空垫、发泡胶、热塑膜进行综合固定。通过有机结合、调整，获得更有利于计划设计及治疗实施的体位（图 3-13）。

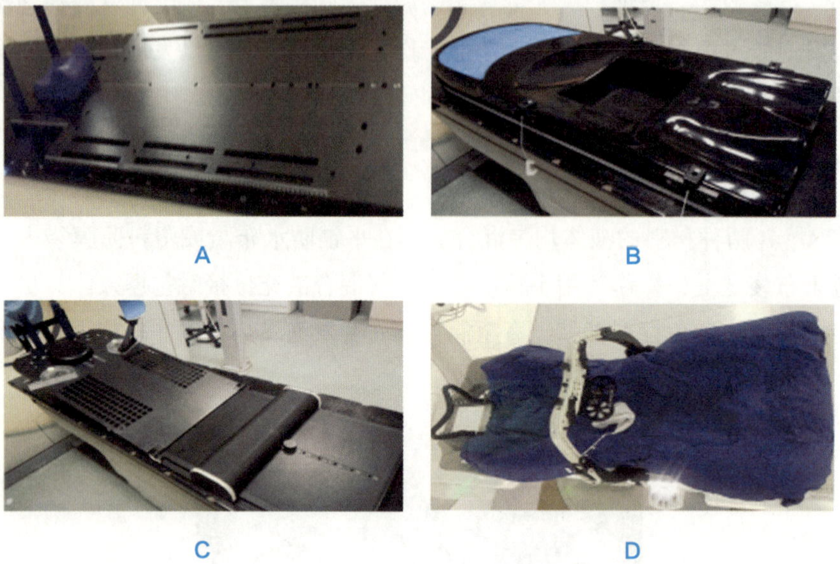

图 3-13　不同种类的固定体架

注：A. 一体板；B. 俯卧位板；C. 乳腺固定架（仰卧位）；D. 腹部加压固定板。

1. 头部固定架　主要用于头颈部的固定，结合热塑膜将患者塑形并固定在头部固定架上（图 3-14）。

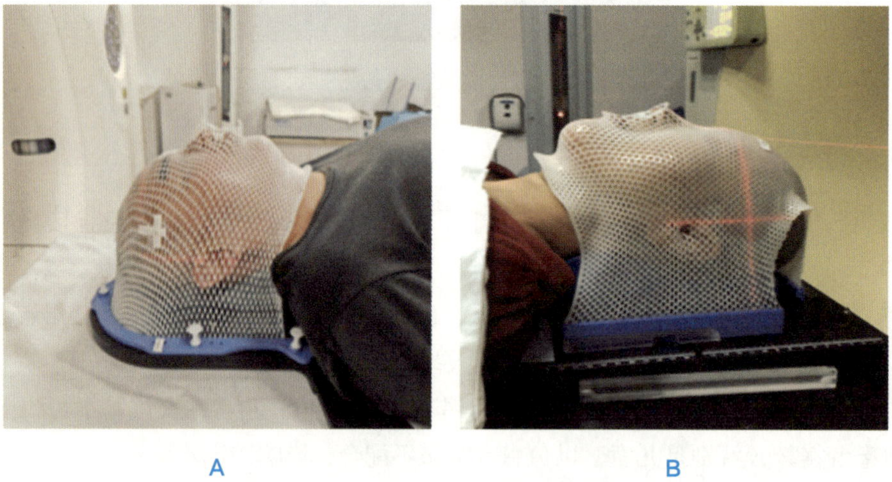

图 3-14　头部固定架结合热塑膜固定

注：A. 卡扣式头膜；B. 卡槽式头膜。

2. 组合固定架　主要以碳纤维底板+真空垫+热塑膜的方式进行固定，有多种组合方式，患者可以采用仰卧位或俯卧位的方式。固定体架配合专用的体膜对胸部、腹部、盆腔等部位进行固定，主要用于乳腺癌、肺癌、食管癌、前列腺癌、直肠癌等肿瘤的放疗固定（图 3-15）。

3. 乳腺专用固定架　用于乳腺肿瘤的放疗，可分为仰卧位乳腺固定架和俯卧位乳腺固定架。

仰卧位乳腺托架特点为高度可调节的楔形托架，能将患者肩背部抬高一定角度来纠正胸壁的斜度，使胸壁接近水平状，有利于各射野间的衔接，也可替代治疗实施中的转动光栅。使保乳术的患者乳腺可以保持相对稳定的自然下垂位置，同时在根治术后行电子线胸壁治疗时，使剂量分布更加均匀（图 3-16）。

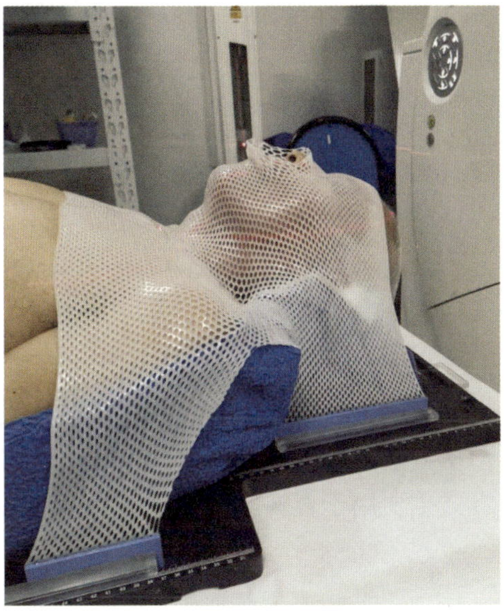

图 3-15　体板、真空垫、热塑膜联合固定

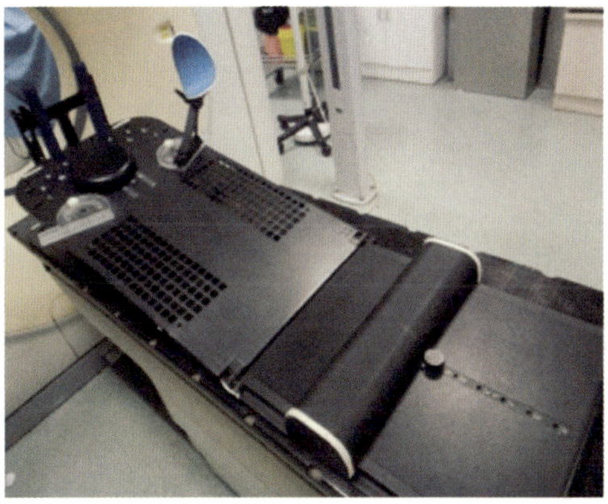

图 3-16　仰卧位乳腺托架

俯卧位乳腺托架为全身体位固定组合系统的一种，适用于乳腺较大的保乳术患者的放疗，乳腺受重力作用下垂，增加乳腺与胸壁及心脏的距离，从而减少心肺的受量。该托架对乳腺无压迫，乳腺呈自然下垂状态，能保证较好的重复性。摆位时将患侧乳腺整个置于镂空位置，调整头枕及腿部的位置至舒适状态，利用激光系统校对碳纤维底板，在患者身体两侧做标记。最后制作适形的热塑体膜（图 3-17、图 3-18）。

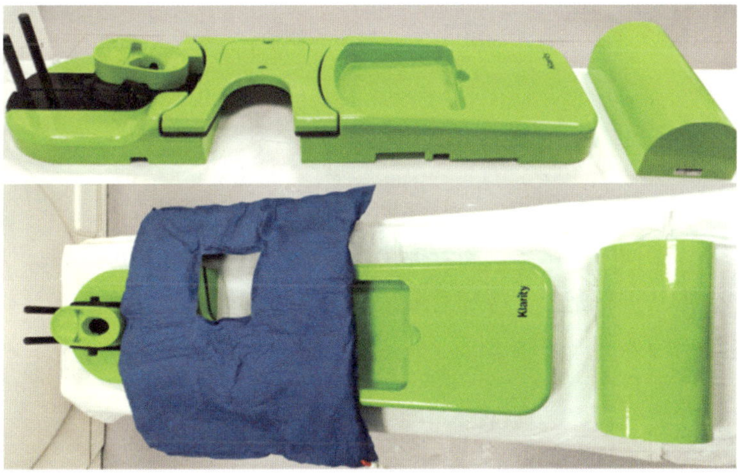

图 3-17　俯卧位乳腺托架联合专用真空垫固定

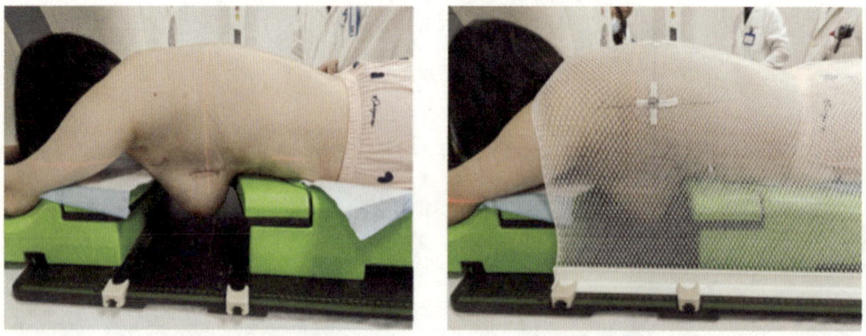

A　　B

图 3-18　俯卧位乳腺托架联合热塑膜固定

注：A. 未加热塑膜；B. 联合热塑膜。

4. 俯卧位腹板　特点是采用俯卧位，在腹部相对应的位置有大小可调节的孔洞，在重力和腹压的共同作用下可以使小肠自然下垂，有效地减少小肠的受照剂量，降低放疗的副反应。可联合相对应的体膜使用，增加体位固定中的稳定性和重复性。这种固定方式主要用于直肠癌、宫颈癌、前列腺癌的放射治疗（图 3-19）。

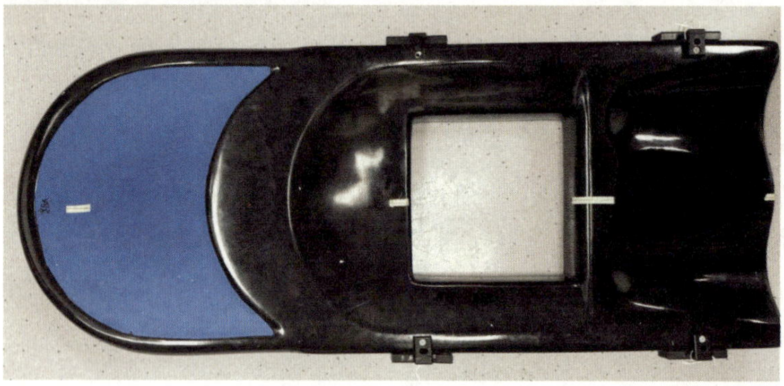

图 3-19　俯卧位腹板

五、热软化塑形垫

由低温热塑膜包裹，中间装满聚苯乙烯发泡小颗粒，外套一层柔软的布料。使用时先将其放在烤箱加热变软，再按患者形状进行塑形，冷却后成形。具有可塑性强、塑形后不易变形、操作简单、可重复性操作、存储方便、容易普及等特点，一般适用于较小部位的固定或填充。

六、水活化塑形垫

水活化塑形垫是一种在常态下柔软，可被随意揉捏变形，一旦遇水则被激活变硬的塑形垫。塑形垫由外套及里边的填充物构成。填充物主要是湿敏树脂包裹的聚苯乙烯，外套一层柔软、可渗水的布料，用锡膜密封包装。使用时去除包装的锡膜，将水喷洒到外套表面让其渗透进去，通过揉捻塑形垫，使水分与里面的填充物相互作用，然后马上按照患者形状进行塑形，水被吸收后干燥成形。整个过程约 5 分钟，其间要不断将塑形垫推挤、承托并向上包裹需固定部位，使其紧贴体表。塑形完成后再进行热塑膜制作。水活化塑形垫存放时要注意锡膜包装是否密封，如果不密封，潮湿空气进入与里面的特殊物质反应变成硬块，则不能再使用。

七、膀胱容量测量仪

膀胱的充盈程度可以影响小肠、前列腺、子宫、直肠等盆腔器官的位置，对放射治疗产生不良影响。因此，盆腔肿瘤放射治疗中应保证膀胱充盈的一致性。研究发现，即使对患者进行详细的口头或书面形式的膀胱充盈训练，在每天的定位到整个放疗的治疗过程中，仍难以得到始终如一的、可重复的膀胱充盈体积。利用膀胱容量测量仪可以进行非侵入性的定量探测，直观地掌握患者尿量变化情况及膀胱充盈情况，临床应用中一般要求膀胱充盈在 300~400ml。

膀胱容量测量仪是便携式非侵入性测量膀胱容量的专用设备，采用三维超声技术，配合旋转式探头，接收来自膀胱 12 个切面的反射，瞬间数字显示膀胱容量，可在电脑上自动生成 6 幅不同切面的影像学膀胱图像及检测报告。把探头放于耻骨联合上方 2cm 处，轻按扫描按钮，膀胱容量测定仪就会在 5 秒内通过微处理器自动计算并在液晶屏上显示出膀胱容量数值，该设备具有质量轻、操作方便、结果准确的特点（图 3-20）。

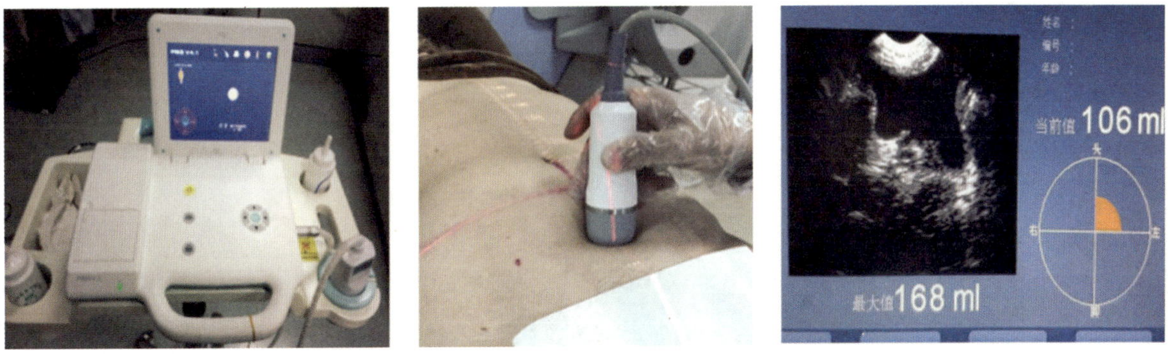

A　　　　B　　　　C

图 3-20　膀胱容量测量仪及探测过程

注：A. 膀胱容量测量仪外观；B. 探测头放置位置；C. 测量结果显示界面。

（一）操作步骤

1. 首先让患者排空膀胱，然后用膀胱容量仪测定残余尿量。

2. 让患者饮水 500ml，主诉有尿意时测量尿量，如果未达到 300ml，继续等待，直到 300ml 或以上再进行体位固定。

3. 记录患者膀胱充盈所用时间及尿量，嘱患者下次治疗也要保持相同的尿量。

（二）注意事项

1. 膀胱充盈是一个动态过程，排尿反射因人而异，受多种因素影响。所以，针对每个患者至少进行多次检测，指导其形成较好的排尿反射。

2. 在放射治疗过程中，由于放射治疗引起的膀胱炎，患者的憋尿能力会有所下降，应用测量仪让患者的尿量接近体位固定时的尿量，但有时不一定能达到体位固定时的尿量。如差别太大，应和主管医生沟通，及时安排复位。

3. 使用膀胱测量仪时，应站在患者右侧，右手持探测头，患者双腿微曲，使探头均匀完整地涂满耦合剂，在耻骨联合上方2cm处斜向足的方向探查。记录测量结果时，应回看一下探测图像是否准确。且测量多次取平均值作为患者的最终尿量。

八、头枕

头枕在临床上通常分为通用型和个体化制作两种类型。通用型头枕按材质可分为聚碳树脂和聚氨酯。根据患者体位需要有A、B、C、D、E、F等型号可供选择。对一些特殊体位要求的患者，通用型头枕无法满足固定要求时，可采用适形度更好的个体化制作头枕，如使用真空垫、发泡胶、热软化塑形垫等塑形（图3-21、图3-22）。

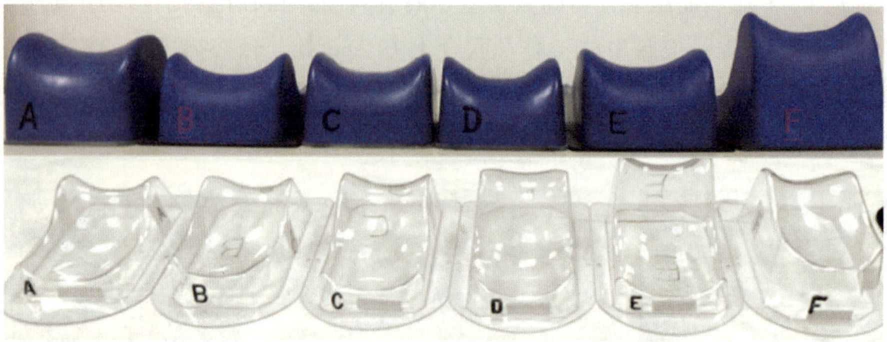

图3-21　不同材质的头枕

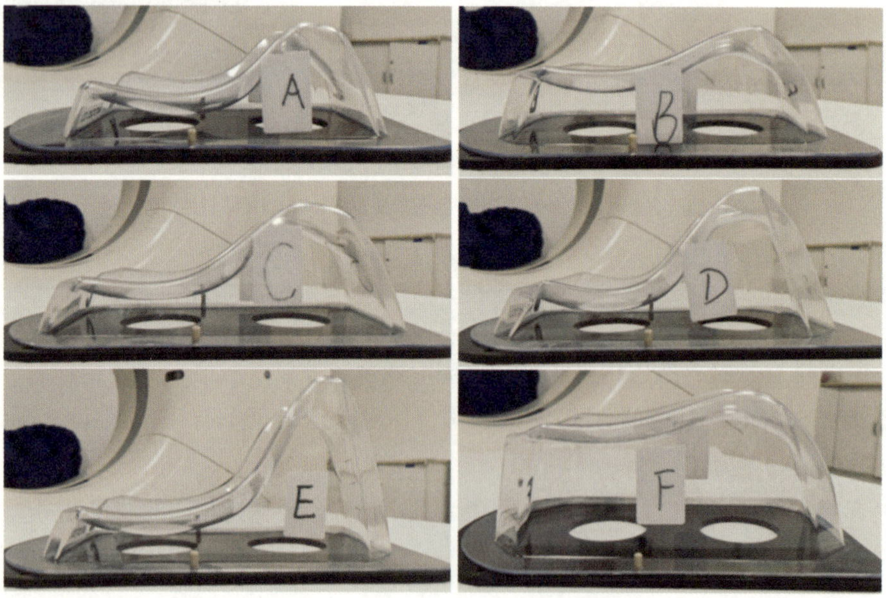

图3-22　同材质不同规格的头枕侧面

▶**知识拓展**

体位固定装置在放疗中的重要性

体位固定装置在放疗中扮演着至关重要的角色，其重要性体现在以下几个方面。

体位固定装置通过保持患者在放疗过程中的稳定体位，确保了治疗的精确性，从而减少了正常组织的损伤，降低了放疗的副作用；由于体位固定装置能够确保放疗的精确性，因此它可以显著提高放疗的疗效；一些装置采用了柔软、透气的材料，以减少对患者皮肤的刺激和压迫，这有助于患者在放疗过程中保持放松和舒适，从而减轻他们的焦虑和紧张情绪；随着放疗技术的不断进步，体位固定装置也在不断创新和发展，一些先进的体位固定装置采用了智能感应技术，可以实时监测患者的体位变化，从而进一步提高放疗的精确性和安全性，这些创新和发展不仅提高了放疗的疗效，也推动了放疗技术的不断进步。

第三节　头颈部（颅脑、鼻咽）肿瘤放疗体位固定技术

放射治疗在头颈部肿瘤的治疗中占有重要地位，如颅内肿瘤、鼻咽癌、喉癌、舌癌、颈段食管癌等，大部分属于放射敏感型。由于头颈部解剖结构复杂，涉及重要器官较多，对危及器官剂量控制严格，而且颈部活动度大，所以对体位固定要求较高。

一、患者及固定器材的准备

向患者讲解为何要进行体位固定、如何固定，告知患者热塑膜、发泡胶在塑形过程会有灼热感，取得患者配合；要求患者将头发剪短，穿无领、质地柔软、较薄的棉质上衣，嘱患者取下头颈部的一切饰品及活动的义齿，脱去外套，充分暴露颈部和肩部，需要牙托的应提前制备。根据不同情况准备好所需的头部固定架、发泡胶、真空垫、“U”形膜或头颈肩膜等材料，将恒温水箱的温度设置在 70℃。

二、头颈肩板、发泡胶联合热塑膜体位固定实施

（一）操作步骤

1. 放置固定板　碳纤维板通过激光灯置于模拟定位床上，碳纤维板的头部及背部安装有定位泡沫垫的限位装置。

2. 限位边框　在固定架上放置限位边框，边框可更有效帮助发泡胶的发泡塑形。

3. 放置固定膜　在限位边框内放置固定防水布袋，嘱患者躺在防水布袋上，确认其位置后再坐起。

4. 固定泡沫头枕及泡沫垫　可在患者背部和枕部处放置一定厚度的泡沫塑料，既可垫高头部及背部，让发泡材料有充足的膨胀空间和防止外泄，又可以使液态发泡胶成型后更加稳固。

5. 混合液体 将B料匀速倒入A料中，密封后，均匀摇晃10秒，反应剂与催化剂的比例保持1：1。将混合好的液体倒入防水布袋中，并将发泡混合剂快速抹均匀。

6. 体位调整 在发泡胶发泡、膨胀开始后，协助患者再次躺下，调整体位，使其舒适、自然，嘱患者保持之前的位置。

7. 塑形 发泡剂膨胀后会主动根据患者的体表轮廓充分包裹、填塞、自然塑形、固化，然后修整、切除周围多余的边角料。

8. 热塑膜固定 最后患者躺在成型的发泡胶垫上，再用头颈肩热塑膜进行综合固定。

9. 标注信息 体位固定结束，在发泡胶和头颈肩热塑膜上分别标注患者姓名、住院号、体位固定方式、标记数据、日期等基本信息（图3-23）。

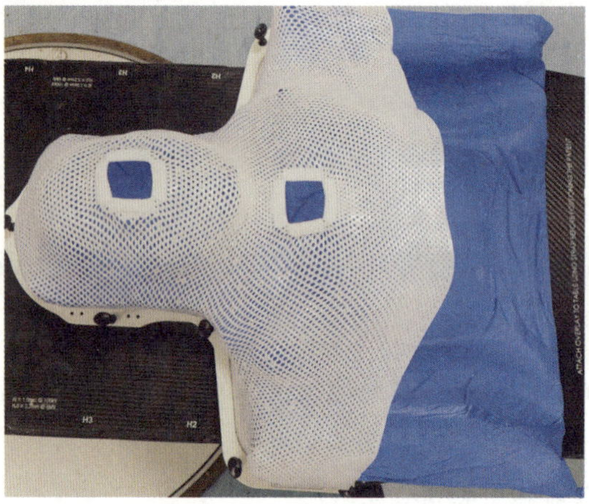

图3-23 头颈肩板、发泡胶、热塑膜联合固定

（二）头部固定

对于颅内肿瘤，若只照射颅脑，可以采用热塑膜单独固定头部。先将固定架置于治疗床上，患者取仰卧位，选取合适高度的头枕，治疗师站在头顶方向，两手握着浸泡至透明软化的热塑膜慢慢地、均匀地向两侧拉伸，并将其置于患者头面部，紧接着将锁扣锁在固定架上，然后依照患者的外轮廓塑形，特别注意眉弓、鼻梁、耳部、下颌、头顶部位，成形后约等待15分钟，让热塑膜完全冷却收缩成形后再取下。在热塑膜上标记定位线，标记好患者信息并贴在热塑膜上。

（三）头颈肩固定

对于鼻咽癌、喉癌、颈段食管癌等肿瘤，可以采用头颈肩热塑膜固定。方式类似于头部固定，只是固定范围从头顶到肩部及胸廓上半部。操作时需要两人协同配合，塑形时除了头面部之外，要特别注意下颌到颈部过渡区热塑膜是否紧贴体表。

由于颈部自由度较大，即使选用高度合适的枕头，对于剂量要求较严格的鼻咽癌在治疗过程中也难以确保体位的重复性。为了解决这个问题，可以采用靶形的真空垫或发泡胶塑型来替代标准头枕，这样可以将患者头颈肩背面的轮廓进行个体化的塑形，提高了患者的舒适度，患者正面用热塑面膜进行面部轮廓塑形。这种“阴阳”组合式的固定方式具有体位记忆的功能，提高了颈部的适形度，减少了颈部的位移，有利于脊髓部位剂量的稳定分布，可以最大限度地解决患者的舒适度和重复性。

三、注意事项

1. 对鼻咽癌患者进行固定时应注意体位接近自然状态，下颌稍微上仰即可，如果上仰过度，会增加小脑的照射量，也会使 CT 和 MR 层面相差太大，不利于图像的融合，影响靶区勾画。

2. 体型较胖、颈部较短的患者在每次治疗时重复性较差，采用发泡胶个体化的体位固定效果会更好。

3. 对于喉癌患者，照射时需要充分暴露其颈部，所以头枕不要太高，下颌充分上仰，使颈部充分暴露。

4. 对于鼻咽、口腔部位病变的患者，如果加上牙托、压舌板等辅助固定，每次摆位时要注意咬合位置的重复性。

5. 在等待面膜硬化过程中，放射治疗师要注意密切观察患者，特别是同期放化疗患者，常有咳嗽、呕吐等情况，容易引起呼吸困难，一旦发生上述情况，应马上取下面膜，进行处理并安抚患者。

▶知识拓展

垂体瘤的体位固定方法

垂体瘤放疗时，患者通常采取仰卧位，倾斜头枕，使额部尽量内收（以眉弓结节与外耳孔连线垂直于床面为基准）。这种体位有助于保证垂体瘤三野等中心照射时前野不伤及眼球，同时可以将脑干的受照剂量尽可能降低。

常见的体位固定装置包括热塑膜、发泡胶、真空负压垫等。这些装置能够紧密贴合患者身体，确保在放疗过程中患者体位稳定。

立体定向架定位时，通过立体定向架和坐标轴，将患者的头部固定在准直器头盔上。当准直器头盔与放射源系统的固定准直器精准吻合时，治疗即开始。这种固定方式进一步提高了放疗的精确性。

第四节　胸部（肺、乳腺、食管）肿瘤放疗体位固定技术

胸部肿瘤主要包括肺癌、乳腺癌、食管癌、纵隔肿瘤等，可以采用真空垫、热塑膜、发泡胶、翼板、一体式多功能固定板、乳腺固定架等器材进行固定，可采用单一材料固定，也可采用多种材料联合固定。

一、患者及固定器材的准备

患者来到制模室时，工作人员先向患者进行体位固定前的宣教。介绍体位固定的重要性，嘱其平缓呼吸，取下身上佩戴的金属饰品和义齿，脱去上衣，裸露上半身，同时注意保暖。使其克服陌生环

境、未知心理的恐惧，积极配合体位固定。对于女性患者，最好有一位女治疗师在场。

按需要准备好热塑膜、发泡胶、真空垫、辅助框架。如果是采用真空垫和热塑膜的综合固定，真空垫固定高度应接近腋中线并注意两者的匹配。为了减少头脚方向的位移，可以采用 1.8～2.0m 长的真空袋从头顶到足跟进行固定。如病灶位于下肺野，因受呼吸的影响较大，可考虑选择腹部加压固定技术，联合真空垫使用，既可保证固定的稳定性和重复性，也可增加患者的舒适度。

乳腺癌的体位固定不同于其他肿瘤的体位固定，主要是采用的固定架包括仰卧位乳腺固定架、俯卧位乳腺固定架和一体式固定板。根据患者自身情况和治疗方案的要求来选择合适的体位及固定器材，使患者维持更好的治疗体位。

二、体位固定实施

1. 单独真空垫固定 将辅助框架置于床上，把真空垫置于框架上，向袋里充气，把里面的泡沫粒拨向两侧成凹形，嘱患者仰卧在上面，双手上举抱头，将真空袋包裹身体左右、头颈部双肩、上臂，然后一边抽气一边整理真空垫，使其与人体适形，待固化变硬时停止抽气。对于精确度要求较高的治疗技术，可以采用 2m 长的真空垫来固定，将头顶和足跟都包括进去，髋部和双下肢部位都凹凸成形，减少头足方向的移动，缺点是存放时占用空间较多（图 3-24）。

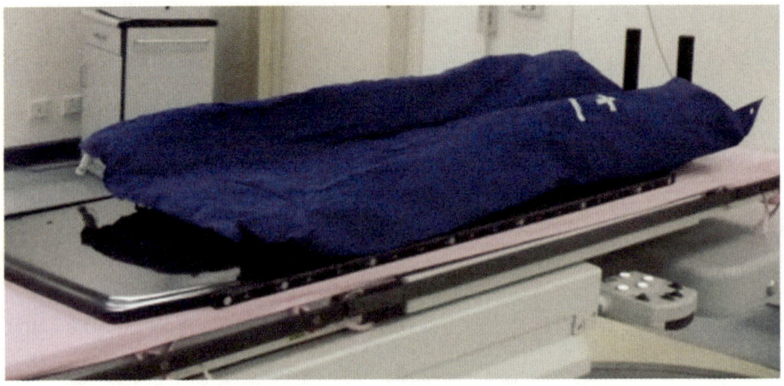

图 3-24　一体板联合真空垫固定

2. 单独热塑膜固定 患者仰卧于固定架上，双手上举交叉抓辅助杆，调整体位使人体正中矢状线与纵向激光线重合。将加热软化的体膜从热水箱中取出吸干水分后置于患者胸部上面，用力均匀向两侧拉伸，边框卡条（或锁扣）卡在固定架的两侧，按压体膜使它与人体胸部外轮廓吻合，等待体膜充分冷却后即可取出。体膜形状和大小可以按临床不同需要来决定（图 3-25）。

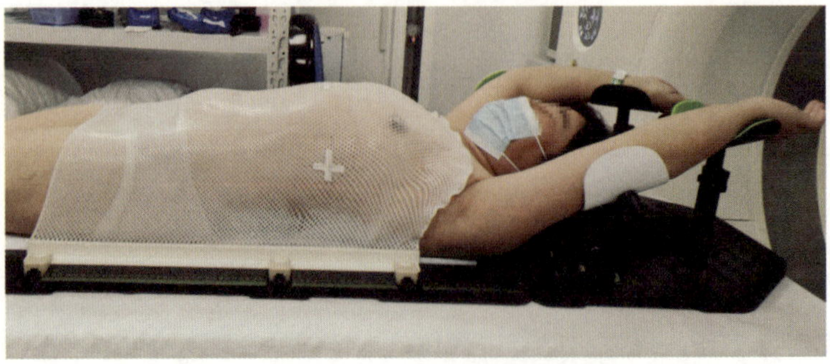

图 3-25　一体板联合热塑膜固定

3. 综合固定 对于精确度要求较高的治疗技术，可以采用体膜加真空袋或发泡胶的方法。由于真空垫只是固定人体的后半部，而热塑膜只固定人体的前半部，采用综合固定会提高身体腹背方向的吻合度。将大小合适的真空垫置于固定架上，按上面的方法进行塑形；或采用发泡胶塑形并修剪，再加上热塑膜组合固定，这种“阴阳”配合的固定方式更能提高体位固定的稳定性，保证了治疗实施的重复性。

4. 乳腺固定架固定 患者选择仰卧位乳腺固定架时，固定架的坡度调节到合适角度，使胸壁成水平状，手臂外展，标记承托垫位置，如有需要可以加上热塑膜或真空垫来辅助固定。需要对锁骨上淋巴区域进行放疗的患者，一定要注意头颈部、手臂的固定，使颈部和腋窝充分暴露。对于乳房较大的患者可采用俯卧位乳腺固定架，腺体组织自然悬垂于镂空处，远离心、肺等重要器官，可以有效减少心、肺的受照剂量，得到一个优于仰卧位的剂量学分布。由于乳腺在胸壁表面活动度较大，体位固定后一定要做标记点和标记线。对于没有合适固定架的情况，可以采用真空垫或发泡胶联合一体式固定板的固定方式，按患者体型来制作个体化固定装置（图 3-26）。

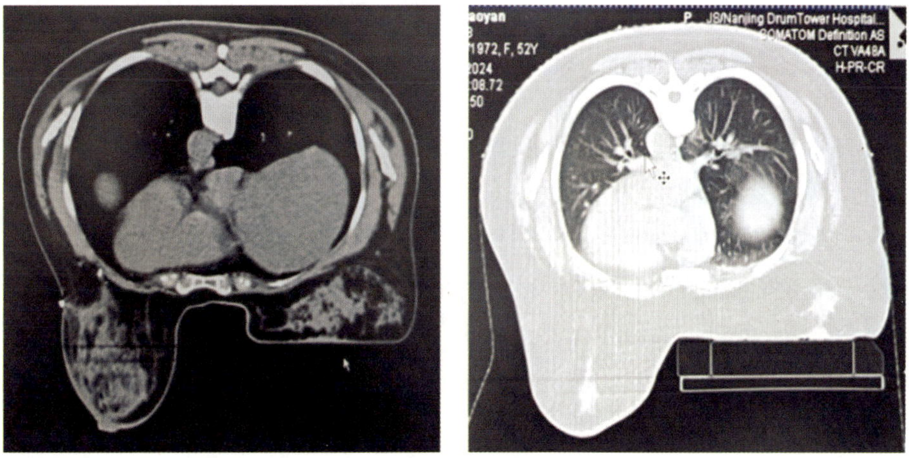

A B

图 3-26 乳腺俯卧位定位图像

注：A. 软组织窗；B. 肺窗。

5. 特殊固定 对于单次大剂量放疗，可以先将长度 2m 的真空袋固定在床板上，再按上面介绍的方法从头顶到脚跟塑形固定，然后在人体上面披上一层特殊塑料薄膜，薄膜与人体之间放一根抽气管，接上抽气泵进行抽气，可以根据人体的容忍度设置固定的压力。整个人体被真空垫和塑料薄膜包裹，并且有一定压力限制，既能达到很好的固定效果，也能限制患者的呼吸动度。

三、注意事项

1. 患者裸露上半身容易着凉，对于年老体弱者要注意保暖。

2. 由于人体胸部轮廓凹凸不明显，单用体膜塑形固定重复性不是很理想，有条件的可以采用综合固定。

3. 双手上举的目的是避免上肢受到照射，属于强迫体位，对于前后对穿照射的上肢可以置于身体两侧。

4. 对于靠近贲门部的下段食管癌，应注意胃的充盈程度对靶区的影响，可嘱患者空腹治疗。

5. 对于乳腺癌患者固定前需检查手臂上举外翻情况。锻炼至手臂能上举到腋窝完全打开。若无法达到固定实施要求，需指导患者加强手臂上举锻炼，如爬墙训练。需要照射锁骨区淋巴结的患者，应使头向健侧偏转，使患侧的颈部充分暴露。

6. 有乳腺假体植入的患者应避免假体在过紧内衣的束缚下产生的形变，让假体在无束缚的情况下，通过重力作用维持在一个比较恒定的位置和形状，避免在体位固定时因假体的移位、形变导致治疗时发生摆位误差。

▶知识拓展

乳腺植入假体的注意事项

乳腺植入假体的患者在术后护理和日常生活中确实需要特别注意，以确保假体的稳定性和安全性。

过紧的内衣确实可能会对乳腺植入假体产生压迫，导致假体形状发生不必要的改变。这种形变不仅可能影响美观，还可能带来不适感，甚至在某些情况下，长期的压迫可能导致假体移位或其他并发症。因此，为了确保假体的稳定性和维持其形状，建议患者选择穿着舒适、宽松的内衣，避免过紧的束缚。同时，让假体在无束缚的情况下，通过重力作用自然维持在一个相对恒定的位置和形状。

此外，体位固定时的摆位误差也是一个需要关注的问题。如果假体在体位变化时发生移位或形变，可能会导致影像学检查中的摆位误差，从而影响疾病的诊断和治疗计划。因此，患者在日常生活中应避免剧烈运动或突然改变体位，以减少假体位移的风险。

总的来说，乳腺植入假体的患者需要特别关注内衣的选择和穿着方式，以及日常生活中的体位变化，以确保假体的稳定性和安全性。如果出现任何不适或异常症状，应及时就医并咨询专业医生的意见。

第五节　腹部（肝脏、胰腺、胃）肿瘤放疗体位固定技术

腹部肿瘤的放射治疗主要应用于肝癌、胰腺癌、胃癌等。因毗邻肺和膈肌，呼吸运动是腹部放射治疗主要影响因素。对受呼吸运动影响的靶区，屏气可使靶区暂时停止运动，但会增加治疗时间。而利用腹部加压固定技术，可大幅减小因呼吸带来的靶区运动。胃是人体较大的空腔脏器，其充盈与否不仅对形态有影响，还会导致位置的变化。故胃癌的放疗应使胃的形态和体积保持恒定，禁食 4 小时或禁食 4 小时治疗前喝定量的水，使其保持固定体积。

一、患者及固定器材的准备

先向患者进行定位前宣教，克服其恐惧心理，取得积极配合。嘱患者脱去衣物及饰品，使固定部

位充分裸露。然后根据患者所照射部位选择相适合的固定器材，肝癌、胰腺癌采用腹部加压固定板，胃癌选择一体固定板联合热塑膜固定即可，也可视患者的具体情况，选择个体化的固定器材（图 3-27）。

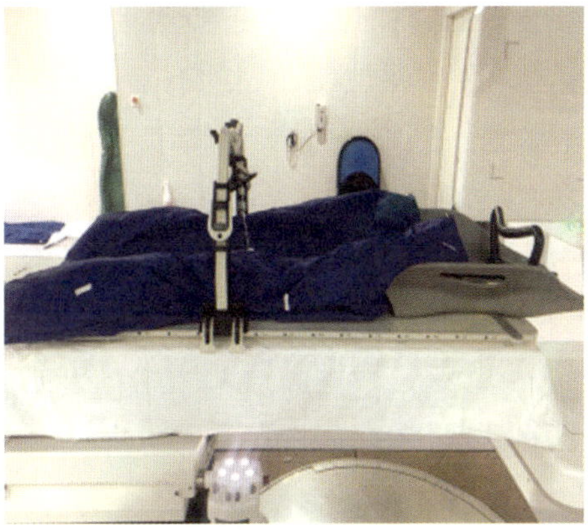

图 3-27　腹部加压体板、腹压块、真空垫联合固定

二、体位固定实施

将真空垫放置于腹部加压固定板上，协助患者平躺于真空垫上，根据患者情况放置合适头枕、调整手臂的位置等，摆好患者体位，利用真空垫对患者进行塑形。将腹压块或腹压带置于患者腹部，加压过程中观察和询问患者感受，确定所加压力是否合适。胃癌患者的体位和固定方式同肺癌的定位（图 3-28）。

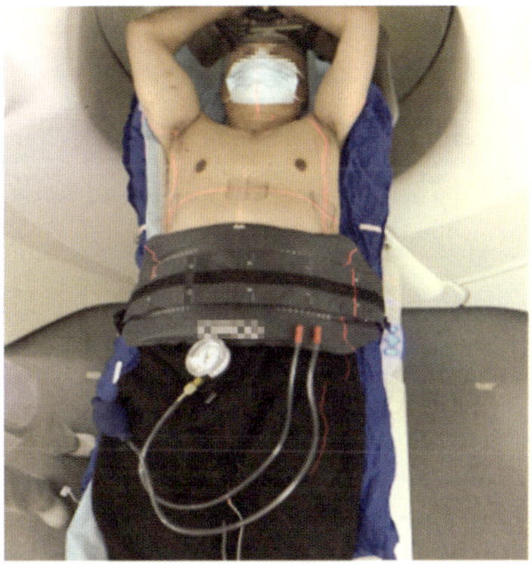

图 3-28　腹部加压体板、腹压带、真空垫联合固定

三、注意事项

1. 对腹部加压时，应密切关注患者情况，加压至适合患者的压力为准。
2. 所用加压部件，根据患者病灶的位置来确定。
3. 胃癌患者应该空腹或于空腹后的治疗前饮定量水，保证胃形态的相对固定。

▶**知识拓展**

胃部放疗的注意事项

胃部放疗前，患者应进行充分的准备，包括排空胃、避免饱食等，以减少过程中的不适感。使用口服对比剂进行 CT 模拟定位，以确保放疗计划的准确性。尽量减少周围小肠、结肠、十二指肠、肾、肝等危及器官的照射剂量，以降低放疗副作用。

对于年老体弱或合并有其他疾病的患者，应根据其具体情况进行个性化的体位调整，以确保放疗的安全性和有效性，并进行心理支持，帮助患者缓解紧张情绪，保持良好的心态。综上所述，胃部放疗体位的注意事项涉及体位选择、体位固定及放疗前后的准备和监测等多个方面。遵循这些注意事项有助于确保放疗的准确性和患者的舒适度，从而提高治疗效果和患者的生存质量。

第六节　盆腔（宫颈、前列腺、直肠）肿瘤放疗体位固定技术

盆腔肿瘤放疗以宫颈癌、前列腺癌、直肠癌为主，其放疗精确度受很多因素影响，如膀胱充盈程度、小肠蠕动状况、仰卧和俯卧等。研究表明，在靶区剂量相同的情况下，采用俯卧体位及保持膀胱充盈状态能更好地保护小肠。尤其是膀胱的不同充盈状态会使宫颈位置发生明显变化。所以对于盆腔肿瘤建议最好采用俯卧位，而且从体位固定 CT 扫描到治疗实施都要确保膀胱处在相同的充盈状态。

一、患者及固定器材的准备

首先对患者进行憋尿训练，让其排空膀胱，然后喝一定量的水（一般是 500ml），等到患者主观上有尿急的感觉时，用膀胱容量测量仪检测尿量，若达到 300ml 或以上即可给予体位固定，并记录从排空到尿急的时间及尿量。如果患者有尿急感觉而实际测量的尿量小于 200ml，则可让其继续等待和再次测量。大部分患者经过训练都能达到憋尿 300ml 的要求，对于实在没有办法达到要求的个别患者选择一个适合的尿量，且每次保持一致。告知患者憋尿的重要性，让其主动配合也是重要一环。在 CT 扫描及每次治疗时也采取排空膀胱、喝水、等待尿急感觉、测量尿量的流程，符合要求实施治疗。固定器材的准备与其他部位基本相同。

二、体位固定实施

在憋尿训练合格后实施固定，患者俯卧于俯卧腹板上，将腹部置入体板中间的凹槽里，人体正中线与纵向激光线重合，通过激光线调整碳纤维板两侧刻度一致，在患者身体两侧标记水平摆位点和中线摆位点，最后扣上准备好的热塑膜，范围从腰部到膝关节和髋关节中间，依照身体外轮廓塑形。对于精确度要求较高或体型较特殊的患者，可以在盆腔位置采用发泡胶个体化成形，然后再加上热塑膜固定，效果会更理想（图 3-29）。

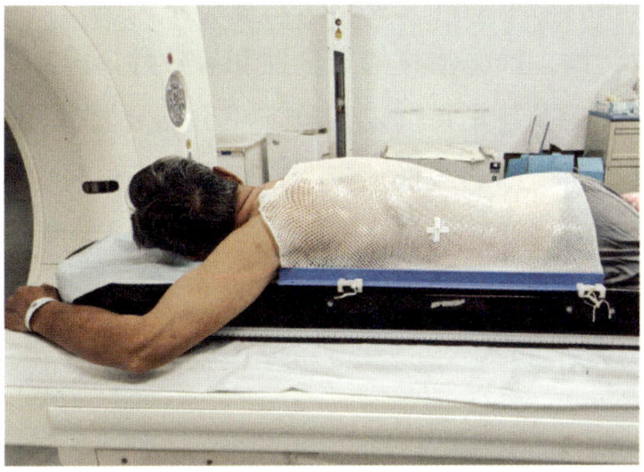

图 3-29　俯卧位腹板加热塑膜固定

对于传统的二维照射技术，也可以采用真空垫仰卧体位进行固定，一般用 1.2m 长的真空垫，固定范围从胸部到膝关节，特别注意在会阴部位置将真空垫凸起分开包裹大腿内侧。

三、注意事项

1. 一定要详细地告知患者为何要进行憋尿训练，患者配合才能取得更好疗效。

2. 对于有肠道显影要求的患者，需饮用加入少量对比剂的水，再憋尿。

3. 盆腔汗腺分泌多，标记点易模糊，可贴保护膜或纹身贴标记。让患者穿着宽松的较薄的纸尿裤，预防交叉感染。

4. 直肠癌术后有造瘘袋的患者，应将清理后的造瘘袋一起放入凹槽内，以防压于身体下方。

5. 一些不适用俯卧位固定的患者，可选择仰卧位，一体式固定板联合热塑膜或真空垫，均有良好的固定效果。

▶知识拓展

盆腔专用固定架

靶区剂量常受限于正常组织的受照体积，若能在放射治疗的体位固定中尽量避开正常组织，不但能减少其受照体积，还能使照射靶区获得更高的剂量分布，提高肿瘤的控制率。

盆腔肿瘤放射治疗会造成盆腔内危及器官的放射性损伤，严重影响患者的生存质量。由于盆腔专用固定架在腹部位置的镂空设计可使患者小肠充分下垂，因此可明显减少小肠和膀胱的受照体积，减少肠道和膀胱的毒副反应。

第七节　全中枢、全骨髓、全皮肤肿瘤放疗体位固定技术

全中枢照射（craniospinal irradiation，CSI），是一种针对中枢神经系统特定疾病的放射治疗技术，它涉及全脑和全脊髓的照射。全骨髓放疗在实际临床中并不多见，因为骨髓是身体的重要组织之一，

直接对骨髓进行放疗可能会对患者的造血和免疫系统造成严重影响。因此，在此类患者进行放疗前应充分评估患者的身体状况和耐受性，确保治疗的安全性和有效性。全中枢、全骨髓和全皮肤放疗的体位固定技术有其独特性和复杂性，尤其是在全皮肤放疗时，需要特别考虑患者的全身覆盖固定情况。其放疗体位固定技术是一个复杂而精细的过程，应严格遵守放疗体位固定技术的标准和规范，以确保治疗的准确性和患者的舒适度。

一、全中枢肿瘤放疗体位固定技术

（一）体位选择

在全中枢肿瘤放疗中，体位的选择对于患者舒适度和放疗效果都有重要影响。通常采取仰卧位，少数选用俯卧位，具体取决于治疗计划和设备要求。体位的选择应确保患者舒适，同时便于放疗设备的操作和定位。对于儿童患者，尤其需要注意体位的舒适性和稳定性，以减少移动和不适感。

（二）体位固定设备

1. 一体板 患者仰卧在一体板上，该板具有良好的稳定性和可重复性，有助于确保每次放疗时患者体位的一致性。

2. 头枕和体垫 根据患者体型和头部形状，选择合适的头枕和体垫，以确保头部、颈部和体部与固定装置紧密贴合，减少移动。

3. 热塑面膜和体膜 这些膜材料可以在加热后变软，然后紧密贴合在患者面部和身体上，并在冷却后保持形状，从而提供个性化的固定效果。制作过程中，需要注意手法的快、稳、轻，以避免对患者造成不适。

（三）体位固定步骤

1. 患者准备 患者平稳仰卧或俯卧在治疗床上，保持呼吸通畅，双手置于体侧或自然下垂。对于儿童患者，需要做好思想工作，稳定其情绪。

2. 体位摆放 调整患者体位，使头颅正中线、颈部和锁骨头中线保持在同一体中线上。同时，注意躯干和下肢的自然平放，确保患者舒适。

3. 标记和定位 在患者体部相应的位置对准体板刻度数做标记，此标记点在重复摆位时用来判断患者体位左右方向、头足方向的位置。

4. 固定膜制作与固定 根据患者体型和头部形状，制作并固定热塑面膜和体膜。在固定过程中，需要注意避免对面部和颈部的压迫，并确保固定膜材料与患者体表紧密贴合。

▶知识拓展

儿童颅内生殖细胞瘤的放射治疗

CSI 曾被视为儿童颅内生殖细胞瘤的标准疗法，但随着对儿童长期生存质量的重视，其应用策略已逐步优化。现代治疗目标已从“根治肿瘤”转向“根治与生存质量并重”。对于儿童生殖细胞瘤，全中枢放疗仅限于高危患者，而低危患者更受益于化疗联合靶向治疗，在保障其生存率

>95%的同时，显著降低远期并发症。

质子治疗作为一种先进的放疗技术，具有更高的精确度和更低的副作用。它能够通过调整质子的能量和深度，使射线在肿瘤区域释放最大能量，而对周围正常组织的损伤较小。因此，质子治疗在儿童生殖瘤的治疗中具有广阔的应用前景。然而，由于质子治疗设备和技术成本较高，目前尚未普及，对于有条件的患者，可以考虑采用质子治疗等先进的放疗技术来提高治疗效果。

二、全骨髓肿瘤放疗体位固定技术

全骨髓照射（total marrow irradiation，TMI）是骨髓造血干细胞移植术前预处理方案，与传统的全身照射（total body irradiation，TBI）相比，TMI 靶区剂量分布均匀，高剂量集中，正常组织保护效果显著，不良反应大幅降低，是 TBI 的替代疗法。TMI 靶区涉及全身，靶区结构复杂，多采用螺旋断层放射治疗，治疗时间长。这里主要讨论类似情况下的体位固定技术。

1. 对于涉及骨髓区域的放疗，如脊柱或骨盆区域的肿瘤，体位固定技术可能类似于全中枢放疗，但更注重对骨髓区域的保护和固定。

2. 使用固定一体板、热塑膜等装置，确保患者体位稳定，减少移动和误差。

三、全皮肤肿瘤放疗体位固定技术

全身皮肤照射主要运用于蕈样肉芽肿（蕈样霉菌病）（起源于 T 细胞的低度恶性皮肤细胞淋巴瘤）的治疗。该病晚期患者使用化疗联合全身皮肤电子线照射治疗。随着断层螺旋放射治疗技术的应用，全身皮肤光子线照射技术也渐渐应用于蕈样肉芽肿的治疗。

1. 体位选择 全皮肤照射的放疗体位有站立位和仰卧位。站立位是电子线照射常用的放疗体位，仰卧位是断层螺旋放射治疗技术光子线治疗的放疗体位。

2. 患者及固定器材的准备 向患者讲述体位固定的目的和过程，嘱咐患者平缓呼吸并除去外衣（可保留贴身内裤）。电子线照射方法为站立位，需准备好带有角度的转盘（每 60°为一照射野方向），铅眼罩和手指、足趾铅套。光子线照射则为仰卧位，可采用定制潜水衣作为全身皮肤组织补偿膜，需要提前定制好潜水衣，潜水衣定制时应采用塑料拉链及拉链头，材料厚度为 3~5mm，除上衣和裤子外，还需包括头套、手套和脚套。另外，需准备好能包括全身的真空负压垫。

3. 体位固定实施

（1）电子线照射体位固定：双手上举抓往固定杆（或固定绳），双腿岔开站立在带有角度的转盘上（每 60° 为一照射野方向），分为 6 个照射方向，体位保持站立位不变。同时准备好铅眼罩保护晶状体，使用 1mm 铅皮保护指（趾）甲。

（2）光子线照射体位固定：协助患者穿戴定制潜水衣后躺在抽真空至适宜硬度的全身型真空负压垫上，调整患者体位，使患者体中线与纵轴激光线一致，两侧外耳孔等高，肩部放松，双臂自然伸直紧贴于身体两侧，手心向内，双腿自然伸直。放射治疗师在对真空负压垫抽真空的同时进行塑形，在外侧推挤真空垫使其与患者的身体轮廓贴合，直至真空垫两侧包裹患者身体，两侧真空垫高度在腋中线以下，抽真空压力至0.05~0.08MPa，制作完成后打印患者信息标签（包括姓名、病历号、制作日期等），贴在全身型真空负压垫显眼处。

四、共同注意事项

1. 患者舒适度 在体位固定过程中，需要时刻关注患者的舒适度，避免长时间保持同一姿势造成的不适感。同时，确保固定装置不会对患者造成压迫或疼痛。

2. 稳定性 确保体位固定装置的稳定性和可重复性，以减少患者在放疗过程中的移动和误差。对于需要长时间治疗的患者，应定期检查固定装置的完好性和稳定性。

3. 个性化定制 根据患者具体情况和需求，制订个性化的体位固定方案，以提高放疗效果并减少并发症的发生。特别是对于特殊体型或病情复杂的患者，应充分考虑其实际情况和治疗需求。

4. 安全性 在固定过程中，应确保不会对患者造成压迫、疼痛或其他不适。对于需要长时间治疗的患者，应定期检查固定装置的完好性和稳定性。

综上所述，全中枢、全骨髓（类似情况）、全皮肤肿瘤放疗体位固定技术各有其特点和要求，需要工作人员具备丰富的经验和专业技能。通过科学的体位选择和固定技术，可以确保患者体位的稳定性和准确性，以提高放疗的精确性和安全性。

第八节 SBRT立体定位体架固定板及其使用流程

体部立体定向放射治疗（stereotactic body radiation therapy，SBRT）是把放射治疗的高剂量射线精准投射到体部肿瘤病灶上，从而使肿瘤受到高剂量和肿瘤周围正常组织受到低剂量照射的一种特殊放疗技术。

腹部加压技术使用立体定位体架固定，用腹压板压置于患者腹部，对腹部施加外力以减小膈肌运动，同时允许正常的呼吸。腹部加压技术主要用于无纵隔浸润的肺癌或无淋巴转移的早期肝部肿瘤治疗。

腹部加压技术由一套完整全身固定系统组成，主要包括SBRT底板、翼型板、T型真空袋、桥架（也称弓形尺）、腹压板、腹压带、膝部垫和脚部点（图3-30）。腹部加压技术的实现和调节，主要与桥架、腹压板和腹压带有关。腹部加压技术使用时尽可能让患者平静呼吸，在患者呼气末加压。建议加压到患者可耐受的最大值；利用腹压板时，先将桥架下调高度到合适的位置，之后利用螺旋钮进行微调；利用腹压带时，先将腹压带内的气体排空。

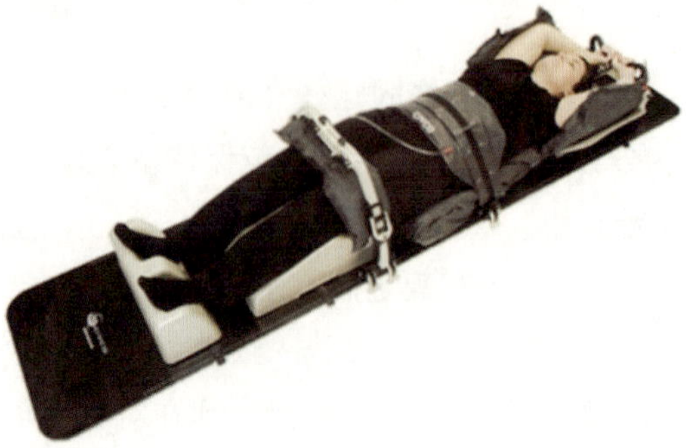

图3-30 腹部加压技术示意

腹部加压技术最初是由瑞典斯德哥尔摩一家医院的两位教授研发的用于肺部和肝部小病灶 SBRT，之后用于其他部位。通常，腹部加压技术用于 SBRT，也适用于常规肺部肿瘤治疗。利用立体定位体架固定患者，并为每一例患者制作体部真空垫。在模拟阶段，激光标记附着在刚性构架上，随后进行 CT 定位。肿瘤头脚方向上的运动利用透视成像模拟器进行评估，如果运动超过 5mm，使用一个小的压力盘施加在腹部上，压力盘的两个上部倾斜的边位于三角下 2~3cm。腹部加压质控主要涉及 CT 模拟定位和治疗。

CT 模拟定位：在透视下从正交方向评估肿瘤偏移，当肿瘤偏移超过临床目标时，使用腹部压迫。一般，使用患者在治疗过程中能够承受的最大压力。治疗：由于腹部加压装置难以重复定位，因此在每个治疗部位都必须进行成像，可通过 CT 或 X 线照片中的植入基准标记物来验证肿瘤位置。

一、设计原理

腹部加压板可与固定框架一起使用，通过迫使患者浅呼吸来减少肿瘤运动，因此可致靶区外放边界缩小。在某些情况下，对肺下叶肿瘤的影响更大。该腹压板固定在立体定向框架上，用于限制膈肌上下方向的运动。腹部加压并非普遍适用，呼吸功能差的患者无法使用，且不适合肥胖患者。对某些患者来说，压迫可导致呼吸更加不稳定，这可能会适得其反。虽然腹部压迫可以减少肿瘤的放疗体积，但这可导致肺容量减少，这可能不会改善平均肺剂量，因为给定体积所接受的剂量基本稳定。腹部加压技术允许患者正常呼吸，同时减少膈肌和肿瘤运动。

二、基本结构

1. 腹压板　常见的是三角形板子，装配于桥架之上，跟体板固定住（两侧都有刻度），一般将腹压板放在横膈肌位置，腹压板调节杆（升降杆）有刻度，控制施加压力的多少，以此限制患者的呼吸幅度（图 3-31）。

2. 腹压带　腹压带将膈肌位置包住之后，按压球囊加气（腹压带的气压高于外界后，就会把包裹位置压住，与真空垫/负压垫的原理正好相反），压力表可显示压力值（图 3-32）。

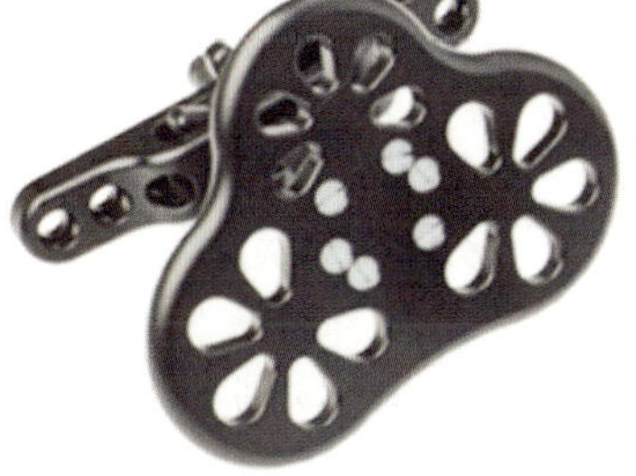

图 3-31　腹压板

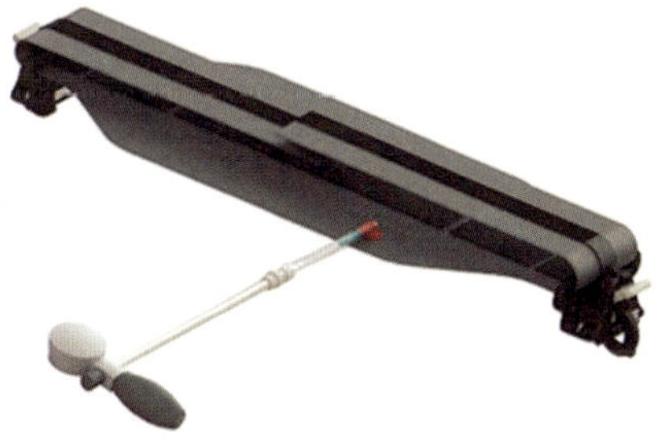

图 3-32　腹压带

腹压板和腹压带在临床上各有利弊，从舒适度来讲，腹压带更优；从操作难易程度及重复性来讲，腹压板更优，呼吸控制效果更好；针对不同部位的肿瘤，肺部偏上肿瘤建议选择腹压板，肺部偏下或肝肿瘤建议选择腹压带。

三、重要机械参数

腹部加压技术的桥架（图3-33）、腹压板和腹压带是核心组件。大部分厂家提供多个不同型号的桥架，以满足患者个体化差异的定位需求，部分厂家可以提供的1号桥架高度调节范围18.90~33.90cm，可调的范围达7cm，精确到0.5cm；2号桥架高度范围25.73~32.73cm，可调的范围达15cm，精确到0.5cm。

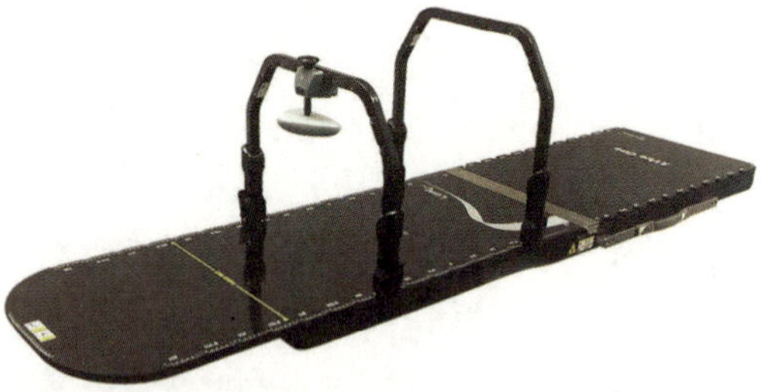

图3-33　桥架

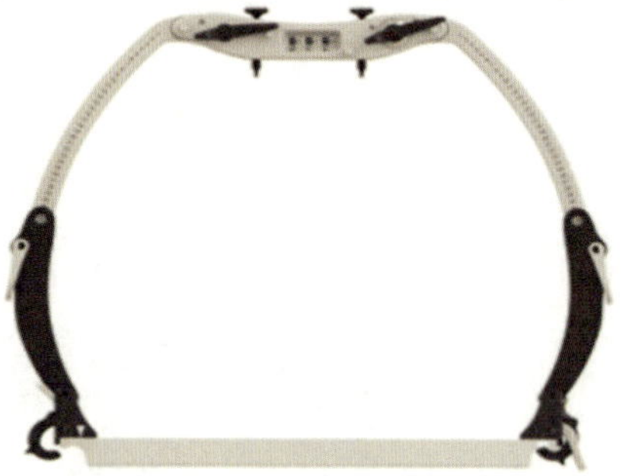

图3-34　新型桥架示意

新型桥架（图3-34）左右两边可分开独立调节倾斜度；高度调节范围21.6~46.4cm，可调的范围达22.8cm，精确到0.5cm，一个桥架可替代旧款多个桥架的功能。

腹压板也会存在大小号的方案，总体材质是缩醛等有机化合物，腹压板高度可调，用于控制呼吸后阶段的微调，调节范围基本设定：10cm左右，能精确到1mm。

腹压带采用气压的原理，气压表最大值各个厂家各有不同，呼吸带可调节长度基本超过30cm。

四、临床应用操作步骤

（一）患者教育沟通

为了让患者更好的配合定位，定位之前做好患者沟通工作，让患者提前做好心理准备。主要解释为什么要使用腹部加压装置（腹压板或腹压带）及解释患者配合的重要性。

（二）准备工作

提前规划好使用的器械：床板翼型板，T型真空垫，膝部脚部垫，选择桥架加腹压板或者腹压带，准备好安装记录表格。

（三）触诊和标记患者

颈静脉切迹和剑突。调整患者位置至体中线，确保患者位置保持平直，调整床至合适的高度。在剑突下2~3指的位置做标记，这个位置是放置腹压板或者腹压带前端的位置。

（四）固定真空垫

在正确的位置上锁住桥架或者腹压带，当治疗位置在腹部区域时，如肝、胰腺和肾上腺。可以使用桥架连接真空垫从患者腿部上方固定，减少骨盆部的旋转移位。

（五）塑形真空垫

为了复位精度的需要，特别是对于肺上叶的病变，手臂的形状必须塑形出来；确保真空垫贴合皮肤，始终保持头脚中线对准激光灯矢状线；确保真空垫不阻挡桥架或者腹压带；选择的真空垫如不能卡在枕头的位置，尽可能地使用定位杆固定真空垫。

（六）确定参考平面

将参考平面或者等中心平面标记在患者身上和真空垫上。

（七）腹部加压

确保呼吸板前端位置或者呼吸带上端在剑突下 2~3 指的位置，注意避开肋骨下缘；尽可能让患者平静呼吸，在患者呼气末加压。建议加压到患者可耐受的最大值；利用腹压板时，先将桥架下调高度到合适的位置，之后利用螺旋钮进行微调；利用腹压带时，先将腹压带内的气体排空；之后固定腹压带，先固定腹压带的一侧，之后使用均匀的力度拉紧另一侧腹压带并固定，为减少不可控的动度发生，避免猛拉腹压带，最后利用压力泵进行加压。

腹压板和腹压带的选择建议：当腹压板的位置很难避开靶区位置时，为了避免伪影的影响，建议选择腹压带；当患者体型较胖，建议选择腹压带；当患者不耐受腹压板时，建议选择腹压带。

（八）标记位置

为了重复定位，标记出腹压板或腹压带的位置。

（九）粘贴标记点

加压后，将标记点贴在激光灯的位置，非体表处。

（十）CT 模拟定位

进行 CT 扫描，获得 CT 模拟定位图像（图 3-35）。

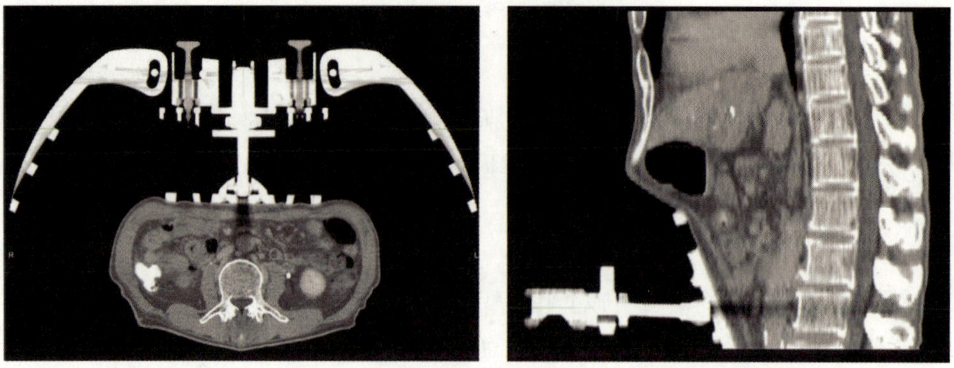

A　　B

图 3-35　使用腹部加压 SBRT 床板进行腹部肿瘤 CT 模拟定位图像

注：A. 横断面；B. 矢状面。

—• 考试知识点总结 •—

—• 本章小结 •—

—• 协和云课堂……　拓展练习及参考答案 •—

（刘　娟　巩贯忠）

第四章　放射治疗模拟定位技术

教学课件

学习目标

素质目标

（1）具有严谨敬业的工作态度，能进行团队协作及沟通，并处理突发情况。

（2）增强对患者的同理心，重视医疗安全和患者隐私。

（3）具有独立思考与创新能力，能提出独特见解。

知识目标

（1）掌握：常见肿瘤CT模拟定位的各项准备工作和标准化操作流程，常见肿瘤的MR模拟定位的扫描序列。

（2）熟悉：MR模拟定位技术实施前的各种准备工作、MR模拟定位的摆位工作流程，PET/CT模拟定位技术的临床应用特点及使用过程。

（3）了解：增强CT的适应证、禁忌证及患者评估标准，MR模拟定位技术中特殊患者的准备工作、模拟定位完成后的相关处理，PET/CT模拟定位技术的定义、基本结构及性能。

能力目标

（1）能够利用CT和MR模拟定位技术完成患者放疗前的模拟定位，为放射治疗提供保证。

（2）能够通过MR模拟定位前的各种准备工作，减少或避免相关安全隐患的发生。

（3）能够为肿瘤患者放射治疗选择PET/CT模拟定位技术提供指导。

案例导入

【案例】

患者，女性，48岁，2015年发现右乳肿块，未予处理，后逐渐增大。2017年病理示右乳浸润性乳腺癌（非特殊类型Ⅲ级），HER-2过表达型，临床分期$T_3N_1M_0$（ⅢA期）。免疫组化显示CerbB-2（3+），ER（-），PR（-），Ki-67 15%阳性。因经济原因未使用曲妥珠单抗，2017年先后接受AC（阿霉素+环磷酰胺）、TAC（多西他赛+阿霉素+环磷酰胺）、NP（长春瑞滨+顺铂）方案新辅助化疗，但疗效不佳，肿块缓慢增大。为改善肿瘤局部控制率，患者于2017年6月转入放疗科进行术前调强放疗，靶区包括右乳、腋窝及锁骨上区。完善放射治疗前准备，排除放射治疗禁忌证，予以 CT 模拟定位后行术前 IMRT。

【问题】

1. CT 模拟定位就是画线吗？
2. 乳腺癌患者行 CT 模拟定位前后的注意事项。

· 核心知识拆解 ·

放射治疗模拟定位技术在放疗中发挥着关键作用，直接影响放射治疗的准确性和效果。随着放疗技术的进步，肿瘤靶区的定位逐渐实现高精度。模拟定位技术为放疗计划提供了坚实基础，通过明确肿瘤的三维位置及周围重要结构，确保放射剂量集中于靶区，从而减少正常组织的剂量暴露，提升治疗效果。该技术结合 X 线模拟定位、CT 模拟定位、MR 模拟定位和 PET/CT 模拟定位等影像技术，使靶区勾画更加清晰，为放疗计划设计提供丰富的影像信息。模拟定位的核心目标是为患者确定精确的治疗体位，避免因体位改变引起的靶区偏移，确保放疗过程中的一致性。综上所述，放射治疗模拟定位技术在保障治疗准确性、可重复性及患者舒适度方面具有重要作用，是实现精准放疗、保护正常组织并提升治疗效果的关键环节。

第一节 普通 X 线模拟定位技术

微课：放疗模拟定位技术的发展

普通 X 线模拟定位技术是肿瘤放疗前对放疗计划进行验证与模拟的重要手段，旨在确保放疗计划的可行性，并提升放疗的精度和质量。普通模拟定位机作为肿瘤定位设备，开始于 20 世纪 60 年代末。

普通模拟定位机以 X 射线管焦点作为放射源，替代放疗机的放射源，模拟不同治疗机在放疗过程中所需的各种几何条件。通过影像系统，放射肿瘤医师可以观察肿瘤在治疗时所需的照射野形状、靶区位置，以及减少危及器官（OAR）吸收剂量所需的机架角度。此外，模拟放疗设备的运动方式可帮助确定准直器角度、照射野大小、放射源至皮肤表面的距离、影像接收面到等中心的距离以及放射源到等中心点的距离，为放疗医生提供制订放疗计划所需的各种关键数据，明确被照射的病灶部位及治疗辐射野的位置和尺寸。

X 线模拟定位技术包括源-皮距（source skin distance，SSD）放射治疗定位技术和源-轴距（source axis distance，SAD）等中心放射治疗定位技术，简称 SSD 技术和 SAD 技术。SSD 技术也称为固定源-皮距治疗技术，理论上是指源-轴距等于源-皮距的治疗技术，即等中心点落于皮肤或体膜表面的治疗技术。SSD 技术简单易行，不受治疗机器设备条件所限，其特点是摆位简单，定位或治疗时比较直观、可靠。SAD 技术的等中心是指在放射治疗设备当中，X 线模拟定位机和加速器治疗旋转中心即机架旋转轴、治疗床等中心旋转轴及准直器旋转轴的交点。SAD 技术是以肿瘤为中心的照射，对于深部肿瘤治疗相对准确，此方法患者体位简单、舒适，容易固定，并且垂直性好，方便准确。

在临床实践中，应遵循以下原则：①流程标准化：确保所有操作按照预定的标准流程进行，以提高操作的可靠性和一致性。②操作规范化：严格遵循操作规范，确保技术实施的准确性和有效性；通过标准化和规范化的操作流程，能够有效减少因操作不当导致的误差，提高放疗的整体效果。同时，应在具体操作中结合个体化原则，根据患者的实际情况进行适当调整，以达到最佳治疗效果。

在实施普通模拟定位技术时，放射治疗师需仔细核对患者信息、治疗方案、肿瘤部位及相关特殊要求，确保信息准确无误；严格按照标准化操作流程，精准设置设备和固定患者体位；具备良好的沟通能力，与患者及团队成员有效互动，帮助患者在整个定位过程中保持安心与舒适；熟练掌握设备的调节、影像采集及数据记录等操作，以保证流程顺畅；具备快速识别和处理突发情况的能力，以确保定位过程的安全和精确。如有疑问及时与放射肿瘤医师沟通，然后实施模拟定位操作。

第二节　CT 模拟定位技术

CT 模拟（CT simulation，CT-sim）定位是一种基于 CT 影像的放疗定位技术，可以提供人体三维解剖信息，准确显示肿瘤的大小、侵犯范围、淋巴结转移情况及周围重要器官的轮廓。该技术能够精准展现肿瘤与周边结构的位置关系，并为放疗计划提供电子密度分布情况，是实现精确放疗的重要基础条件之一。与诊断用 CT 不同，CT-sim 在硬件和软件方面有独特配置，包括专用扫描床、激光定位系统、大扫描孔径、较高球管热容量及虚拟模拟软件，以满足放疗定位需求。CT-sim 适用于全身各部位肿瘤定位，需根据肿瘤部位和患者舒适度来制订相关方案。

▶知识拓展

CT 模拟定位技术的发展

20 世纪 90 年代初 CT-sim 开始应用于临床，标志着三维放疗的开始，极大地推动了放疗技术的发展。目前 CT-sim 已成为放疗中最为常用的放疗定位技术。CT-sim 定位影像可以用来建立治疗计划三维坐标系，进行射野虚拟模拟和计划设计，靶区勾画和疗效评估，也可以作为影像引导放疗的参考影像，通过 CT 值转换得到的电子密度信息是治疗计划精确剂量计算的基础。现代 CT-sim 可获取四维 CT（four-dimensional computed tomography，4D-CT）影像，4D-CT 影像信息是实施四维放疗和呼吸运动管理的重要基础。

一、头颈部（颅脑、鼻咽）肿瘤模拟定位

1. CT 模拟定位前准备　向患者介绍 CT 定位的目的和过程，以便患者更好地配合。定位前取下随身佩戴的金属物品（项链、耳环、义齿、皮带等），脱掉上衣。若使用 CT 增强扫描对比剂，询问当日有无口服钡剂等对比剂，有无鱼虾等含碘食物过敏史，有无药物过敏史，评估心、肝、肾功能，有无糖尿病和是否服用二甲双胍，签署碘对比剂增强注射同意书。嘱患者定位前多喝水，减少过敏症状产生。在放疗时需配合使用牙托和咬口器的患者，在 CT 定位扫描时也必须与体位固定时一样佩戴好。

2. CT 模拟定位的体位固定及摆位 一般采用仰卧位，利用三维激光灯进行摆位。人体中线与激光灯正中矢状线重合，耳垂与床面相垂直。双手自然下垂置于身体两侧，去除义齿、助听器、假发、耳环及项链等位于治疗区域的各种穿戴。建议使用头颈肩热塑膜联合塑胶头枕或者热塑成形垫或发泡胶头枕作为固定装置，有效减少肩部、头颈部与头枕间虚位，提高精度与舒适度。下颌上仰使颈部充分显露，热塑膜固定后要使之与人体轮廓如前额、鼻骨、下颌和两肩部位贴合，保证患者体位重复性。

实施流程步骤如下。

（1）将体位固定装置底板置于 CT 定位床板上，并用激光对齐方式把体位固定装置摆正。

（2）将患者使用的头枕、水活化枕或发泡胶固定垫放在固定装置的相应部位，指导患者背向 CT 机架坐上定位床。患者双眼平视前方，治疗师扶住患者背部协助其慢慢向后躺下，仔细调整患者位置，使其与头枕或固定垫吻合。

（3）给患者戴上头部热塑膜，嘱患者轻微移动下颌和颈部位置，调整热塑膜与患者轮廓使其贴合，检查患者头部外轮廓与热塑膜是否吻合，若完全贴合，由两名治疗师配合将固定膜的固定锁扣锁紧。

（4）将 CT 外置激光系统复位置零，调整体位固定架使患者正中矢状线与纵轴激光线对齐。调整定位床的位置，使三个激光十字交叉点尽可能落在颅内靶区中心区域附近。

（5）在三个十字交叉点区域贴上胶纸并画十字标记线，放置金属小球作为标记点，并与激光线交叉点完全重合，如图 4-1 所示。

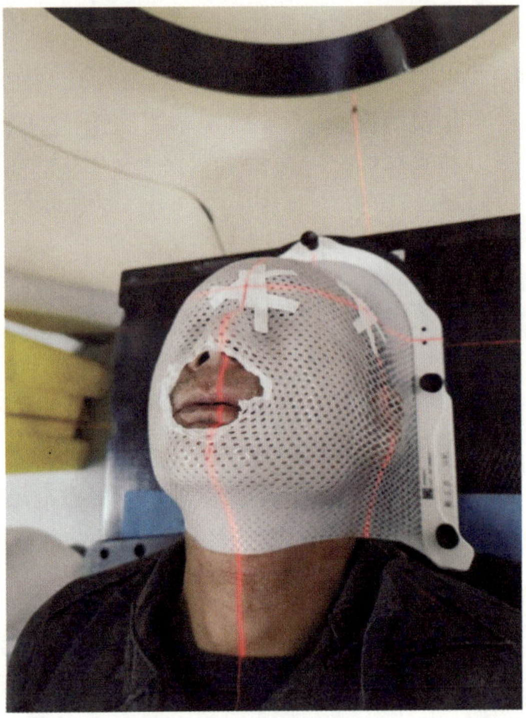

图 4-1 头部 CT 模拟定位示意

（6）向扫描孔径方向移动 CT 定位床让患者头顶距离内置激光扫描层面约 2cm，确认患者位置无误后，回到操作室。

3. CT 模拟定位的扫描及图像传输

（1）在 CT 控制系统中输入患者信息，对患者进行建档。设定头部扫描程序，设置扫描体位（一般为仰卧位，头先进），获取患者扫描部位冠状面 CT 定位图像（至少包括颅顶头皮上缘至 C1 或 C2 区域），鼻咽部扫描范围：颅底-气管隆突下 2cm。再次通过冠状面定位图像确认患者位置是否有倾斜。

（2）根据医嘱在冠状面定位图像上设置扫描范围。确保扫描扩展视野足够包括患者肩部最宽处，以保证患者轮廓的完整性。

（3）CT 的层厚和层距均设置为 3mm，并注意选择起始扫描层面与等中心标记层面的距离为 3mm 的倍数，以确保扫描层面风好落在等中心标记点。

（4）扫描参数一般设置为管电流 200~250mAs，管电压为 120~140kV，对于未成年人应酌情降低管电压到 60~120kV。对比剂剂量为 80~100ml，流速为 1.0~1.4ml/s，延迟时间 38~50 秒。

（5）扫描结束后应安置好患者，嘱其保管好固定装置并告知放疗期间需保持体表的标记线清晰。

在候诊区休息观察30分钟，确认没有对比剂的不良反应后方可让患者离开。

（6）扫描后的图像经系统自动重建后，检查图像是否符合要求，确认无误后按科室要求通过DICOM将图像资料传输到放疗网络服务器。

4. CT模拟定位机验证　CT模拟机上复位、摆位及扫描方式与定位时一样，比对定位与复位的两次扫描相对应层面的CT图像是否一致。如果放疗计划等中心点坐标与定位的等中心坐标不同，则需要按参数来移动床位后再扫描，然后再比对相对应层面的CT图像是否一致。由于颅内和鼻咽癌肿瘤放疗固定效果比较好，在模拟复位过程中不符合要求的病例很少，所以对于患者多、机器紧张、人力不足的科室也可以直接到加速器上复位，直接采用EPID或者CBCT来实施治疗前的位置验证。

5. 注意事项　CT定位标记点放置应尽量靠近肿瘤靶区，体中线与矢状位激光线重合，并利用横断面激光线使3个标记点位于同一层面（即“0”层面）。视野要求包全人体轮廓及体位固定装置。增强扫描具体使用数据应根据患者年龄、血管情况，使用对比剂种类、对比剂浓度、机器配置等实际情况决定。定位过程中嘱患者定位时放松心态、放松身体、保持舒适自然的体态，嘱患者勿咳嗽、说话、移动身体。

二、胸部（肺、乳腺、食管）肿瘤模拟定位

（一）肺癌模拟定位

1. CT模拟定位前准备　在定位前，放射治疗师需详细核对患者的身份信息、诊断、治疗方案及目标靶区部位，确保无误，以及定位扫描范围、是否增强扫描、所需何种体位固定装置等。另外，注意医生是否有特殊要求，是否行4D-CT等。根据主诉、诊断等信息了解肿瘤的位置和医嘱。对于增强扫描的患者询问是否有过敏史、糖尿病、严重甲状腺功能亢进、肾功能异常等情况，严格控制禁忌证，并嘱患者签署特殊检查知情同意书。对于危重和需增强扫描的患者必须有主管医生陪同，对于不配合的患者（如幼儿）可以采用药物镇静。如果患者定位范围内有手术切口未愈合，一般建议待伤口愈合后再进行定位，以避免贴定位标记物和画标记线引起伤口感染。对肺癌放疗患者，尤其是要行呼吸门控放疗的患者进行呼吸训练是必要的。训练患者进行腹式呼吸，每次呼吸的幅度和频率尽量稳定。

2. CT模拟定位的体位固定及摆位　患者一般取仰卧位，可采用真空负压垫（或塑形垫、发泡胶），或结合热塑膜方式加以体位固定；体部固定注意使体中线与矢状位激光线重合，平躺，控制旋转误差。肺部SBRT治疗也可考虑应用负压垫结合腹压板固定方式，对减少头脚方向误差及肿瘤的运动有一定效果。CT定位前应对患者进行呼吸训练，使其保持平静、均匀呼吸。

CT定位标记点放置：头足方向一般靠近肿瘤区几何中心处，尽量靠近肿瘤靶区；体中线与矢状位激光线重合，水平方向一般以腋中线为准，并利用横断面激光线使3个标记点位于同一层面（即“0”层面），如图4-2所示。

3. CT模拟定位的扫描及图像传输　在进行CT定位扫描前再次仔细阅读CT定位申请单，核对患者基本信息和固定膜上的信息并将患者信息登记到CT登记系统中。

扫描参数的选择：肺癌患者CT定位扫描一般选择头先进，螺旋扫描。扫描层厚一般为5mm，层间距5mm；管电压为120kV；管电流为200~250mAs；螺距（pitch）值≈1；FOV必须包全患者皮肤

轮廓，一般设为 500mm，对瘦小的患者可适当减少；机架旋转一圈的时间可设为 0.75～1.00 秒，对无法长时间保持不动，如有上腔静脉综合征的患者可缩短至 0.5 秒或更快。对婴幼儿患者，应适当降低扫描条件。缩小层厚和层间距，增加管电流，缩小螺距值可提高数字重建影像（digital reconstructed radiograph，DRR）的图像质量，但同时也要考虑球管的容量。扫描范围应超出肿瘤大小一定范围。

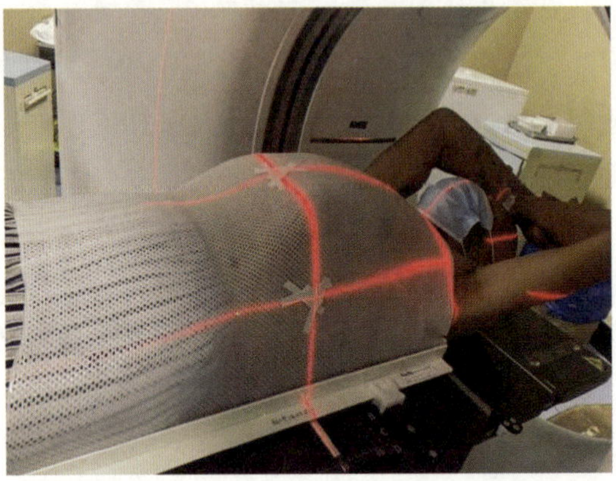

图 4-2　肺癌患者 CT 模拟定位示意

增强扫描对比剂的使用：对比剂的注射速率成人一般为 1.8～2.0ml/s，总量为 60～70ml，一般不超过 100ml；婴幼儿和儿童一般为 0.5～1.5ml/s，总量不超过 2m/kg。扫描时间为 35～50 秒。扫描结束后留观 30 分钟，患者无不良反应方可拔出留置针后离开，并嘱患者多饮水，促进对比剂排出。

4. 4D-CT 定位　部分肺部肿瘤因为随呼吸运动位置变化较大，可以采用 4D-CT 定位。通过采集 10 个呼吸时相 CT 影像进行数据重建，供医生精确勾画肿瘤运动边界，帮助定义个体化靶区，以利于精确制订计划。

5. CT 模拟定位机验证　CT 模拟机上复位摆位时与 CT 定位时要求一致，包括核对患者和固定装置信息、患者体位等。激光定位灯应先回到零点，再将其与 CT 定位时的相对坐标原点对齐移床至激光灯对齐等中心点。根据患者的放疗计划单上的移床参数进行移床，找到计划治疗等中心点在患者固定膜和体表上的投影位置。将该等中心层面贴上定位标记后进行扫描，核对扫描图像与放疗计划单上的等中心层面是否一致。如果不一致则要查找原因，常见原因包括患者的标记线不准确、摆位不够准确以及等中心层面图像打印错误等。标记治疗等中心，如果复位时等中心与计划等中心偏差在允许范围以内（<2mm），则对等中心点在患者固定膜和体表上的投影位置进行标记，并注明治疗机器。复位完成移除固定装置，协助患者下定位床，离开定位室。

6. 注意事项　肺部肿瘤位置会受到呼吸运动的影响。CT 模拟时，常使用屏气（如深吸气屏气或深呼气屏气）来减少肿瘤移动带来的图像模糊。对于呼吸变化显著的患者，可以使用 4D-CT 进行成像，从而在呼吸周期的多个相位获取图像，帮助医生更精准地勾画靶区和评估肿瘤的移动范围。告知患者治疗中需要尽量保持体位不动、配合屏气等，以减少焦虑并提高配合度。对使用屏气技术的患者，可在 CT 模拟前进行呼吸练习，帮助患者熟悉屏气流程，减少实际治疗中的误差。

（二）乳腺癌模拟定位

1. CT 模拟定位前准备　阅读 CT 定位申请单，查看扫描范围、体位固定装置、是否增强扫描、是否行 4D-CT 等。询问患者姓名，让患者回答自己姓名，完成双向核对，并核对患者基本信息（包括姓名、性别、年龄、病案号等）。评价患者身体情况和精神状况。查看患者手臂功能恢复情况，确保手臂上举大于 90°，且切口恢复良好。使用增强扫描的患者，提前询问患者是否有过敏史或做碘过敏试验后有过敏迹象的情况，严格把控禁忌证。确保患者体位的一致性，叮嘱患者衣着需与制膜时一致，不可佩戴饰品、假发等物件。使用呼吸门控辅助放疗的患者，需要使用呼吸门控装置对患者进行呼吸训练，嘱患者深吸气屏气，并要求患者每次呼吸的幅度和频率相对稳定。

2. CT 模拟定位的体位固定及摆位 一般采取仰卧位，使用乳腺托架和真空负压垫，其余可考虑使用一体化板、发泡胶、翼型板等进行固定。需注意对头颈部和上胸部的固定，提高锁骨上、下靶区的固定精度。对于保乳患者需关注治疗侧乳腺的开放状态（图 4-3），保证其不受压迫。对于左侧乳腺癌，通过呼吸管理技术如深吸气屏气（deep inhalation breath hold，DIBH）技术和呼吸门控技术等也可以显著减少心脏受量；计划靶体积（planning target volume，PTV）>1000cm^3 的全乳放疗更倾向于使用俯卧位以降低心脏及左前降支冠状动脉受量；但从摆位效率以及相关装置的剂量学效应来说，采取仰卧位仍是优先选择。

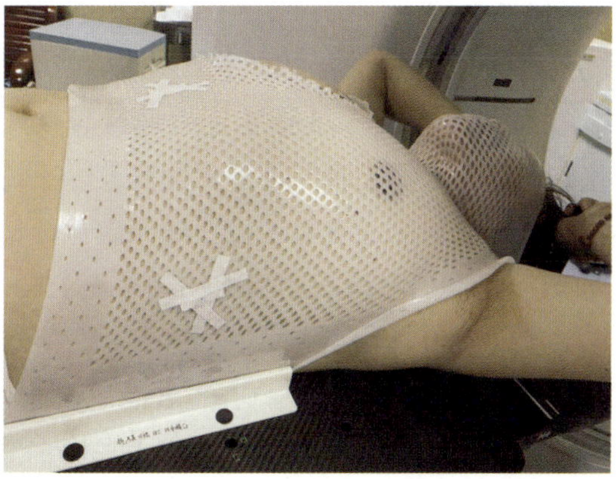

图 4-3 乳腺癌患者 CT 模拟定位示意

3. CT 模拟定位标记铅点放置 保乳术者：头足方向一般放置在乳头水平处，可适当向头侧移动 2cm 左右；水平方向一般以腋前线为准，左右方向定在锁骨中线处。为了便于医生确定肿瘤靶区范围，体位固定时沿着乳腺原发灶瘤床手术瘢痕、腋下前哨淋巴结切口瘢痕以及可触及的乳腺边界放置标记线并能明显成像；如有引流口需单独标记。锁骨上野照射还应在锁骨下或锁骨下 0.5cm 处进行标记。

根治术后或改良根治术者头脚方向一般设在隆突下 3cm 处；水平左右方向参照保乳术者，常规仍需依据胸壁手术瘢痕、腋窝切口瘢痕、胸壁缺损或皮色改变的内外侧边界作为参考放置；同时锁骨下或锁骨下 0.5cm 水平与胸壁缺损下 1cm 水平处以及引流口需进行标记。使用组织等效补偿物（Bolus）时，Bolus 需紧贴皮肤放置，并需作位置标记。

4. CT 模拟定位的扫描及图像传输

（1）CT 定位扫描前仔细阅读定位申请单，核对患者基本信息和固定模具上的信息，并在 CT 模拟机上建立患者的 CT 扫描定位资料档案。

（2）根据定位申请单要求，设定扫描范围。①保乳术后患者的定位 CT 扫描范围：应根据临床淋巴引流区是否需要照射确定扫描范围。通常上界在第 6 颈椎上缘，若需照射锁骨上野则上界应在第 2

颈椎上缘，下界在第 2 腰椎下缘。②根治术或改良根治术后（含假体植入）定位 CT 扫描范围：上界在第 2 颈椎上缘，下界在第 2 腰椎下缘。

（3）设定扫描范围时还应考虑到患者的呼吸运动幅度，上下界可外放 1~2cm，且需确保各定位参考点均在扫描范围内。

（4）选择扫描参数时，一般选择头先进，螺旋扫描。扫描层厚通常为 5mm，层间距 5mm，上界扫描的起始位参数是 5 的倍数；管电压 140kV；管电流为 300~350mAs；考虑到扫描宽度需包括患者上举手臂，FOV 需放大至 600mm 左右。

（5）使用对比剂增强扫描时，对比剂的注射速率通常为 1.5~2.0ml/s，总量为 80~100ml，延迟 42~44 秒开始扫描。用量一般按体重计算，1.5~2.0ml/kg。

（6）需使用呼吸门控技术辅助治疗的患者，CT 扫描一般选择在患者深吸气屏气状态下进行扫描。主要通过 DIBH 技术或主动呼吸控制（active breath control，ABC）技术辅助扫描，使用 DIBH 技术需对患者进行 4D-CT 扫描，而乳腺癌临床上常用的为 ABC 技术。

（7）对患者进行呼吸训练。放射治疗师语音提示进行吸气、呼气、深吸气屏气大于 20 秒、呼气，如此进入下个周期，反复训练。确保患者呼吸节奏稳定有规则后，根据工作站的呼吸波形设置屏气阈值。

（8）呼吸门控仪器准备完成后，使用辅助呼吸控制装置对患者进行摆位并标记。

（9）患者口含呼吸器自主观察屏幕，待呼吸波形稳定后进行深吸气屏气并按住手柄，屏气达到设定要求后进行定位 CT 扫描。若中途患者不能吸气可松开手柄进行呼吸。

（10）传输图像至工作站，扫描完成后仔细查看图像，确保定位标记点在同一层面，扫描范围覆盖医生要求的范围，图像质量良好等，确保没有问题后将图像传至 CT-Sim 工作站便于医师勾画靶区和危及器官。

5. CT 模拟定位机验证 在 CT 模拟机控制电脑上打开患者的放疗计划，根据申请单核对患者身份信息、模具信息、固定装置。嘱患者脱去衣物、确保患者着装与定位时着装一致。协助患者上床进行摆位，确保患者体位与定位时一致。移动治疗床并调整患者位置，使患者体表和模具上的标记线与激光灯完全重合。以 PTV 为中心进行 CT 断层扫描得到重建图像后，与患者定位时的 CT 图像进行复位验证。若误差在允许范围内，进入治疗室，在患者体表沿激光线描画十字线，并在定位模具上贴上胶带，沿激光线描画十字线。验证完成后，填好复位记录。协助患者下床，并交代后续治疗事宜。

6. 注意事项 指导乳腺癌患者对患侧手臂进行科学锻炼，如爬墙、梳头、摸对侧耳朵等，每天 1~3 次，每次 15~20 分钟，坚持患肢的功能锻炼至少 1 年。不佩戴首饰，避免在患侧手臂测血压、打针、输液。避免过度的运动，如用力拖地、甩臂等。指导患者放疗时保持平静呼吸，拟行呼吸门控放疗技术的患者，需进行相应呼吸训练。

（三）食管癌模拟定位

1. CT 模拟定位前准备 核对患者申请单和腕带上的信息（姓名、性别、年龄、病案号等），确认身份无误后安排治疗时间。向患者及家属介绍体位固定的重要性，叮嘱患者平缓呼吸，去除身上的金属物件（如项链、吊坠等），上身穿贴身轻薄衣物，无纽扣和其他饰品。进入模拟机房前，嘱患者换好拖鞋于候诊室安静等待。在制作固定装置前，技师须与患者交代清楚制作的目的和作用，介绍制作过程以及需要注意的事项。认真阅读体位固定申请单，核查患者的一般信息，以及体位固定要求。指引患者进入模拟机房时，核对患者的身份信息。

2. CT 模拟定位的体位固定及摆位　胸中下段食管癌一般采用仰卧位，双手置于身体两侧。固定装置通常采用真空垫、热塑膜、发泡胶、塑形垫，使用体表光学系统者需露出体表皮肤使用无热塑膜的固定技术。颈段或上胸段如采用双手上举的体位，则应当进行手部固定。因靠近颈部，固定方式参考头颈部的固定方法和固定体位（图 4-4）。采用 4D-CT 技术或者其他呼吸运动管理技术如腹部压迫在食管肿瘤 CT 模拟定位时有积极意义，特别是在靠近胃食管连接处。在 CT 定位时为了减少食管内容物充盈程度的影响，建议 CT 模拟定位前禁食 2 小时。

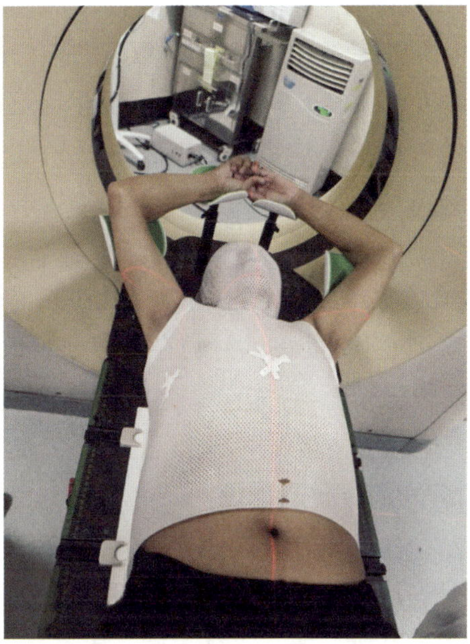

图 4-4　食管癌患者 CT 模拟定位示意

3. CT 模拟定位标记铅点放置　头足方向一般靠近肿瘤区几何中心处，尽量靠近肿瘤靶区；体中线与矢状位激光线重合，水平方向一般以腋中线为准，并利用横断面激光线使 3 个标记点位于同一层面（即“0”层面）。

4. CT 模拟定位的扫描及图像传输

（1）注射对比剂置管时，要选择弹性好、较粗直的血管，避开中心静脉，保证静脉置管的通畅和安全。

（2）扫描层厚一般为 5mm，扫描范围颈段食管癌为颅底至剑突，中下段食管癌为下颌至肝门区。扫描参数：管电压 120kV，管电流自动 mAs。通常包含食管全段和淋巴结转移区域。

（3）增强扫描采用高压静脉注射非离子理水溶性有机碘对比剂（碘海醇、碘佛醇等）80～100ml，速度为 2～3ml/s。

（4）扫描完成后仔细查看图像，确保定位标记点在同一层面，扫描范围包全医生要求的范围，图像质量良好等，确保无误后将图像传至 CT-Sim 工作站便于医师勾画靶区和危及器官。

（5）定位结束后，嘱患者在休息区观察半小时，如无不适症状可拔出留置针。嘱患者 24 小时内多饮水，加速对比剂的排出。

（6）定位扫描结束，采用体膜固定者取下固定体膜，用记号笔按照三条激光线在患者体表描画标记线，并标注体架相应刻度数，嘱患者保留标记线到治疗结束。通过网络信息系统直接传送所有 CT 图像到治疗计划工作站。

5. CT 模拟定位机验证 在 CT 模拟定位机控制电脑上打开患者的放疗计划，核对患者的身份信息无误，请患者进入治疗室，移动治疗床，使定位室内 X 方向激光灯（左右方向）与 CT 模拟定位时在固定装置上标记的刻度线重合；调整患者位置，使 X、Y、Z 方向激光灯分别与患者身上的标记线重合；将模具扣在患者身上并固定好。移动治疗床，使定位室内激光线与患者模具（真空垫或热塑膜）上基准十字线（坐标原点）重合。在可移动激光定位系统电脑上调出该患者治疗坐标信息，激光灯自动移动到治疗位置坐标。移动治疗床到治疗位置。除患者外所有人离开治疗室并关闭防护门。在操作室，以肿瘤靶区（panning target volume，PTV）为中心进行 CT 断层扫描并重建为 DRR 片，与患者定位 CT 重建正侧 DRR 片比对。确定患者摆位误差。若摆位误差在允许范围内（<5mm），进入治疗室，在定位膜具上贴上胶带，沿激光线画上十字线，即治疗坐标标记。若摆位误差超出允许范围，请重新设置铅点位置，直到摆位误差在允许范围内，按前述贴好胶带并画好十字线。若摆位误差较大，超出允许范围，则需要查找原因解决。完成所有工作后，移除固定模具，并协助患者下床，请患者离开治疗室。

6. 注意事项 CT 模拟定位是食管癌常用的定位方法，但 CT 扫描时由于呼吸运动、心脏搏动、消化道蠕动等，形成伪迹而影响观察；对于较小的病灶，存在部分容积效应，容易漏诊。CT 模拟定位在确定病灶长度时不如常规模拟定位。

三、腹部（肝脏、胰腺、胃）肿瘤模拟定位

1. CT 模拟定位前准备 核对患者申请单和腕带上的信息（姓名、性别、年龄、病案号等），确认身份无误后安排治疗时间。腹部（肝脏、胰腺、胃）肿瘤患者在模拟定位前应对患者进行呼吸训练，使其尽量保持平静、均匀呼吸。胃部肿瘤患者定位及放疗前在空腹状态下建议定时定量口服对比剂。为了保证精度，患者仰卧位手臂交叉置于头顶且手臂位置需要固定。患者保留较少衣物，避免因衣物较多，患者背部与固定装置之间存有空隙。向患者简单介绍 CT 定位扫描的过程，包括使用固定器时的体位要求、定位床移动的安全性等，做增强扫描的患者还需说明注入对比剂之后身体发热的一些情况和不适。

2. CT 模拟定位的体位固定及摆位 常规采用仰卧位，采用热塑体模、真空垫、发泡胶等固定方式。行 SBRT 治疗推荐使用立体定向体架+真空垫固定方式，在限制模拟定位时肿瘤患者因呼吸运动导致位移的同时保证体部甚至腿膝部有更好的适形度与舒适度。

3. CT 模拟定位标记铅点放置 标记时应选择有骨性标记（建议剑突下）且身体刚性较好的位置，尽量接近肿瘤中心。在患者呼气末时标记参考点定位标记线，标记线建议标记在位置平坦且运动幅度小的胸廓中下位置，如图 4-5 所示。

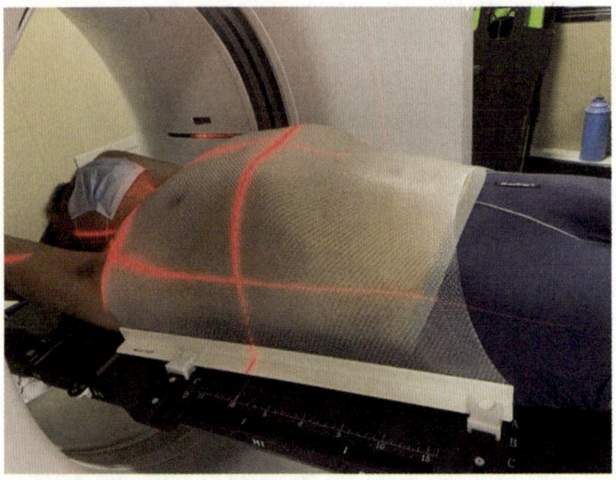

图 4-5　腹部 CT 模拟定位示意

4. CT 模拟定位的扫描及图像传输 管电压为 120kV，管电流为 260mAs，对比剂推荐剂量 80～120ml，流速为 2.5ml/s，扫描延迟时间肝和胃均为 50 秒，胰腺中胰头癌为 45～55 秒，胰体尾癌为 50～75 秒，层厚为 3mm，肝扫描范围为膈顶上 3～

5cm 至右肾下极，胰腺扫描范围为膈顶上 3~5cm 至右肾下极，胃扫描范围为膈上 4cm 至肝下缘。推荐使用 4D-CT 扫描技术进行模拟定位，以准确记录肿瘤在呼吸周期内的轨迹，精确定位放疗靶区位置，减少外扩范围。

扫描结束后，确认左右金属标记点的位置是否在同一水平线上，且 3 个金属标记点是否在同一层面。观察患者外轮廓与真空垫、低温热塑膜是否吻合良好。嘱咐患者多饮水，多排尿，在候诊区域休息观察 30 分钟，注意观察是否有过敏反应，注意保护好体表标记线。

5. CT 模拟定位机验证　将 CT 模拟定位机的激光灯位置归零。按照体位固定要求，参照激光灯正确摆位。根据治疗计划报告单给出的移床数据，调整激光灯到达指定位置。参照激光灯，使用医用胶布覆盖定位中心十字线，重新描绘治疗中心，并在 3 组十字线中心处粘贴金属标记点，进行扫描，比较扫描的中心位置图像与治疗计划的中心位置图像，误差要求小于 5mm。移除体位固定装置，填写校位记录，位置校准结束。

6. 注意事项　腹部肿瘤患者定位应训练好呼吸，必要时采用腹部加压以确保放射治疗定位的准确性。

四、盆腔（宫颈、前列腺、直肠）肿瘤模拟定位

扫描前为排除伪影及充盈器官，获得准确的影像信息，需做必要的扫描前准备。直肠肿瘤定位前 1 周内不能服用钡餐或进行钡剂灌肠，以免残留钡剂造成伪影。定位前需要排空直肠，定位前 1.5~2.0 小时口服稀释后的对比剂，用于膀胱显影。排空直肠既可以保证靶区位置的稳定性，也可以避免造成进入高剂量区的直肠体积增大，照射剂量增加，加重放疗反应。前列腺癌定位扫描前，也可在直肠前列腺间隔注入凝胶和可吸收生物材料等增加间隔，减少直肠受量。直肠气囊虽可增加直肠充盈度，但是增加了直肠前壁受量，在使用时应谨慎。膀胱充盈可以减少膀胱和小肠受量，膀胱体积需充盈至 150~300ml 较为适宜，有条件医院可以使用膀胱容积测量仪进行监测。

（一）宫颈癌模拟定位

1. CT 模拟定位前准备　仔细阅读 CT 模拟定位通知书和患者病历，确认患者身份及扫描要求，向患者交代定位注意事项。患者于定位前 2 小时口服稀释的泛影葡胺（60%的泛影葡胺 10ml+水 200ml）用于膀胱显影。排空大便，憋小便 250ml 以上，并且不能超过患者治疗期间的耐受能力。建议患者定位前制订个人饮水与憋尿计划，例如每 10 分钟一次，分 3 次饮水共计约 100ml，有憋胀感后通知医务人员。有条件的医院可以使用膀胱超声测尿仪为患者监测尿量。定位前护士须详细地了解患者是否有过增强扫描的经历，是否有过敏史，服用二甲双胍类药物的患者是否停药超过 48 小时。详细交代含碘类高压注射的注意事项，并由患者及家属在知情同意书上签字。定位当天需要患者家属陪同，定位前口服醋酸地塞米松片 1.5mg，做好含碘类对比剂过敏事件的预防和紧急处理准备。

2. CT 模拟定位的体位固定及摆位　一般为仰卧位，平躺，可采用热塑体膜、真空负压垫、发泡胶、塑形垫、俯卧位板等方式进行体位固定，如图 4-6 所示。术后及肥胖患者，小肠进入盆腔较多时，可使用俯卧位。

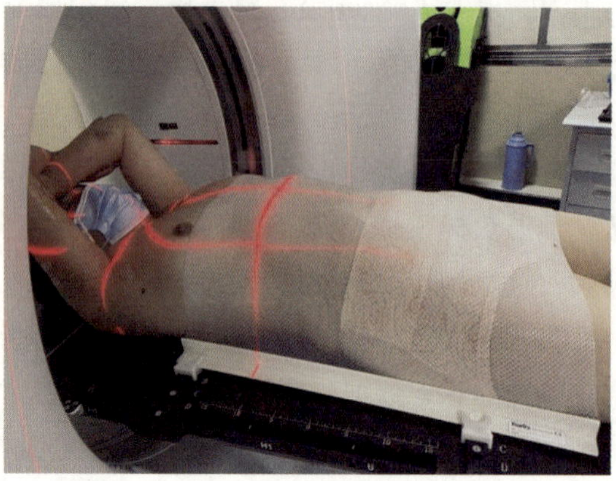

图 4-6　宫颈癌患者 CT 模拟定位示意

3. CT 模拟定位标记铅点放置　头足方向可设定在脐下 5~10cm，水平方向一般以腋中线为准，左右方向则在体中线或髂前上棘内侧附近处。

4. CT 模拟定位的扫描及图像传输　按照体位固定的要求，参照激光灯正确摆位，并在三组十字线中心上粘贴金属标记点。患者阴道内放置硅胶标记管，标记阴道长度及顶端位置。扫描定位图像。注射护士进行高压注射，注射对比剂 100ml，流速每秒 2.0~2.5ml，延时 30~35 秒开始扫描，定位期间严密观察患者的情况。进行定位图像扫描。扫描条件：管电压 120~140kV，管电流 325mAs，层厚 5mm，连续扫描无重叠，FOV 须包全患者外轮廓。单纯盆腔野扫描范围：L3 上缘至坐骨结节下 2cm；盆腔+腹主动脉旁淋巴结扫描范围 T10 上缘（或膈肌上缘）至坐骨结节下 2cm。扫描结束后，确认左右金属标记点的位置是否在同一水平线上，且三个金属标记点在同一层面。观察患者外轮廓与真空垫、低温热塑膜是否吻合良好。移除固定装置，拔除硅胶阴道标记管。传输图像至服务器，并填写 CT 模拟定位记录单。嘱咐患者多饮水、多排尿，在候诊区域休息观察 30 分钟，注意观察是否有过敏反应，注意保护好体表标记线。

5. CT 模拟定位机验证　将 CT 模拟定位机的激光灯位置归零。按照体位固定要求，参照激光灯正确摆位。根据治疗计划报告单给出的移床数据，调整激光灯到达指定位置。参照激光灯，使用医用胶布覆盖定位中心十字线，重新描绘治疗中心，并在 3 组十字线中心处粘贴金属标记点，进行扫描，比较扫描的中心位置图像与治疗计划的中心位置图像，误差要求小于 5mm。移除体位固定装置，填写校位记录，位置校准结束。

6. 注意事项　由于宫颈解剖位置邻近膀胱和直肠，在放疗前需了解患者的膀胱充盈耐受程度，可分次饮水 300ml（每次 100ml，每 10 分钟饮水 1 次），有明显尿意后（2~3 小时后），能忍受半小时不排尿的耐受量，在耐受范围内适当充盈膀胱 200~300ml 为宜。尽量排空直肠，保持直肠形态的相对重复性，可降低放射直肠炎发生率。建议患者避免摄入产气的食物。

（二）前列腺癌模拟定位

1. CT 模拟定位前准备　患者可穿着柔软、纯棉、轻薄、贴身的衣裤。建议患者定位前一天进行沐浴。放疗开始后为避免增加皮肤反应和造成体表标记线的脱落，尽量减少对照射区域进行清洗。按照医嘱，体位固定前排空大便，憋小便至 250ml 以上，有条件的医院可以使用膀胱尿量测定仪进行监测。建议先进行 CT 预扫描，观察直肠排空程度，采用 CT 操作界面测距工具，测量直肠的最大直径是否<3cm。确认后才继续补充饮水达到适当的膀胱充盈度。前列腺癌定位扫描前，也可在直肠前列腺间隔注入凝胶和可吸收生物材料等增加间隔，减少直肠受量。直肠气囊虽可增加直肠充盈度，但是增加了直肠前壁受量，在使用时应谨慎。

2. CT 模拟定位的体位固定及摆位　采用仰卧位或者俯卧位，可采用热塑体膜、真空负压垫、发泡胶、塑型垫、俯卧位板等方式进行体位固定。俯卧位（如图 4-7 所示）时前列腺分次内运动对靶区覆盖率的影响大于采用仰卧位，采用 5mm 的 PTV 边界时，两者的影响无明显差异。但俯卧位可减少小肠、膀胱、直肠等与 PTV 相邻近或进入 PTV 的体积，减少其照射剂量，在保证局部控制率的同时减少毒副作用。同时俯卧位盆腔骨组织与前列腺相对位置的一致性优于仰卧位，有条件者建议使用俯卧位。

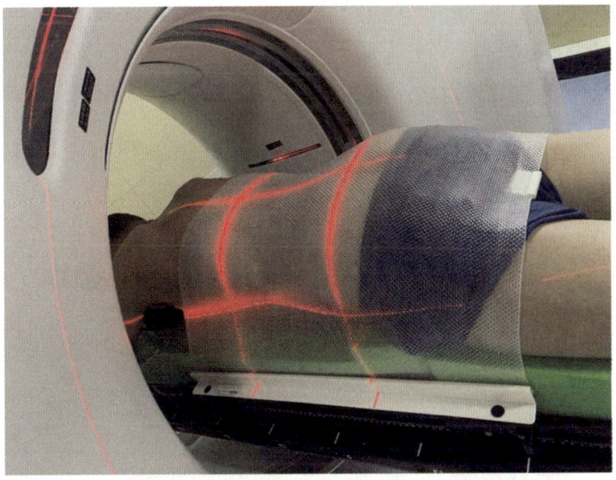

图 4-7　前列腺癌患者 CT 模拟定位

3. CT 模拟定位标记铅点放置　头足方向：对于低风险前列腺癌患者一般只做前列腺放疗，定位中心在前列腺肿瘤中心处，约在耻骨联合水平；如为中高危前列腺癌患者，定位中心约在耻骨联合上 2～4cm；水平方向一般以腋中线为准；左右方向为体中线处。

4. CT 模拟定位的扫描及图像传输　患者体位需与体位固定时保持一致。注意臀部注意放松，避免出现肌肉紧绷的情况，影响后续的摆位重复性。根据患者身上十字线，将体位摆好，把模具固定到患者身上。CT 平扫及增强扫描，管电压 120kV，管电流可设为自动 mAs，对比剂剂量为 60～80ml，流速为 1.8～2.0ml/s，扫描延迟时间为 50～70 秒。扫描范围推荐自第 3 腰椎下缘至坐骨结节下 3cm。扫描完毕，嘱咐患者不要移动，摘除模具后起床穿衣服，注意保暖。嘱咐患者注意保持体表标记线清晰可见。使用胶布，签字笔在患者的体位固定装置上注明姓名、病历号、性别、年龄、定位日期等信息，以及特殊摆位注意事项；嘱咐患者多饮水、多排尿，留观 15 分钟。传输图像，记录相应的记录信息。

5. CT 模拟定位机验证　将体板摆正在 CT 机床上。摆好位后根据治疗计划报告单给出的移床数据移动治疗床重新描绘治疗中心十字线，并在模具上做好标志。CT 扫描，层厚 1.5mm，临床医生校准扫描图像与计划图像的位置。

6. 注意事项　由于前列腺癌患者多数为老年男性，膀胱功能相对较差，在放疗前需了解患者的膀胱充盈耐受程度，可分次饮水 800～1000ml（每次 200～300ml，每小时饮水 1 次），有明显尿意（约 2～3 小时后），能忍受半小时不排尿的耐受量，在耐受范围内适当充盈膀胱 200～400ml 为宜。尽量排空直肠，保持直肠形态的相对重复性，可降低放射直肠炎发生率。直肠的准备需要提前 1～2 周，建议患者避免摄人产气的食物，有陈旧性粪便的患者可提前服用陈皮水、益生菌或借助缓泻剂等药物调理，达到充分排空直肠，以上措施依旧无效的患者可使用开塞露等来辅助排空。

（三）直肠癌模拟定位

1. CT 模拟定位前准备 患者可穿着柔软、纯棉、轻薄、贴身的衣裤。建议患者定位前一天进行沐浴。放疗开始后为避免增加皮肤反应和造成体表标记线的脱落，尽量减少对照射区域进行清洗。按照医嘱，体位固定前排空大便，憋尿至 250ml 以上，有条件的医院可以使用膀胱尿量测量仪进行监测。直肠肿瘤定位前 1 周内禁止服用钡餐或进行钡剂灌肠，防止残留钡剂造成伪影。定位前需要排空直肠，定位前 1.5~2.0 小时口服稀释后的对比剂，用于肠腔显影。排空直肠既可以保证靶区位置的稳定性，也可以避免造成进入高剂量区的直肠体积增大，照射剂量增加，加重放疗反应。

2. CT 模拟定位的体位固定及摆位 首选俯卧位固定，减少小肠受照范围，选择带有腹孔的真空垫、发泡胶、塑型垫或配合热塑膜固定体位。如图 4-8 所示，采用俯卧专用体位固定板和俯卧垫固定时，患者俯卧于固定垫上，调整位置使小肠位于专用的腹孔中，腿部及膝关节予以塑型；在此基础上增加热塑膜予以固定。

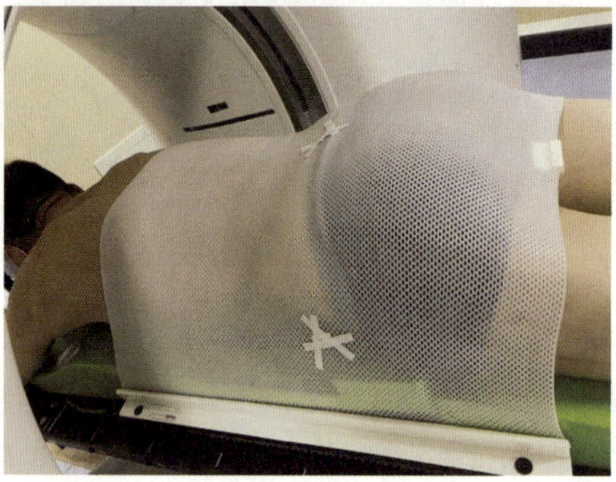

图 4-8 直肠癌患者采用俯卧位进行 CT 模拟定位

3. CT 模拟定位标记铅点放置 头足方向以肿瘤原发灶为准，水平方向一般以腋中线为准，左右方向设在体中线处。

4. CT 模拟定位的扫描及图像传输 管电压 110~140kV，管电流可设为自动 mAs，对比剂剂量为 80~100ml，流速为 1.5~2.5ml/s，扫描延迟时间为 50~65 秒，层厚为 3mm 或 5mm，扫描范围为第二腰椎椎体上缘水平至股骨中上 1/3（腹膜后转移者，上界可到第十胸椎椎体上缘）。扫描完成后查看有定位标记点显影的层面，确保标记点在同一层面，查看扫描范围、图像质量、增强效果等是否符合要求。参数记录：辅助固定架、人体与固定架或体膜、固定架与床等之间的参数。图像上传至云或指定的服务器，可根据需要设定自动或手动上传的方式。

5. CT 模拟定位机验证

（1）绝对坐标定位法的验证：如 CT 模拟定位时采用绝对坐标定位法，可在激光定位系统移到等中心位置后，直接在患者体表或固定膜上标记等中心点后直接扫描验证。

（2）相对坐标定位法的验证：①摆位使激光灯与 CT 定位相对坐标原点重合，摆位时与 CT 定位时要求一致，包括核对患者和固定装置信息、患者体位等。激光定位灯应先回到零点，再将其与 CT

定位时的相对坐标原点对齐。②移床和激光灯至等中心点，按放疗计划单上的移床参数通过移床或移动激光灯，找到计划等中心点。③扫描图像并验证，将该等中心层面贴上定位标记后移至CT扫描层面进行扫描，核对扫描图像与放疗计划单上的等中心层面是否一致。如果不一致则查找原因，常见的有患者的标记线不准确、摆位不够准确以及等中心层面图像打印错误等。④标记治疗中心，复位图像与计划等中心层面一致后，在患者固定膜和体表上标记治疗等中心点。记录更新后的各参数。

6. 注意事项　大多数直肠癌患者采用仰卧位，有时使用俯卧位以减少肠道和小肠的辐射剂量。体位选择应确保患者舒适、放松，同时减少腹部压力和运动对定位的影响。通过使用膝垫和腿托，将患者的膝盖和脚固定在最佳位置，以减少下腹部区域的位移。膀胱充盈与直肠排空。通常建议患者在模拟定位前饮水，以保持膀胱适度充盈，这有助于推开小肠并减少其受照面积。为了避免直肠内空气或粪便引起的位移，建议患者在CT模拟前排空直肠。若患者便秘，可根据医嘱适量使用通便剂。

五、全中枢神经系统（全脑全脊髓）肿瘤模拟定位

1. CT模拟定位前准备　仔细阅读患者的定位申请单，核对患者姓名、年龄、定位扫描范围、是否有增强扫描。增强CT定位患者或其家属需签署《CT增强扫描协议书》。嘱咐患者或其家属，对于增强CT扫描，需空腹，定位当天必须有家属（非孕妇及备孕者）陪同，若有肾功能损害、糖尿病、高血压、心脏病及年龄大于70岁的高危人群需慎用对比剂。既往存在碘对比剂过敏、严重甲状腺功能亢进、严重高血压、严重心血管疾病、哮喘、肝肾功能衰竭者也不予做增强CT检查。服用二甲双胍类药物的糖尿病患者需检查前、后各停药48小时。患者或其家属在知情同意书上签字。对于需做胃肠准备、呼吸控制、口腔及眼睑等特殊检查的患者需做好宣教。嘱咐患者及其家属在走廊座椅处安静等待并仔细阅读放疗定位相关须知（定位工作人员在此期间需要在计算机上输入患者的相关信息并选取医嘱需要的扫描模式，增强定位患者需置入留置针并观察过敏反应）。向患者及其家属介绍体位固定的重要性及所需时长，叮嘱患者脱掉衣物和饰品，裸露上身，并平稳呼吸。按需准备好体位固定架、热塑膜、真空垫、辅助材料等。

2. CT模拟定位的体位固定及摆位　全中枢神经系统肿瘤治疗的患者，传统采取俯卧位（儿童或不耐受俯卧位患者可采用仰卧位，仰卧位可更好保持体位），患者俯卧于10cm厚的泡沫板上，头部采用船形枕，使患者下颌收敛、肩部放松。双臂自然伸直并贴近身体两侧。使用热塑膜固定头部，检查患者头部各部位是否与热塑膜吻合，如完全贴合，由两名放射治疗师配合将固定模的固定锁扣紧。将CT外置激光系统复位置零，调整体位固定架使患者正中矢状线与纵轴激光线对齐。调整定位床的位置，使3个激光十字交叉点尽可能落在肿瘤靶区中心区域附近。在3个十字交叉点区域贴上胶纸并画上十字标记线、放置金属小球作为标记点，并与激光线交叉点完全重合。向扫描孔径方向移动CT定位床让患者头顶距离内置激光扫描层面约1cm，确认患者位置无误后，回到操作室。

3. CT模拟定位标记铅点放置　常规加速器放疗通常将靶区分成3段，3个等中心分别设置在颅脑、胸椎段和腰骶段，可按此分段分别放置标记点。螺旋断层治疗技术可仅设置一个摆位参考中心，通常以颅脑中心作为参考中心。

4. CT模拟定位的扫描及图像传输

（1）扫描前准备及范围：先在CT控制系统中建立患者的CT扫描定位资料建档。设定全脑全脊髓扫描程序，设定扫描体位（一般为俯卧位，头先进），扫描范围包括颅顶头皮上缘至骶椎下缘，

FOV 包括患者的完整体表轮廓。扫描层厚和层间距均设置为 3mm，可根据临床需求决定是否做增强 CT 扫描及增强所需的扫描条件。

（2）设定参考标记点：患者体位固定好后，移动床位置，放置标记点。

（3）扫描参数：一般设置为管电压 120kV，管电流 300~350mA，对于未成年人可酌情降低管电压和管电流。

（4）扫描结束后应安置好患者，叮嘱其保管好固定装置并告知放疗期间需保持体表的标记线清晰。

（5）扫描后的图像经系统自动重建后，检查图像是否符合要求，确认无误后然后再将患者的图像传至 TPS。

5. CT 模拟定位机验证 请患者进入模拟定位机房内，核对患者的固定装置及信息。将所需固定装置和模具准备好，叮嘱患者所着衣物与模拟定位时一致，按模拟定位时的体位躺在固定装置上。移动治疗床，使 X 方向激光灯与模拟定位时固定装置上的刻度线重合。调整患者位置，使 X、Y、Z 方向的激光灯与患者身上的标记线重合，并使用模具进行固定。移动治疗床，使 X、Y、Z 方向的激光灯与患者模具上的基准十字线重合。按照放疗计划单上的移床值将治疗床移动到治疗中心位置。扫描方式与定位时一样，比对定位与复位时两次扫描相对应层面的 CT 图像是否一致。若摆位误差在允许范围内（头部<3mm，体部<5mm），在患者模具上贴上胶带并沿激光线画上十字线，即治疗坐标标记。主管医生现场确认摆位误差，如果摆位误差超出允许范围，排除相关因素后重新摆位验证。若摆位误差较大，超出允许范围，则需要查找原因及时处理。完成所有工作后，移除固定模具，并协助患者下床，请患者离开治疗室。

6. 注意事项 关注患者舒适度。在体位固定过程中，始终关注患者的舒适度，避免长时间保持同一姿势导致不适和压迫。确保固定装置的稳定性。使用真空负压垫或发泡胶等装置时，确保其稳定性和固定范围足够大，以防止位移和误差。个性化体位方案设计。根据患者的特殊体型和病情，制订个性化的体位固定方案，灵活运用各种辅助装置，以提高放射治疗的效果和安全性。

六、特殊部位特殊肿瘤模拟定位

（一）四肢照射的体位选择与固定

四肢是人体活动度较大的人体部位，进行体位固定时以重复性和舒适性为设计原则，保证放射治疗的精确性。

1. 上肢照射的体位选择与固定

（1）上肢远端手掌和腕部的体位选择与固定：一般以仰卧位为主，患者平躺在床上，患侧手臂自然伸展，放置在体侧。为了避免躯干遮挡中心照射点，可以使用真空负压垫或固定架将患者的手掌抬高，确保其高于体厚。此外，也可以选择患者仰卧位或俯卧位时将手臂上举。根据照射要求，患者掌心或手背应朝上。对于单野垂直照射，可以采用坐位或站立位，患者置于床边，将患侧手掌平放在床面上，按照照射部位要求调整手掌的朝向。通常会选用真空负压垫或发泡胶对患侧的手掌、腕部及部分前臂进行塑形固定。

（2）上肢前臂的体位选择与固定：可以选择仰卧位、俯卧位或其他体位进行固定。当进行源皮距单野照射时，患者可仰卧或俯卧在床上，双侧手臂自然伸展开，放置于体侧，患侧手臂向躯干外侧外展一定的距离。根据不同的照射区域，前臂的旋转可能导致尺桡骨重叠，因此可以选择掌心朝上或朝下的体位。同时，也可采用坐位或站立位。在等中心照射时，患者同样可以仰卧或俯卧，手臂应抬高过头顶，以便于进行照射定位。为了对患侧部位进行塑形固定，可以使用真空负压垫或发泡胶。为了确保体位的稳定性，减少塑形固定范围过小导致的位移，建议选择较大规格的真空负压垫或发泡胶，并利用自身的体重压住模具，以防其移动。塑形固定的范围应包括整个前臂、相邻的腕部、肘部以及部分躯干。

（3）肘部和上臂的体位选择与固定：一般采用仰卧位，患者平躺在床面上，患侧手掌放置于髋前上棘位置，双手做叉腰动作。可以使用真空负压垫或发泡胶对患侧手臂进行塑形固定，若靠近肱骨头及近端肱骨的部位，也可结合热塑膜进行固定。塑形固定的范围应涵盖整个肘部、前臂以及部分躯干。

2. 下肢照射的体位选择与固定

（1）单侧足部的体位选择与固定：在进行足背部单野垂直源皮距照射时，患者应采用仰卧位，健侧下肢保持伸直，患侧下肢屈膝，使足底平放于床面。如果进行三维调强适形照射，应让患侧下肢伸直，健侧下肢则屈膝。可以使用真空负压垫或发泡胶进行固定。在进行单侧足底和足跟部位照射时，患者需要取俯卧位，双侧下肢保持伸直，并根据生理弧度用真空负压垫和发泡胶填塞和包裹患侧下肢的足背部，同时可以结合热塑膜进行固定。患侧足部的塑形应高于健侧，以便充分暴露照射区域。

（2）单侧小腿的体位选择与固定：通常采用仰卧位，患者平躺在床上，使用真空负压垫对患侧小腿进行抬高塑形，健侧下肢屈膝，足底放在床面上。固定的范围应包括整个小腿、踝部和膝部。

（3）单侧大腿的体位选择与固定：可以选择仰卧位或俯卧位，为了控制整个患肢的旋转，固定范围应覆盖从足跟部到大腿根部的双侧下肢（图 4-9）。固定方法可以选用专用的膝部固定器、真空负压垫或发泡胶，或者使用一体式多功能固定架配合热塑膜进行固定。

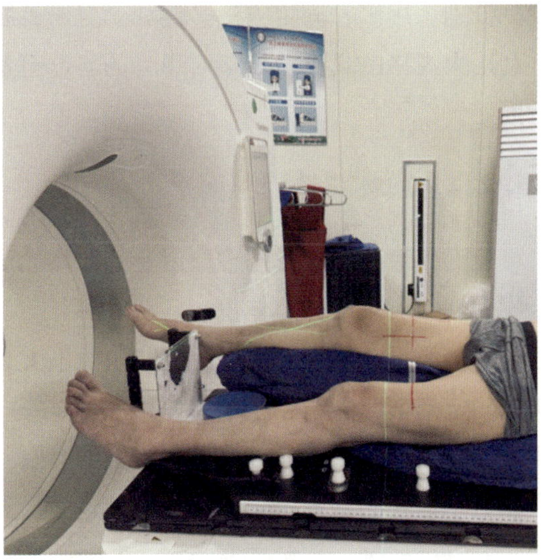

图 4-9　单侧大腿的体位选择与固定

（二）外阴照射的体位选择与固定

外阴癌由于照射范围较广，靶区包括原发肿瘤及其相应的淋巴引流区。鉴于腹股沟淋巴区的特殊位置，通常采用仰卧位。

患者双臂可放于胸前，或双手交叠于额头，膝部自然弯曲，双脚并拢，双腿外展呈蛙形。可以通过真空负压垫或发泡胶进行塑形固定，固定范围包括腰部以下的髋部及整个双下肢。在进行外阴源皮距照射时，患者同样处于仰卧位，在臀部下方放置一块30°的楔形固定板以抬高臀部，使臀部靠近固定板的厚端边缘，头部朝向较薄的一端，双腿尽量外展分开，确保外阴部位充分暴露，呈膀胱截石位。双小腿应靠近厚端，足底放在床上，双手可抓住固定板的厚端两侧，借助力气保持姿势。为了维持体位的稳定性，避免患者从固定板滑落，可以在患者的背部放置一个软枕，以提高体位的重复性和舒适度。

（三）肛门照射的体位选择与固定

肛门位于直肠末端，肛门癌是指发生在肛门及肛管或其周边皮肤上的恶性肿瘤。由于照射区域的特殊性，肛门照射通常采用胸膝位。患者背对机架，双膝跪在床上，双腿与肩同宽，保持大腿垂直，小腿贴近床面，臀部翘起，双手抱住肘部，垫于前额，胸部靠向床面，腰部放松并向前弓起，腹部与床面保持一定的空间，以充分暴露肛门及肛周皮肤。在肛管癌的照射中，如涉及腹股沟淋巴区，可以采用蛙形位。

（四）多靶区患者的体位选择与固定

多中心照射的体位固定适用于多发性转移瘤或需同时治疗多个照射靶区的患者。如果同一体位可以满足多个靶区的照射要求，则优先选择这一体位，对不同靶区使用不同的固定方法。若靶区之间的距离较近，可以采用同一种固定方式进行多中心照射；而如果靶区之间距离较远，则需在同一体位下，依据不同靶区的具体位置，分别采用多种固定方法。例如，对于直肠癌伴肺转移的患者，可以使用一体式的多功能固定架，并利用大规格的真空负压垫对患者的肩部至盆腔部进行整体塑形固定，同时对胸部采用颈肩热塑膜进行固定。

（五）特殊体型及特殊体位患者的体位选择与固定

在放射治疗体位固定中，可能遇到由于生理或病理原因导致肢体无法自然伸展的情况，如先天性脊柱畸形、四肢功能障碍及因疾病疼痛所致的强迫体位。

1. 脊柱畸形 患者应取仰卧位。如果畸形程度较轻，后凸角度不大，可以使用真空负压垫塑造成一定角度的楔形垫，固定于头部固定架下，并结合热塑膜使用。若畸形严重，胸椎后凸角度较大，常规头部固定方式无法满足高度需求，则可将一个或多个不同规格的真空负压垫叠加，利用适配条固定于体板上，以抬高患者的后背。由于常规的头颈肩热塑膜可能无法满足大范围塑形的需求，因此可以用体部热塑膜替代并加以固定。

2. 四肢功能障碍 对于因先天原因导致四肢无法自然伸展的患者，体位可选择仰卧位、俯卧位或侧卧位，利用真空负压垫（或发泡胶）对患者身体进行支撑、填塞和塑形，结合各种规格的热塑膜进行个性化固定。对于因疾病疼痛而无法伸展的患者，应在进行镇痛治疗后再进行体位固定，以避免疼痛程度不同导致的体位差异。

总之，在为特殊体型和特殊体位患者选择和固定体位时，应在不强迫患者体位的前提下，尽量满足临床治疗需要，灵活运用各种辅助固定装置，进行个性化操作，以提高放射治疗的稳定性和重复性。

第三节 MR 模拟定位技术

MR 模拟定位来源于 MR 诊断，又与其有显著的不同。MR 模拟定位以肿瘤放射治疗的模拟定位为核心功能，在患者准备、MR 扫描摆位、扫描方式及扫描序列选择、图像后期处理方面有较大不同。MR 模拟定位机需满足：①扫描孔径≥70cm。②外置的激光定位系统。③放疗专用的接收线圈桥架。④放疗专用平板床。⑤放疗定位专用扫描序列。⑥放疗专用 MR 质控模体和质控程序。

相比于 MR 诊断的扫描方式，MR 模拟定位扫描的特点包括扫描层厚薄、无层间距、几乎全部为横断面扫描，扫描时间一般为 MR 诊断扫描的 2~3 倍。同时为了更好地应用 MR 功能影像引导下肿瘤的个体化放疗，必要时会将功能序列加入 MR 模拟定位的常规中，如弥散加权成像（diffusion weighted imaging，DWI）、灌注加权成像（perfusion weighted imaging，PWI）、磁共振波谱（magnetic resonance spectroscopy，MRS）、弥散张量成像（diffusion tensor imaging，DTI）、动态对比增强（dynamic contrast enhanced ，DCE）、动脉自旋标记（arterial spin labeling，ASL）成像等。MR 模拟定位的一般工作流程如下。

一、患者扫描前的准备

（一）常规准备

1. 患者信息核对 患者按照预约定位时间报到，放射治疗师先核对患者信息，至少核对 2 项以上的信息（如姓名、科室、住院号等），问题需由患者（或家属）清晰回答，不可诱导性询问。意识不清、年龄较小的患者由家属代为回答，同时需核对患者手环标识进行确认。

2. 患者安全宣教 MR 模拟定位的安全问题至关重要，对每一位定位患者都必须进行健康宣教，排除检查禁忌情况，减少安全隐患。

3. 嘱患者及家属认真阅读并填写《MR 模拟定位患者知情同意书》。

4. 对于增强扫描的患者需签署增强扫描协议书。

（二）患者增强扫描前的准备

患者签署知情同意书后，提前置入留置针。扫描序列有特殊流速需求时，放射治疗师须在定位申请单上作出标记，以便定位护师在置针时选择合适的位置与血管，避免造成对比剂的渗漏。模拟定位护师在患者体位固定后进行输液管道的检查及高压注射器管道的连接。在撤离扫描机房前检查留置针输液通道卡扣是否完全打开。

（三）患者安全检查

磁共振模拟定位前嘱患者去除 MR 扫描禁忌物品。进入机房前进行 2 次排查，先使用手持金属探测仪，扫描患者全身，探查是否携带金属物品。然后让患者通过更加敏感的金属探测门，进一步确认患者是否带有金属物品。尤其要注意带有输液港等细小金属的物品，在进入机房前予以进一步的核实，如图 4-10 所示。体内植入物判断建议参照《MRI 临床应用安全专家共识 2023》。

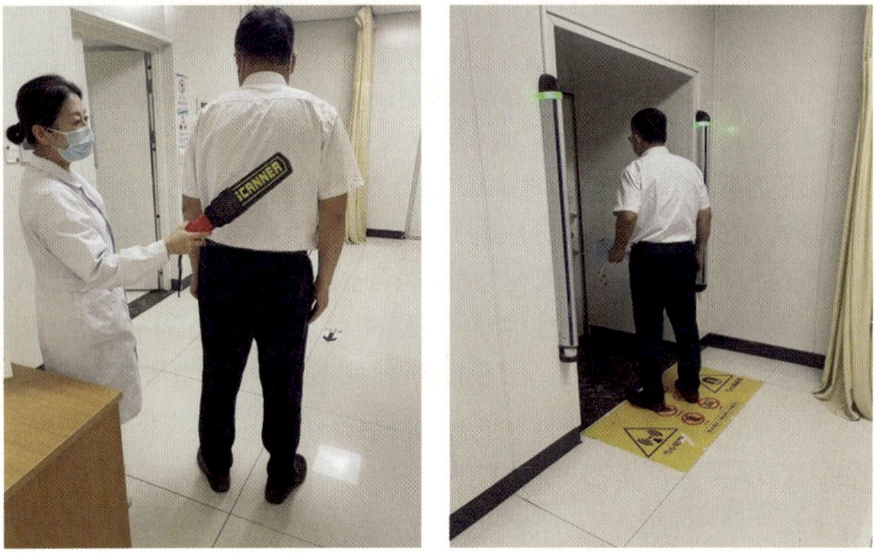

A　　　　　　　　B

图 4-10　患者安全检查示例

注：A. 手持金属探测器重点排查大体积金属物；B. 立柱式专业金属探测器重点排查小体积金属物。

（四）陪同家属准备

对陪同患者进入机房的家属，同样进行安全健康宣教及安全检测。为陪同扫描的家属提供听力保护设备（耳机、耳塞）。

（五）特殊患者准备

1. 行动不便患者的准备　坐轮椅或需要治疗床辅助转运的患者，第一时间告知家属严禁将轮椅与床推入 MR 机房，且保持绝对安全距离。对于需要搀扶才可以行走的患者，放射治疗师及家属共同协助下进入 MR 机房。对于无法自主行动的患者，需借助 MR 专用无磁转运床转运进入 MR 机房。

2. 儿童患者的准备　定位前一天晚上，人工干预睡眠剥夺，陪同玩耍使其精力消耗殆尽，定位当天保持患儿处于疲惫、困倦的状态，待定位前（一般在下午 2 点左右）半个小时自然进入睡眠状态，关闭机房部分照明设备，模拟患儿睡眠环境，待儿童自然安静后方可定位。在上述疲劳方案执行存在困难的情况下，需要对患儿进行镇静，因脑部肿瘤造成烦躁、恐惧的儿童镇静效果欠佳，可以考虑给予麻醉。

3. 神经系统症状患者的准备　有癫痫发作史的患者，在进行定位扫描前需询问患者是否服用抗癫痫药物。处在癫痫发作期的患者，需在医生的陪同下进行定位扫描，并提前备好镇静药。

患者因病情的进展或术后并发症会出现躁动不安的表现，在进行 MR 模拟定位之前 10~20 分钟给予地西泮 10~20mg 静脉缓慢推注，待其情绪等指证趋于稳定后，在家属陪同下进行扫描。

4. 幽闭恐惧症患者的准备　幽闭恐惧症是患者对封闭或者狭小空间产生强烈的紧张感和排斥情绪的情况，严重者甚至会出现焦虑和强迫症，引起头晕、恶心、呕吐、气短、心悸等症状。MR 设备机房灯光昏暗，磁体孔径小而长。幽闭恐惧症患者进行扫描前，放射治疗师需与患者进行沟通了解其恐惧程度，并做出正确的疏导。可以引导患者闭目进入定位场所，扫描前打开筒壁照明灯，嘱咐患者进行深、慢呼吸，患者手握报警球及佩戴指脉，必要时家属佩戴降噪耳麦陪同下扫描。

5. 盆腔肿瘤 MR 模拟定位需憋尿患者的准备　提前 2 小时嘱咐患者饮水，自主饮水 1 小时后停止，使其充分代谢至膀胱充盈。到达定位现场，使用膀胱测尿仪根据医嘱检测尿量，多余尿量使用量杯等计量容器排出。一般利用一次性纸杯（约 230ml）定量排出多余尿量，再次使用膀胱测量仪检测残尿，符合医嘱方可定位。利用三维建模后微积分算法，测得残余尿量误差±20%，患者在 MR 模拟定位前检测膀胱尿量，使其 MR 模拟定位时膀胱尿量接近 CT 定位时尿量，保证 MR 模拟定位时盆腔各组织器官相对位置接近 CT 定位时的状态，增加与 CT 图像的融合度，从而实现精准放疗的目的。

对于排尿功能不好的患者或者未配备膀胱测量仪的机构，一般嘱患者 MR 模拟定位前先行排尿，然后喝 500ml 温水，待有尿意后再进行模拟定位。若患者无法憋尿则无须强制憋尿。

二、患者 MR 模拟定位操作流程

（一）定位床的准备

患者定位前确认定位专用平板床正确放置，根据 MR 模拟定位申请单提前放置好相应固定体架。

（二）核对患者信息

扫描前再次核查患者身份信息，核对患者体位固定装置上标记的患者信息是否一致。对于增强扫描的患者确认是否置入高压留置针。两位放射治疗师同时核对患者体位及扫描部位。

（三）核对体位固定架

核对体位固定架，根据扫描部位移动体位固定架位置，确保扫描部位在线圈的信号接收范围内。确认头颈肩架固定扫描的患者头枕型号，热塑面膜记录头枕型号与 CT 定位记录单一致。需呼吸触发的胸腹部扫描患者，提前备好呼吸触发装置，将固定绑带置于体位固定装置上，以便患者躺下时绑带置于人体下方，如图 4-11 所示。

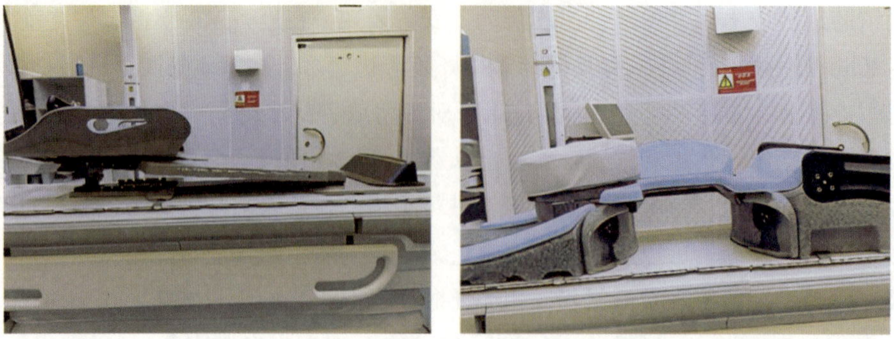

A　　B

图 4-11　乳腺固定托架

注：A. 仰卧位；B. 俯卧位。

（四）患者摆位

1. 头颈部肿瘤患者摆位

（1）放置好体位固定体架，并准备好热塑面膜。

（2）在放置热塑面膜前，为患者提供一次性耳塞进行听力保护。

（3）核对患者面部标记与热塑面膜的位置是否重合，引导并协助患者调整体位至标记完全重合。

（4）询问患者热塑面膜舒适度，有无压迫感。

（5）将患者热塑面膜外的 CT 模拟定位标记点去除，然后贴上 MR 专用标记点，如图 4-12 所示。

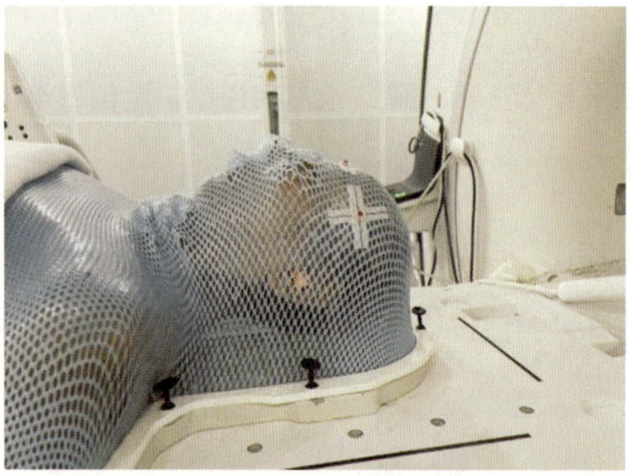

图 4-12　磁共振专用标记点

（6）扫描线圈连接：确认机架显示屏线圈已连接到位，根据扫描部位放置线圈。头颈部肿瘤 MR 模拟定位摆位操作流程如图 4-13 所示。

头颈部肿瘤 MR 扫描范围如下。脑部肿瘤：上界至颅顶，下界至耳垂下缘；颌面部肿瘤：下界至下颌骨下缘，上界按照医生要求设置；颌颈部肿瘤：下界至肩峰，上界按照医生要求设置，但必须覆盖剂量评估的靶区范围。

2. 胸腹部肿瘤患者摆位

（1）准备好体位固定体架及真空负压垫或热塑体膜。

（2）患者身下放置呼吸触发绑带，在患者躺下后根据患者的性别、体重及呼吸方式的差异调整呼吸绑带的位置，一般为脐孔到剑突之间，对于呼吸幅度较小的患者，可以考虑在呼吸绑带下方增加三角形的海绵垫，以提高呼吸曲线的追踪精度。

（3）用激光灯核对患者身体 X、Y、Z 轴的位置，通过移动患者位置，以及纠正患者姿势，确保激光灯 X、Y、Z 轴与患者 CT 定位时的十字线标记相重合，如图 4-14 所示。

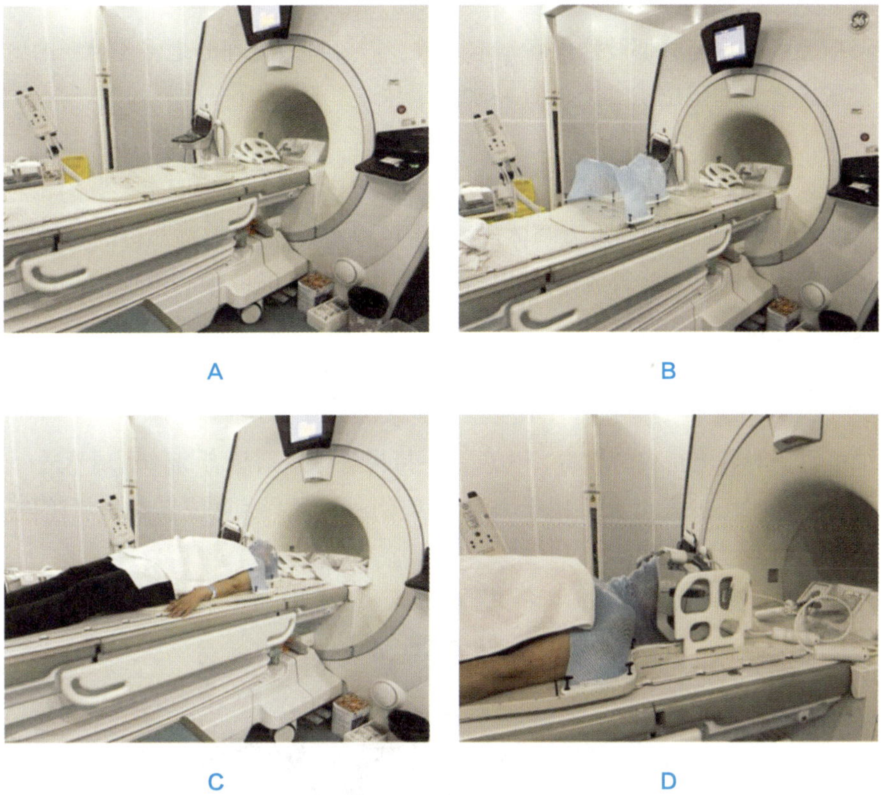

图 4-13　头颈部肿瘤 MR 模拟定位摆位流程

注：A. 定位体架准备；B. 固定面膜准备；C. 患者定位摆位；D. 放置扫描线圈。

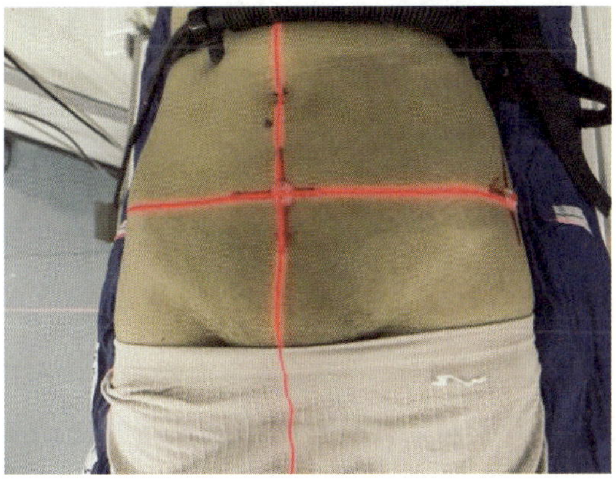

图 4-14　激光灯与患者 CT 定位时的十字标记相重合

（4）对于需使用真空负压垫固定的患者，必须核对患者与负压垫的相对位置关系。

（5）为了配合呼吸触发装置的使用，建议在大面积热塑体膜制作时，提前预留触发装置固定位置。

（6）摆位后为患者覆盖床单或者毛巾被，夏季对于光脚患者给予双脚保暖措施。

（7）放置线圈桥架，合理选择不同高度的桥架，在不接触患者身体的前提下，线圈尽可能贴近身体。

（8）放置线圈，线圈中心位置与扫描范围中心位置相符合。

（9）对于需要联合体部底板线圈者，需要挪动体位固定架及患者位置，保证扫描范围在底板线圈发射和接收信号范围内。

3. 盆腔肿瘤患者摆位

（1）盆腔肿瘤患者摆位与腹部肿瘤患者基本一致，需要特殊处理的是需要憋尿的患者。

（2）对于憋尿患者，在定位工具上放置一次性隔尿垫，防止因扫描时间过长部分排尿意识较差的患者发生尿失禁。

（3）无论患者采取仰卧位还是俯卧位，必须核对和校正患者与体位固定装置的相对位。

4. 四肢肿瘤患者摆位 四肢肿瘤患者与体部摆位的最大区别在于扫描部位的安置，尽可能将扫描部位放置在磁场中心。偏向患侧放置线圈，线圈的中心位置与患肢的中心位置相符合，在保证体位的同时使线圈最大程度地包绕患侧肢体。

（五）摆位结束后示警装置的应用

患者摆位结束后，对其进行安全教育，让患者手持报警球，嘱患者身体出现不适、无法坚持完成扫描时，紧握报警球呼叫医护人员。手握无力者，可抬腿、摆手示意或者在家属陪同下扫描，如图4-15 所示。

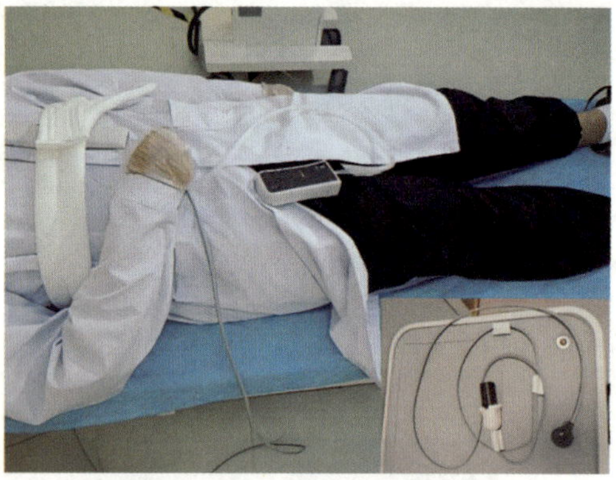

图 4-15　报警球使用示意

儿童患者须在家属陪同下进行扫描，家长手握儿童足部（必须穿袜子），给予心理安慰，同时及时感知儿童患者的不适。

（六）心电监控装置的连接

在 MR 模拟定位扫描中，为保证患者扫描过程中的生命安全，利用机器自带的监护系统便于观察患者的情况，通过指脉、心率等来判断患者的生理状态及病情的变化。成人将指脉佩戴在中指或示指，儿童因手指纤细佩戴在拇指（趾）。

三、 MR 扫描前的准备

1. 从工作站系统列表导入患者信息，核对患者的定位申请单与系统信息是否一致，包括患者姓名、性别、年龄、门诊号、体重等基本信息。

2. 核对 MR 模拟定位扫描要求，如扫描部位、扫描范围、有无特殊扫描序列要求、是否进行增强扫描。

3. 根据扫描要求调取扫描序列，如遇特殊定位患者，根据实际情况调整扫描顺序或适当增减扫描序列。

4. 查看扫描线圈的连接提示是否正常，按照扫描范围选择合适线圈范围及组合。

5. 打开患者的监测系统观，检查患者的心跳、呼吸情况。通过观察窗持续察看患者的身体，尤其是肢体运动情况，打开设备特定吸收率（specific absorption rate，SAR）值观察窗，密切关察。

6. 选择扫描序列。

四、常见肿瘤 MR 模拟定位扫描序列的选择

1. 脑部肿瘤（图 4-16）

（1）3D 容积 T1 平扫，该序列选用各向同性体素采集的三维容积扫描，1mm 层厚，使空间分辨率达到 1.0mm×1.0mm×1.0mm，同时重建出横断面、矢状面和冠状面 3mm 层厚、0mm 间隔的颅脑影像，此序列为海马勾画的必备序列。

（2）2D 容积 T2 序列，扫描层厚 3mm，层间隔 0mm。该序列扫描开始同步注射对比剂，此序列扫描时间为 3 分钟左右，扫描结束后可以直接进行强化扫描。

（3）3D 容积 T1 增强扫描序列，扫描参数同平扫。

（4）2D 容积 T2 Flair 序列，扫描层厚 3mm，层间隔 0mm。

（5）备选功能序列如 b 值 1000 的 DWI、PWI、MRS、DTI、ASL 等，扫描层厚一般为 3mm，层间隔 0mm；PWI 扫描时为控制单时相扫描时间短于 2 秒，且保证肿瘤的覆盖范围，建议层厚设置在 4.5mm 或 6.0mm，一般为 3mm 的倍数。

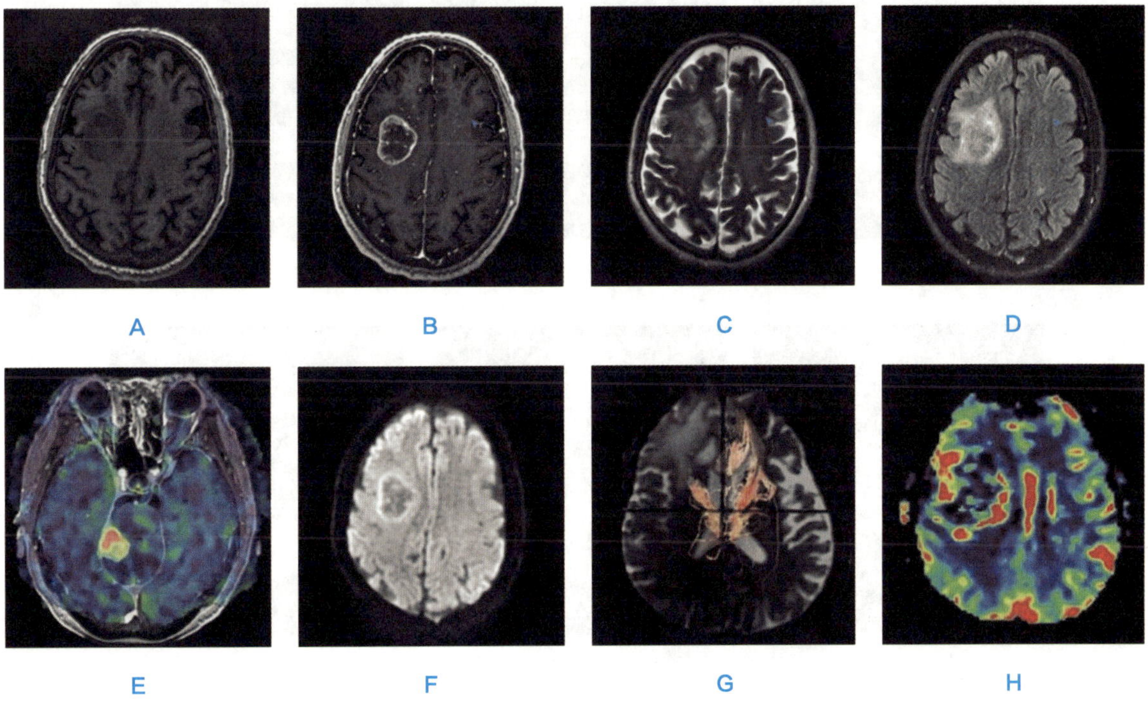

图 4-16　脑肿瘤 MR 模拟定位

注：A. 容积 T1 平扫 1mm；B. 容积 T1 增强平扫 1mm；C. 2DT2；D. 2DT2 Flair；E. 3DASL；F. DWI（b 值 1000）；G. DTI；H. DCE。

（6）特殊患者（如儿童，躁动、癫痫、幽闭恐惧症等患者）定位时扫描序列顺序相应调整和删减。

（7）特别说明：小儿患者扫描序列为3D容积T1+C（增强扫描，3mm）；2D容积T2压水；2D容积T2。躁动、癫痫、幽闭恐惧症患者定位时扫描序列为2D容积T2；3D容积T1+C（增强扫描，3mm）；2D容积T2压水。

2. 颈部肿瘤（图4-17）

（1）2DT1平扫序列，扫描层厚3mm，层间隔0mm。

（2）3D容积T1水脂分离的增强扫描序列（对比剂注射后15秒动脉期），扫描层厚3mm，层间隔0mm，分辨率为296×296。

（3）3D容积T1水脂分离的增强扫描序列（对比剂注射后120秒的静脉期），扫描层厚3mm，层间隔0mm，分辨率为296×296。

（4）2D容积T2压脂序列，扫描层厚3mm，层间隔0mm。

（5）2D容积T2序列，扫描层厚3mm，层间隔0mm（此序列为备选补充序列，对于颈部曲率变化较大，T2压脂不均匀患者加扫该序列）。

（6）3D容积T1水脂分离的增强扫描序列（对比剂注射后>10分钟的超长延迟期），扫描层厚3mm，分辨率为296×296。

（7）备选序列ASL、DWI（b值800）、DCE等功能序列；DCE序列扫描中为了控制每期扫描时间在9秒内，可以适当增加扫描层厚，减少扫描层数。

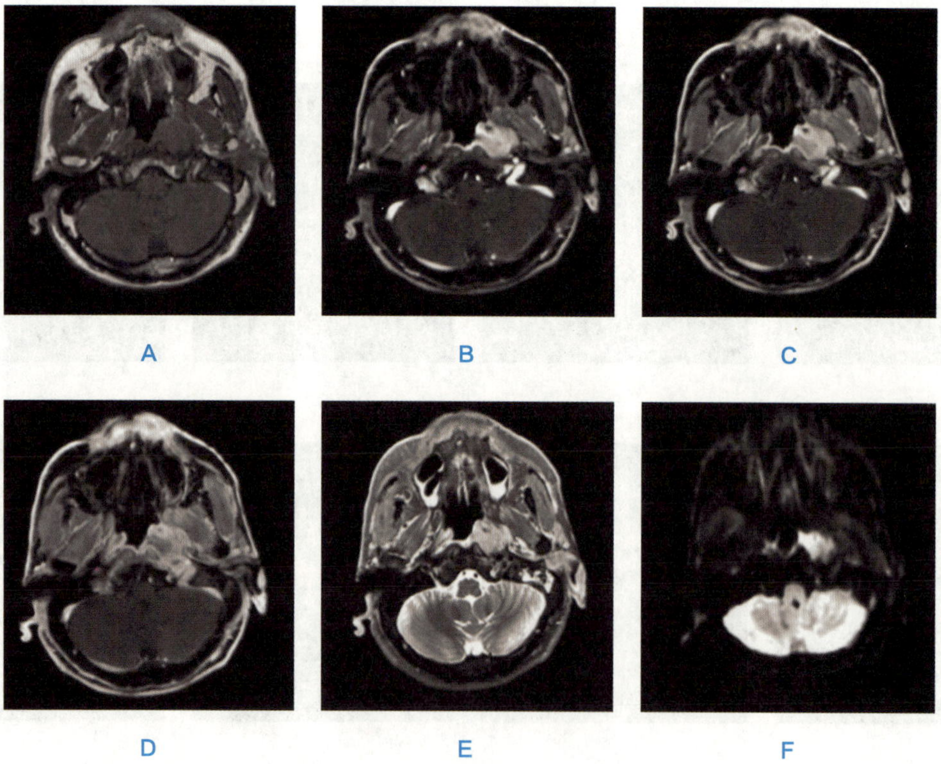

图4-17　头颈部肿瘤MR模拟定位

注：A. 2DT1平扫容积T1；B. 动脉期增强扫描容积T1；C. 静脉期增强扫描容积T1；D. 超长期增强扫描容积T1；E. 2DT2压脂；F. DWI。

3. 胸部肿瘤　胸部肿瘤 MR 模拟定位（图 4-18）中，一定要根据肿瘤与心脏、主动脉的相对位置关系进行编码方向的选择，避免心脏及主动脉搏动伪影影响肿瘤的显示及造成误判。

（1）屏气下 3D 容积 T1 水脂分离平扫，扫描层厚 3mm；屏气时间根据患者状态控制在 14~20 秒之内，不建议让患者超长时间屏气。

（2）屏气下 3D 容积 T1 水脂分离增强扫描（对比剂注射后 15 秒的动脉期），扫描层厚 3mm，层间隔 0mm。

（3）屏气下 3D 容积 T1 水脂分离增强扫描（对比剂注射后 120 秒的静脉期），扫描层厚 3mm，层间隔 0mm。

（4）带呼吸触发的 2D 容积 T2 压脂序列，扫描层厚 3mm，层间隔 0mm。

（5）屏气下 3D 容积 T1 水脂分离增强扫描（对比剂注射后>10 分钟的超长延迟期），扫描层厚 3mm，层间隔 0mm。此序列为鉴别肺癌伴有肺不张患者肺不张范围及肿瘤区域的主要参考序列。

（6）带呼吸触发的 DWI（b 值 800），扫描层厚为 4.5mm 或 6.0mm，层间距 0mm；对于俯卧位乳腺癌患者定位时，可以不采用呼吸触发。

（7）备选序列 4D 动态序列，一般层厚为 5mm，层间距 0mm，横断面和冠状位扫描，用以量化和评估肿瘤/器官运动；对于追踪心脏运动的患者可以进行指脉或心电门控的动态成像。

对于心肺功能不好，无法配合屏气的患者，建议采用膈肌导航技术。对于膈肌导航下的容积强化扫描，建议采用高分辨 360×360 以上。膈肌导航单次扫描时间较长，无法准确抓取不同强化时机，扫描前 15 秒注射对比剂，获得一幅综合强化图像，需连续扫描两次，以便分析对比剂在病灶及肿瘤中的动态变化。

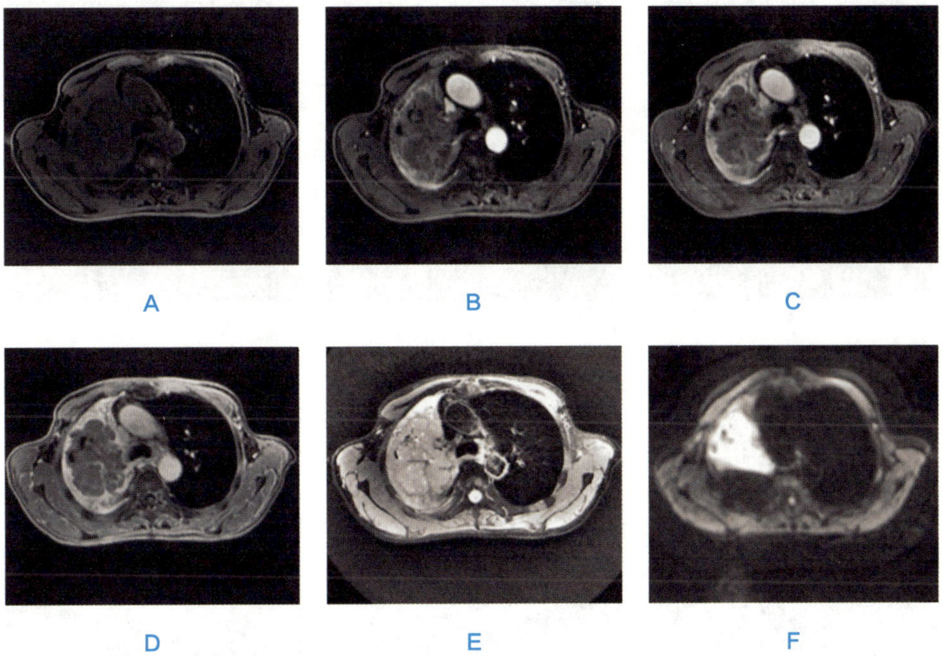

图 4-18　胸部肿瘤 MR 模拟定位

注：A. 容积 T1 平扫；B. 容积 T1 动脉期增强扫描；C. 容积 T1 静脉期增强扫描；D. 容积 T1 超长延迟增强扫描；E. 2DT2 压脂；F. DWI。

4. 腹部肿瘤（图 4-19）

（1）屏气下 3D 容积 T1 水脂分离平扫，扫描层厚 3mm，层间隔 0mm。屏气时间要求等同胸部肿瘤。

（2）屏气下 3D 容积 T1 水脂分离增强扫描（对比剂注射后 15 秒的动脉期），扫描层厚 3mm，层间隔 0mm。

（3）屏气下 3D 容积 T1 水脂分离增强扫描（对比剂注射后 45 秒的门脉期），扫描层厚 3mm，层间隔 0mm。

（4）屏气下 3D 容积 T1 水脂分离增强扫描（对比剂注射后 75 秒的肝静脉期），扫描层厚 3mm，层间隔 0mm。

（5）屏气下 3D 容积 T1 水脂分离增强扫描（对比剂注射后 120 秒的延迟期），扫描层厚 3mm，层间隔 0mm。

（6）呼吸触发 2D 容积 T2 压脂序列，扫描层厚 3mm，层间隔 0mm。

（7）屏气下 3D 容积 T1 水脂分离增强扫描（对比剂注射后>10 分钟的超长延迟期），扫描层厚 3mm。

（8）呼吸触发 DWI（b 值 600），扫描层厚为 4.5mm 或 6.0mm，层间距 0mm。

（9）备选序列 4D 动态序列，一般层厚为 5mm，层间距 0mm，横断面和冠状位扫描，用以量化和评估肿瘤/器官运动。

对于心肺功能较差，无法配合屏气的患者，建议采用膈肌导航技术，具体用法可参照胸部肿瘤定位。

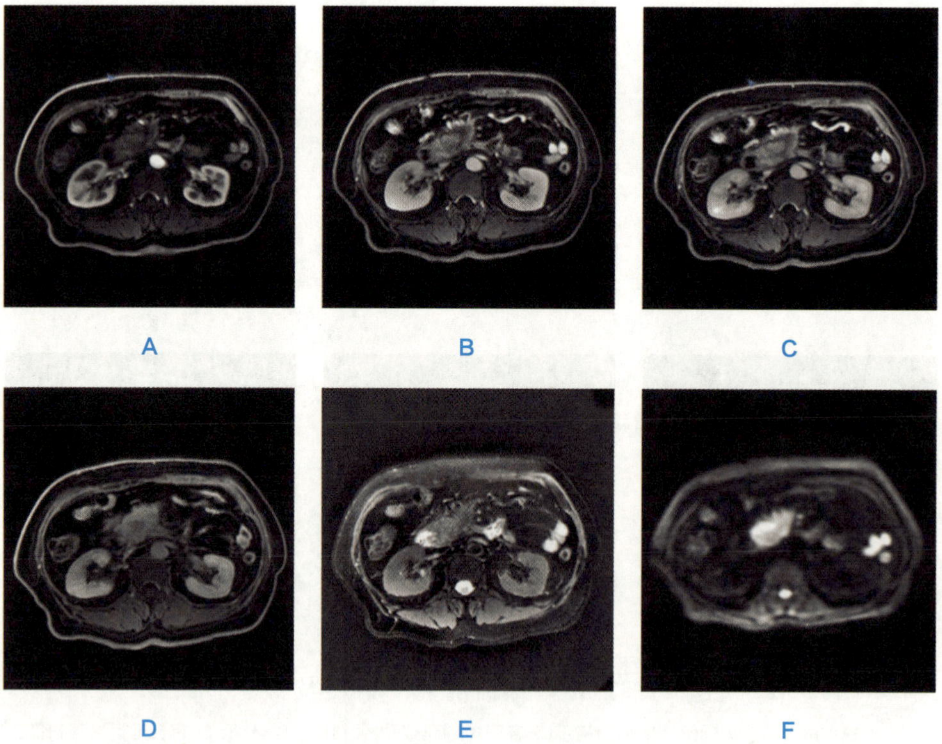

图 4-19　腹部肿瘤 MR 模拟定位

注：A. 容积 T1 动脉期增强扫描；B. 容积 T1 静脉期增强扫描；C. 容积 T1 延迟期增强扫描；D. 容积 T1 超长延迟增强扫描；E. 2DT2 压脂；F. DWI。

5. 盆腔肿瘤（图 4-20）

（1）3D 容积 T1 水脂分离平扫，扫描层厚 3mm，层间隔 0mm，建议采用高分辨率 360×360 进行扫描。

（2）3D 容积 T1 水脂分离增强扫描（对比剂注射后 17 秒的动脉期），扫描层厚 3mm，层间隔 0mm，分辨率 360×360 以上。

（3）3D 容积 T1 水脂分离增强扫描（对比剂注射后 120 秒的静脉期），扫描层厚 3mm 层间隔 0mm，分辨率 360×360 以上。

（4）2D 容积 T2 压脂序列，扫描层厚 3mm，层间隔 0mm。

（5）2D 容积 T2 序列，扫描层厚 3mm，层间隔 0mm。对于部分需要看脂肪进行肿瘤浸润程度分析或分期的患者可以加扫此序列。

（6）3D 容积 T1 水脂分离增强扫描（对比剂注射后>10 分钟的超长延迟期），扫描层厚 3mm，分辨率 360×360 以上，层间隔 0mm。

（7）DWI（b 值 1000），扫描层厚为 4.5mm 或 6.0mm，层间距 0mm。备选功能序列 DCE 和非对称回波的最小二乘估算法迭代水脂分离技术（iterative decomposition of water and lipids using least squares quantification，IDEALIQ）序列等，DCE 序列扫描中为了控制每期扫描时间在 9 秒内，可以适当增加扫描层厚，减少扫描层数。IDEALIQ 主要用于盆腔肿瘤放疗中骨髓状态的评估及个体化保护。

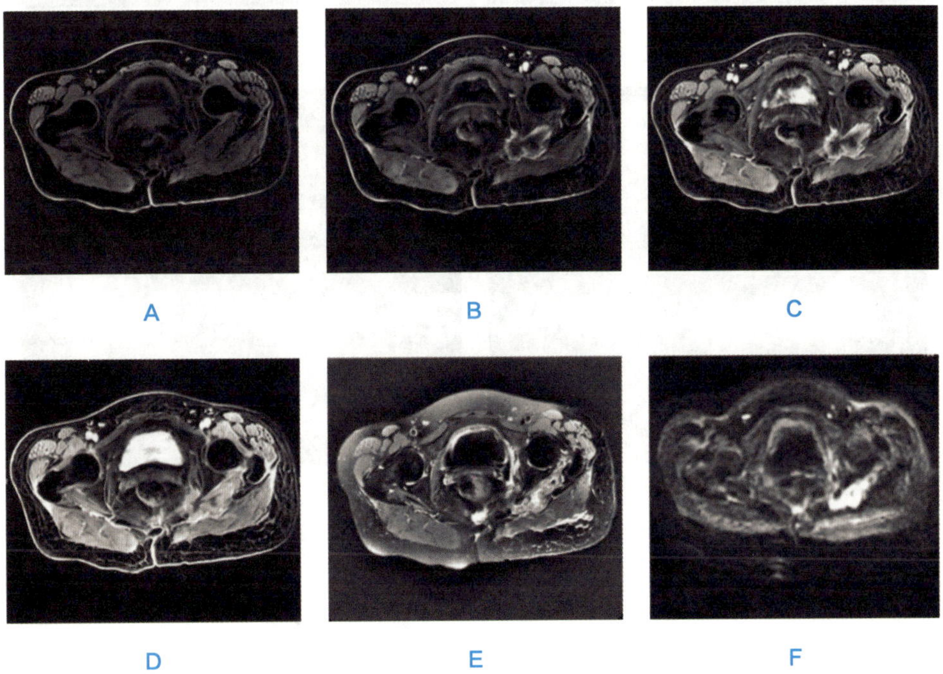

图 4-20　盆腔肿瘤仰卧位 MR 模拟定位

注：A. 容积 T1 平扫；B. 容积 T1 动脉期增强扫描；C. 容积 T1 静脉期增强扫描；D. 容积 T1 超长延迟增强扫描；E. 2DT2 压脂；F. DWI。

6. 四肢肿瘤（图 4-21）

（1）3D 容积 T1 水脂分离平扫，扫描层厚 3mm，层间隔 0mm，分辨率在 256×256 以上；四肢肿瘤一般为偏心肿瘤，因此在线圈放置及射野选择时一定要注意，避免卷积伪影产生。

（2）3D 容积 T1 水脂分离增强扫描（对比剂注射后的动脉期，上肢扫描时机为对比剂注射后的

15 秒，而下肢肿瘤为 18~20 秒），扫描层厚 3mm，层间隔 0mm，分辨率在 256×256 以上。

（3）3D 容积 T1 水脂分离增强扫描（对比剂注射后 120 秒的静脉期），扫描层厚 3mm，层间隔 0mm，分辨率 256×256 以上。

（4）2D 容积 T2 压脂序列，扫描层厚 3mm，层间隔 0mm；此序列一般选用最大范围的扫描，尽可能地包全肿瘤及手术瘢痕范围。

（5）3D 容积 T1 水脂分离增强扫描（对比剂注射后>10 分钟的超长延迟期），扫描层厚 3mm 层间隔 0mm。

（6）DWI（b 值 1200），扫描层厚为 4. 5mm 或 6. 0mm，层间距 0mm。

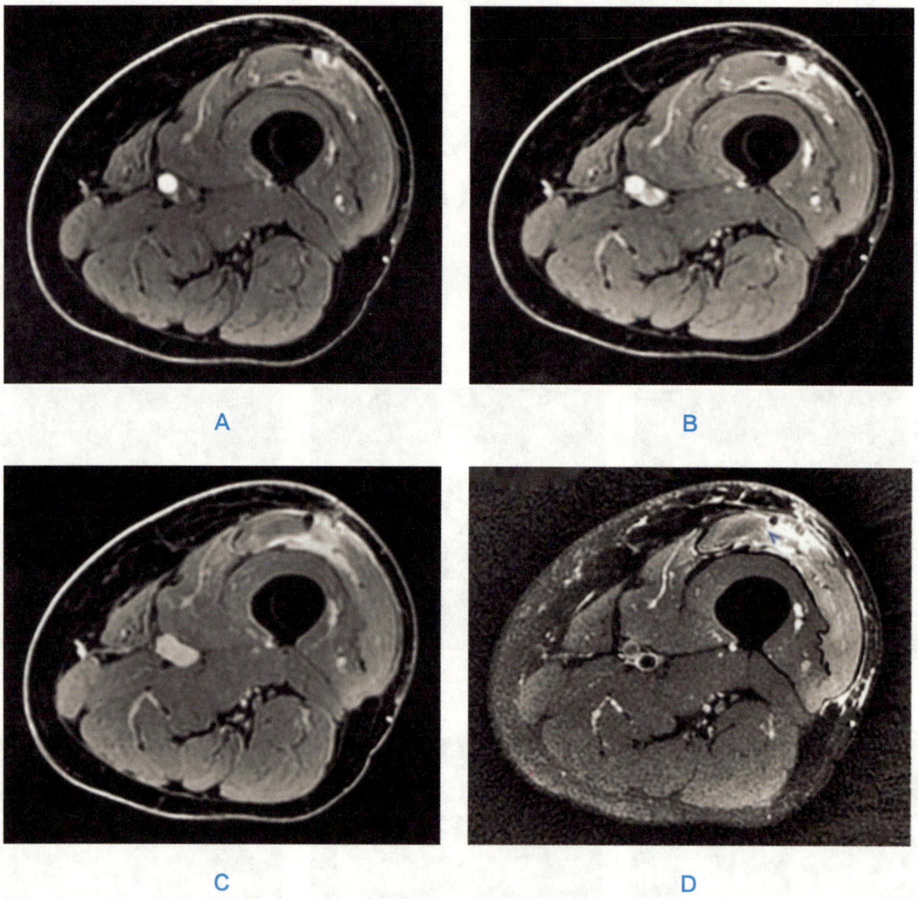

图 4-21　四肢肿瘤 MR 模拟定位

注：A. 容积 T1 动脉期增强扫描；B. 容积 T1 静脉期增强扫描；C. 容积 T1 超长延迟增强扫描；D. 2DT2 压脂。

五、 MR 模拟定位结束后的患者处理

1. 按照定位的逆顺序依次去除扫描线圈、定位桥架、保暖措施、体位固定装置。
2. 询问患者情况，有无不适、头晕等。
3. 辅助患者下床。
4. 嘱患者观察 15 分钟后拔掉留置针。
5. 嘱患者多喝水、勤排尿，加快对比剂的排出。

六、MR 模拟定位图像的处理及传输

定位扫描过程中及时确认各扫描序列图像是否有伪影，定位图像是否完整。扫描结束将图像传输至计划系统，DWI 序列只传输高 b 值的图像。功能影像后处理结束传输 MAPPING 图像或者 DICOM 格式的灰度图像，以便与定位 CT 图像融合配准。

▶知识拓展

放射治疗中的 MR 发展历史

随着放射治疗在一致性和精确性方面的提高，对肿瘤靶区及危及器官精确成像的需求也在增加，以便准确规划不同肿瘤的放射治疗。MR 作为首选的成像技术有很多优势：软组织对比高，可以提供肿瘤靶区和危及器官的精细可视化，改善了模拟定位及放疗计划制订的精度。MR 允许在同一检查中测量功能参数，提供有关肿瘤反应或组织毒性的生理信息。此外，由于 MR 是一种非电离成像方式，可以重复使用，在治疗过程中经常使用这些信息，并根据患者的个体情况需要调整放射治疗的剂量。

早在 20 世纪 80 年代，MR 对放射治疗的益处就被首次认识到。然而，在接下来的几十年里，临床实践几乎没有变化，CT 模拟定位仍然是金标准模式，与 MR 相关的感知困难仍然存在。 这可能有两个理由：放射治疗和 MR 的领域很大、差异非常冥想，难以使从业者在培训和教育方面减少这种差异；获取 MR 图像是一个长期存在的问题，通常仅限于放射科使用，这进一步限制了除大型研究中心外医疗机构的使用发展，这些因素都是肿瘤放射治疗临床常规实施 MR 的障碍。

然而，近年来，人们一直在推动放射治疗中的 MR 成为一门专业，有两项举措值得一提。第一，2010 年，欧洲放射治疗与肿瘤学会推出了以 MR 为重点的“物理学家成像”课程。该课程现已进入第十个年头，在整个欧洲一直深受欢迎。第二，创建了“放射治疗中的 MR”专题研讨会，并在多个国家及地区举行，出席人数每年都在增加，这进一步说明了放射治疗中的 MR 应用前景。

第四节 PET/CT 模拟定位技术

一、概述

正电子发射计算机断层显像（positron emission tomography，PET）已在肺癌、食管癌、乳腺癌和直肠癌等肿瘤的放射治疗中得到了广泛应用。PET 能提供病灶详尽的功能与代谢等分子信息，CT 提供病灶的精确解剖定位，PET/CT 结合了两种影像设备之所长，实现了解剖信息与功能信息的融合，

在放射治疗领域而言，PET/CT 图像有助于更精准的靶区勾画、计划设计和放疗疗效评估。用于放射治疗的 PET/CT 模拟定位机的图像质量及可用性，在很大程度上取决于设备性能、图像采集期间患者体位和固定状态。完善的临床流程和对 PET/CT 模拟定位机成像特殊需求的理解，对于放疗计划设计和治疗中成功使用 PET/CT 图像至关重要。

二、 PET/CT 设备的性能要求

传统的 PET/CT 扫描仪需要改造后才能用于放疗的模拟定位。用于放疗的 PET/CT 的扫描仪孔径尺寸应至少为 70cm 或更大。放疗的患者体位需要固定，进行模拟定位时，PET/CT 需要有足够大的孔径，以允许四肢舒展和使用适当的体位固定装置。孔径为 70cm 的 PET/CT 可以适用于大部分患者。由于手臂位置的原因，部分乳腺癌和肺部肿瘤患者，无法进入 70cm 孔径的 PET/CT，需要更大孔径来保证在舒适体位下完成扫描。放疗科室使用的 CT 模拟定位机通常为 80cm 或更大孔径。具备更大孔径 PET/CT 模拟定位机可以提高患者定位过程中体位准备的灵活性。

三、使用与维护

（一） PET/CT 模拟定位的使用

1. 与 CT 模拟定位不同，PET/CT 模拟定位需要注射显像剂^{18}F-FDG，^{18}F-FDG 具有放射性，为了保证安全，需要注意以下几点。

（1） 患者检查前需禁食 4~6 小时，注射显像剂前饮水 500ml。

（2） 脑部肿瘤模拟定位时，患者需停服一切不必要的药物，若病情较重不能停药者需及时与医务人员沟通。

（3） 腹部肿瘤模拟定位时，要求患者 1 周内勿行胃肠钡餐透视检查及灌肠。

（4） 定位前患者需测量血糖，要求在 11.1mmol/L 以下。

（5） 定位前患者需要测量体重，以便确定显像剂^{18}F-FDG 使用标准。

（6） 扫描结束后患者应尽量多喝水，以利于药物代谢，尽快排出体外。24 小时内请远离孕妇及儿童。

2. PET/CT 模拟定位过程 先进行操作台和机架扫描床的安全检查及紧急停止按钮运行状态的检查；系统开机，开机后目测检查机架、探头、床、附件等机械电子操作显示是否正常；检查网络传输是否正常；进行 PET 和 CT 的每日质控，包括 PET 每日质控、CT 球管预热及快速校准等项目。录入患者个人信息及注射信息，注意检查患者与信息的一致性，选择相应的扫描协议。

（1） 患者体位和固定要求：对患者模拟定位和体位固定的要求是应尽量保证舒适性。舒适的体位可以大大减少治疗间移动次数，提高患者接受辐射剂量的准确性。借助外部激光灯使患者在扫描床上保持直线，不能出现旋转或倾斜。为减少分次治疗间和分次治疗内的运动通常使用体位固定装置，如头颈热塑面膜和躯干体位固定装置。患者固定装置应足够小，以适应 PET/CT 模拟定位机孔径。为了尽量减少工作人员不必要的辐射暴露，固定装置通常预先选择或塑型，避免固定装置的金属成分在 CT 图像上产生放射性伪影。

（2）CT 扫描视野（scan field of view，SFOV）：SFOV 定义为可以实现物体完全成像的最大尺寸，大多数 70cm 孔径的 PET/CT 模拟定位机具有 48～50cm SFOV。为了放疗计划设计和剂量计算，有必要实现患者全部皮肤可视化。有两种不同的方法来增大 SFOV：第一种方法是通过在 X 射线接收系统上安装更大的探测器阵列和更宽的准直器来增加真实 SFOV；第二种方法是扩展 SFOV，其中扩展衰减测量用于在正常最大区域之外创建图像。位于图像扩展部分的物体会有几何扭曲，CT 值不准确，会导致剂量计算误差，因此必须谨慎使用扩展 CT 图像进行治疗计划设计。

（3）图像的后处理：主要是将 PET 和 CT 图像导入放疗计划系统进行配准、肿瘤靶区勾画和治疗计划设计。与独立的 PET 扫描仪相比，PET/CT 模拟定位机的一个显著优势是两个图像集都是在一个共同平台上获得，两个图像集由硬件设置进行空间配位，不需要在治疗计划计算机中进行任何额外操作，极大地简化了治疗计划设计过程。需要注意的是，应对每例患者进行图像配准验证，以确保没有软件错误或在 PET 与 CT 图像采集之间患者没有移动。FDG PET 图像与 CT 图像之间的配准验证可以基于解剖结构进行视觉验证。在 PET 和 CT 成像期间放置在患者身上的基准标记物可用于引导图像配准。

（二）PET/CT 模拟定位的维护

1. 工作环境的维护

（1）温湿度：机房应配备功率足够大的空调，温度维持在 20～22℃，机房的湿度保持在 40%～60%为宜。若机房湿度过大，易导致电路短路；机房内太干燥，则机房内灰尘增多，仪器表面易产生静电而损坏机器。机房内要配置去湿机和加湿器。

（2）机器保养：预防性的机器保养可降低故障的发生率，保证系统性能稳定。应做好下述保养工作：及时给机架或检查床的运动部件和轴承添加润滑油；及时更换设备上的空气过滤器；检查各限位开关是否有效；检测风冷装备是否在正常范围。CT 碳刷的更换、床以及高传动精度的运动部件进行精度校准等。

2. 检测校正 检测校正即为设质量控制，必须进行定期 PET/CT 模拟定位机专用质量保证（quality assurance，QA）项目，包括 HU 校准、治疗床、激光灯和患者摆位精度，以及与 PET 图像勾画和配准相关的专用测试，并确保数据传输的安全和有效。

PET/CT 工作场所涉及放射性，应划分为控制区和监督区进行管理，控制区域出入口设置门禁系统和粘贴规范的电离辐射警告标志，防止无关人员随意进出控制区。

PET/CT 模拟定位在放疗中的应用日渐增多，在绝大多数机构中，PET/CT 模拟定位是在核医学科进行的，核医学工作人员需要接受适当的培训，以了解 PET/CT 模拟定位患者的特殊要求。放射治疗物理师应积极参与 PET/CT 的质控工作，确保设备性能稳定。PET/CT 模拟定位会对改进 RT 计划设计、实施和疗效监测产生影响。此外，集成 PET/CT 的直线加速器或者质子/重离子放疗设备的发展，未来会彻底改变将 PET 信息整合到 RT 计划和剂量传输中的方法，进而实现直接生物自适应的肿瘤放疗。

▶知识拓展

PET/CT 的特色

1. PET/CT 能早期诊断肿瘤等疾病。由于肿瘤细胞代谢活跃、增殖旺盛，摄取显像剂能力是正常细胞的数倍，形成图像上明显的浓集点，在肿瘤早期尚未产生解剖结构变化前，即可发现其他影像学不易发现的微小病灶。

2. PET/CT 一次检查即可快速获得全身影像。其他影像学检查都是对选定的某一部位进行扫描，容易漏诊身体其他部位的病灶，PET/CT 一次扫描仅需近 20 分钟，能分别获得 PET、CT 及两者融合的全身各个断面及三维图像，可直观地看到病变在全身的受累部位、分布情况。

3. PET/CT 可以实现医学影像诊断的“四定”。

（1）“定位”指发现病变和明确病变部位。

（2）“定性”指明确病变的病理和病理生理性质（良、恶性鉴别）。

（3）“定量”指 PET/CT 不仅能提供病灶的大小、范围、密度等数值，更重要的是能提供功能和代谢的指标（葡萄糖代谢率、局部血流量、氧耗量等），更能深入本质反映病变性质、程度。

（4）“定期”指确定疾病的发展阶段。

PET 或 PET/CT 已应用近 30 年，放射性核素和 X 线所产生的辐射都在安全范围内，采用的显像剂是构成人体生命的基本元素，检查相对安全。

—• 考试知识点总结 •—

—• 本章小结 •—

—• 协和云课堂…… 拓展练习及参考答案 •—

（巩贯忠　杨　菁　白晓亮）

第五章　放射治疗器官运动管理

教学课件

学习目标

素质目标

（1）具有分析器官运动对肿瘤放疗影响的意识和能力。

（2）具备不断学习放射治疗新技术、对放射治疗器官运动管理技术精益求精、对肿瘤患者高度负责的态度。

（3）增强对肿瘤患者人文关怀及隐私保护的意识。

知识目标

（1）掌握：肿瘤放疗中的运动误差分类、分次间误差的来源、摆位误差的量化方法、系统误差与随机误差的定义及基本内容。

（2）熟悉：不同部位肿瘤放射治疗中的器官运动来源，靶区外扩方法、咬合器方法、内靶区方法、中位呼吸方法、腹部加压方法、主动呼吸控制方法、呼吸门控方法、实时追踪方法、实时追踪方法、直肠一致性管理方法、膀胱一致性管理方法的基本原理。

（3）了解：头颈部、胸部、腹部、盆腔肿瘤的器官运动管理的策略及实施。

能力目标

（1）能够为肿瘤的器官运动管理策略及实施提供依据及指导。

（2）能够掌握不同器官运动管理方法的基本操作及临床决策。

案例导入

【案例】

患者，男性，75 岁。1 年半前无明显诱因出现尿频、尿急，伴排尿困难，尿线变细，尿后滴沥，无肉眼血尿。近来症状加重，表现为尿频、尿急、排尿困难明显加重。

超声检查：肾、输尿管、膀胱、前列腺残余尿（常规）：双肾大小形态规则，包膜光滑完整，肾实质回声均匀，双肾集合系统及双侧输尿管未见明显扩张。膀胱充盈，壁欠光滑。前列腺体积增大，上下径 4.9cm，左右径 4.2cm，前后径 5.9cm，包膜光滑完整，实质回声欠均匀，内可见强回声。排尿前膀胱尿量约为 160ml。排尿后测残余尿量约为 76ml。MR 诊断提示前列腺癌。

前列腺特异性抗原：总前列腺特异抗原 77.20ng/ml，游离前列腺抗原 19.10ng/ml，FPSA/T-PSA 0.25。

既往史：否认高血压、糖尿病、慢性肾脏病、冠心病等病史，否认肝炎、结核病等病史，预防接种史不详。患者及家属希望接受根治性放射治疗。

【问题】

1. 患者在 CT 及 MR 模拟定位时应选择哪种体位固定装置及体位？
2. 患者在放射治疗时如何保证每次治疗时膀胱体积的一致性？
3. 患者如何进行直肠一致性的管理？
4. 患者放射治疗过程中应采取哪种影像引导手段？
5. 如果患者出现了肺转移瘤，肺放疗时如何选择肿瘤定位体位、装置及运动管理方式？
6. 如果患者出现了肝转移瘤，肝放疗时如何选择肿瘤定位体位、装置及运动管理方式？

·核心知识拆解·

肿瘤定位的准确性是实现精准放射治疗的关键。在放射治疗中器官运动是肿瘤定位的主要误差来源。不同部位肿瘤的运动类型不同，相应的管理策略也有所差异。本章阐述了头颈部、胸部、腹部、盆腔部的常见肿瘤疾病的器官运动来源，以及现行的运动管理方法。针对基于医用电子直线加速器开展的放射治疗，依据肿瘤所处的部位差异，给出了相应的运动管理建议，旨在为头颈部肿瘤、肺癌、乳腺癌、腹部肿瘤、直肠癌、宫颈癌等肿瘤放射治疗临床实践工作提供依据，以便正确、合理地制订器官运动管理方案，提升放疗实施的准确性，保证治疗疗效。

放射治疗过程中，影响计划靶区（planning target volume，PTV）确定的因素很多，如治疗过程中的设备误差、摆位误差、器官自主和不自主运动，周围软组织或器官的变化对器官运动的影响、不同体位时同一器官的运动方式不同等。在放射治疗技术快速发展的今天，了解肿瘤的运动规律，研究控制其运动的方法，可有效地缩小肿瘤内边界，减小 PTV，更好地发挥先进技术的优势，达到既提高肿瘤控制率，又不增加正常组织并发症的目的，从而扩大放射治疗增益比，达到更好的治疗效果。

第一节　肿瘤放疗中的运动误差

一、器官运动管理的误差分类

器官运动管理主要关注两类误差：分次间误差和分次内误差。分次间误差是指放射治疗时患者解剖位置与模拟计划之间的差别，任何两次摆位都无法做到患者体位完全相同。分次内误差是指单次治疗过程中患者因器官运动或体位移动导致的位移误差。

二、分次间误差的来源

一类与设备（模拟机、治疗机、激光灯等）不确定性有关，另一类与患者及摆位有关。与设备有关的因素主要包括射野大小及位置、旋转角度（准直器、机架、治疗床等）设置、十字中心、光野一致性、激光灯系统、多叶光栅等。这类因素可通过采取质量保证程序予以控制。与患者及摆位有关的因素包括：器官运动、患者移动、体形变异、皮肤标志点的不准确等。这类因素与治疗部位和患者个体情况（年龄、体重、活动度等）及摆位技术（技术员摆位的准确性、经验、培训、责任心以及摆位的时长）密切相关，这类误差不能消除，但通过努力可将其减少。

三、摆位误差的量化方法

摆位误差是指放射治疗执行过程中实际治疗位置和治疗参考位置的差异。实际治疗位置误差可由机载影像系统通过对比计划影像获得。为了描述多次摆位误差的分布情况，把分次间摆位误差分为系统误差（systematic error，SE）和随机误差（random error，RE）。

四、系统误差与随机误差

系统误差为实际治疗位置和模拟定位时位置的差异，发生在治疗计划准备期间，体现了在放射治疗机器上重复模拟定位时技术上的难度，可采取相应措施纠正使之减小。

随机误差为每日治疗重复性的差异，发生在治疗计划执行期间，多由患者位置及器官运动的变化引起，具有偶然性。

第二节　不同部位肿瘤放射治疗中的器官运动来源

一、头颈部肿瘤放射治疗中的器官运动来源

对于头颈部肿瘤，器官运动主要来源于吞咽、脑脊液的流动、张口、眼球运动和舌头的运动等。

二、胸部肿瘤放射治疗中的器官运动来源

对于胸部肿瘤，器官运动主要来源于呼吸运动、心脏的收缩与舒张、大血管的搏动和膈肌运动等，对由临床靶区（clinical target volume，CTV）至 PTV 外扩边界的确定影响较大。呼吸运动是影响肺癌 PTV 最重要的因素，也是导致其他胸部肿瘤靶区运动的最主要因素。对于自由呼吸下的 CT 模拟定位，由于扫描瞬间呼吸状态的随机性，导致了重复扫描和漏扫的发生，严重影响肿瘤靶区定位的准

确性，如图 5-1 所示。

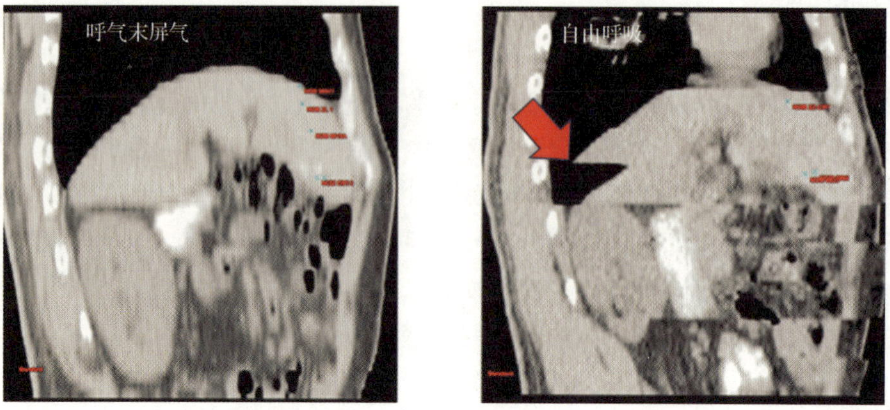

图 5-1　自由呼吸下的 CT 模拟定位

三、腹部肿瘤放射治疗中的器官运动来源

对于腹部肿瘤，胃肠蠕动、膈肌运动、呼吸和心脏运动，对器官位置的影响比较大。胃肠蠕动和充盈状态显著影响腹部肿瘤和危及器官的位置和边界，与呼吸运动不同的是，胃肠充盈与蠕动状态的变化大多是不规律的，并且此类变化具有一定的时间依赖性，引起的运动幅度通常难以预测。由于分次间的时间跨度比分次内大，由此引起的大幅度偏差可能更为明显（图 5-2）。

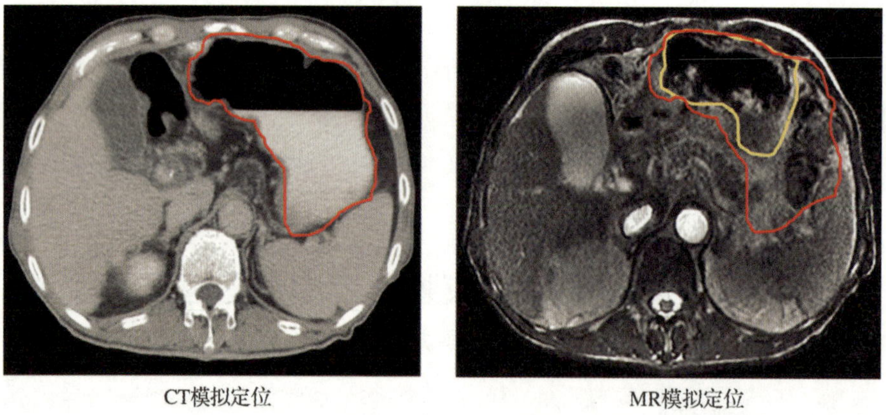

图 5-2　一例腹部肿瘤患者 CT 模拟定位与 MR 模拟定位时胃部充盈表现

四、盆腔肿瘤放射治疗中的器官运动来源

对于盆腔肿瘤，膀胱和直肠充盈程度对靶区位置影响较大。治疗分次间，影响靶区位置和边界的因素包括盆腔内器官的位置和体积变化，如子宫颈和淋巴结的位置变化。治疗分次内，影响靶区运动的因素主要有呼吸运动和胃肠蠕动等。

第三节　器官运动管理方法

准确的患者定位和运动管理是实现预期治疗结果的关键。成功的运动管理能够减少 PTV 外放范围，确保计划剂量准确覆盖靶区，并避免危及器官不必要的照射。下面介绍临床使用的常见运动管理方法。对于个体患者，具体选择哪几种运动管理，应结合临床考虑。

一、靶区外扩方法

靶区外扩方法：根据不同位置、类型肿瘤的特点及摆位误差情况，进行合适的靶区外扩。

二、咬合器方法

咬合器方法：在头颈部放射治疗的时候，有些患者需要在嘴里放置咬合器以确保嘴和下巴保持在正确的位置。放射治疗团队会根据临床情况决定患者是否需要使用咬合器，如果有必要，患者在定位膜塑形的时候就需要戴上咬合器。

三、内靶区方法

内靶区（internal target volume，ITV）法：使用最大密度投影（maximal intensity projection，MIP）方法处理所有的四维图像序列，在 MIP 图像上勾画靶区，使 CTV 或 GTV 的范围涵盖所有时相上的肿瘤图像。在各个时相的 CT 序列上检查，保证靶区完整。该方法勾画出所有时相靶区的并集称为 ITV，在 ITV 的基础上考虑摆位误差生成 PTV。在图像引导治疗阶段，ITV 可以和锥形束 CT（cone beam CT，CBCT）图像进行配准。该方法常用于靶区的组织密度显著大于周围正常组织的情况，比如肺癌。

四、中位呼吸方法

中位呼吸法：首先计算各图像序列上大体肿瘤体积（gross tumor volume，GTV）/CTV 的平均位置，选择最接近平均位置的一个阶段图像序列作为中位呼吸图像，该图像可以最好地代表靶区的时间加权位置。在中位呼吸图像上进行靶区勾画，在外扩 PTV 时考虑器官运动幅度。中位呼吸法勾画靶区时主要考虑呼吸周期中，PTV 位置维持时间最长的时相，并不确保 PTV 包含所有时相的靶区（图 5-3）。

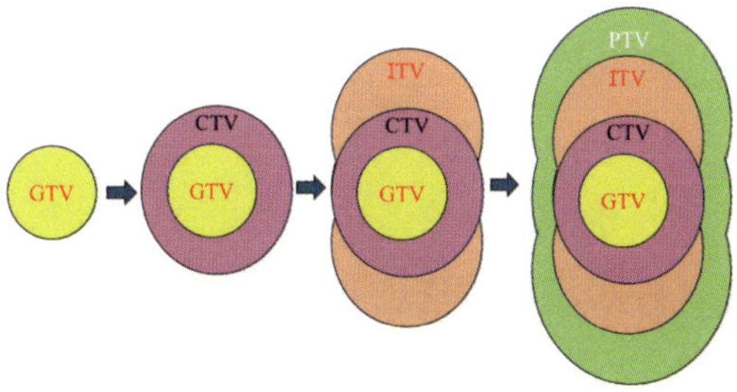

图 5-3　确定 GTV、CTV、ITV、PTV 的示意

五、腹部加压方法

腹部加压方法：肿瘤或器官的运动幅度可通过腹部加压进行限制，患者上腹部受到加压装置的压迫，膈肌运动受到限制从而迫使患者进行浅而快的呼吸。该方法已广泛应用于腹部放射治疗中，以降低呼吸相关的肿瘤或器官运动。

六、主动呼吸控制方法

主动呼吸控制（active breathing control，ABC）：在患者较为舒适的情况下，在呼吸循环的某一时相稳定地限制呼吸运动幅度。该方法主要利用导管控制患者呼吸，治疗时患者佩戴鼻夹避免鼻腔呼吸，确保患者只能进行口部呼吸。当患者呼吸深度到达设定范围时，阀门自动关闭，空气流通中断，患者开始屏气，同时加速器开始出束治疗。只有当患者的屏气体积和设定范围高度一致时加速器才实施治疗。

屏气（breath hold，BH）：分为深吸气屏气（deep inspiration breath hold，DIBH）和呼气末屏气（end expiration breath hold，EEBH）两种。对于肝脏部分靶区邻近心包以及乳腺的患者而言，EEBH时由于膈顶上移，靶区会更加贴近心包或者与乳腺处于同一层面，邻近心包的保护难度会增大，部分患者的乳腺会受到不必要的照射，此时应在保证患者屏气重复度与稳定性的前提下，采取 DIBH 技术。在选择呼吸时相与患者屏气程度时，需要注意吸气末相的重复性与稳定性低于呼气末相（图 5-4）。

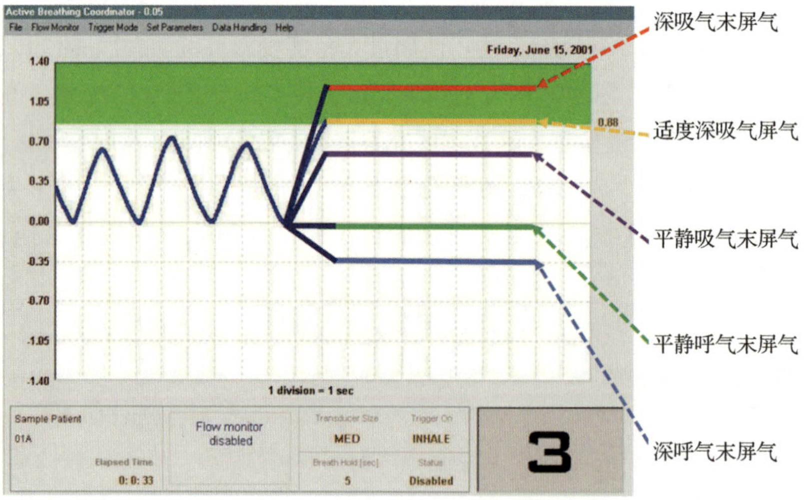

图 5-4　主动呼吸控制辅助患者在不同呼吸状态下屏气示意

七、呼吸门控方法

呼吸门控（respiratory gating，RG）方法：仅在靶区移动到呼吸周期的预定时相进行出束照射。这一方法可以显著降低 CTV-PTV 外扩。不同于自主屏气，使用门控方法的患者进行自由呼吸，在呼吸信号落入呼吸周期的预定范围内时触发出束，其余时间不出束。由于加速器仅在呼吸周期的选定部分（30%~50%）内出束，该方法的治疗效率较低，也易受到不规则呼吸的影响。

八、实时追踪方法

实时追踪（real-time tracking，RT）方法：对肿瘤靶区位置实时探测，并根据探测结果调整射束。目前实时探测的方法主要包括通过X线摄影或MR图像直接对肿瘤靶区或植入靶区内的金属标记物进行实时定位；利用电磁导航及探测体表变化等间接的方法来预测肿瘤靶区位置。该技术可以减小PTV外放边界，患者治疗时可以自由呼吸，相比于呼吸门控技术可以极大地减少治疗时间，并显著提高分次内的放射治疗精度。

九、直肠一致性管理方法

直肠一致性管理方法：可采用直肠排空、直肠移位、直肠排气、灌肠和服用益生菌等方式保持直肠一致性。

十、膀胱一致性管理方法

膀胱一致性管理方法：可通过膀胱容量测定仪来测量膀胱的容量。对患者进行教育、培训和持续性地膀胱容积测量，可以有效提高膀胱容量的一致性。

第四节　常见肿瘤的器官运动管理

一、头颈部肿瘤的器官运动管理

器官运动带来的头颈部放射治疗误差较小，主要考虑摆位过程带来的误差。治疗计划应参考靶区大小、复杂程度及与危及器官的关系，选择恰当的治疗技术。对于喉癌和下咽癌等有一定器官运动风险的患者，应适当控制调强放射治疗的射野和子野数量；对于鼻咽癌和鼻腔癌等靶区复杂的患者，推荐使用多射野多子野的调强技术或容积调强技术（图5-5）；舌癌等涉及口腔照射的情况，建议使用口腔咬合器。

应充分使用机载CBCT或CT获取在线三维图像，对靶区和危及器官的运动和位移进行量化评估（图5-6）。若没有三维图像，应使用电子射野成像装置（electronic portal image device，EPID）。

对于治疗计划射野中心点相对于定位标记点有位移的患者，在首次放射治疗前，应在模拟机或者CT模拟机或加速器下完成中心点的移位，以获得中心点处的优质图像并及时修正误差。对于脑瘤患者，可以通过CBCT或CT扫描获取脑脊液变化情况并进行配准来实现运动管理，必要时注射甘露醇脱水（表5-1）。

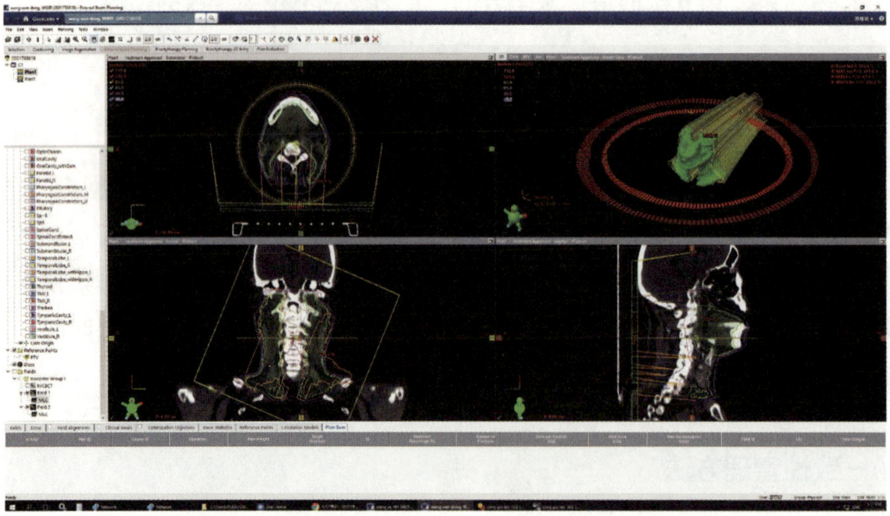

图 5-5　双弧容积调强放疗技术进行鼻咽癌放疗计划设计

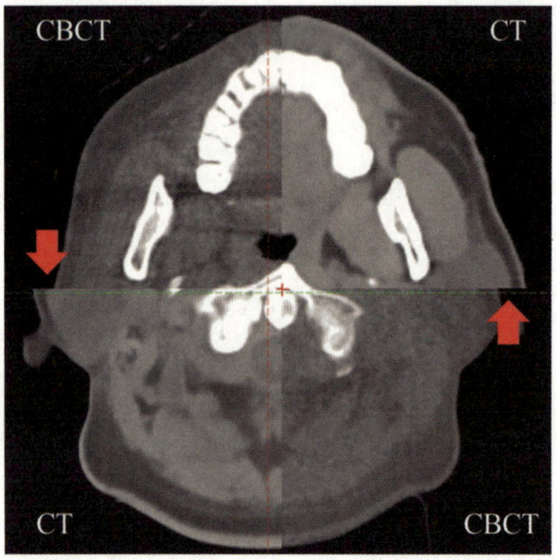

图 5-6　一例鼻咽癌患者接受 20 次放疗后的 CBCT 图像与计划 CT 图像融合配准

注：红色箭头所示由于患者体重减轻，腮腺部位存在明显错误。

表 5-1　头颈部肿瘤的器官运动管理

项目	内容
主要病种	鼻咽癌、脑瘤、喉癌等
固定体位	仰卧位
固定方式	一体化板（带头枕）配合头颈肩热塑膜、发泡胶、塑形垫等
靶区勾画	CTV→PTV，3~5mm
定位技术	CT 模拟定位、MRI 模拟定位
摆位验证方式	EPID、CBCT、CT、SGRT
运动管理方式	口腔咬合器、吞咽控制等

注：CTV 为临床靶区；PTV 为计划靶区；EPID 为电子射野成像装置；CBCT 为锥形束 CT；SGRT 为光学表面引导放疗。

二、胸部肿瘤的器官运动管理

1. 肺癌运动管理相关问题　在四维 CT 定位前，应训练患者在整个放射治疗过程中保持稳定呼吸，以使系统能够获取合适的呼吸波形；当采用屏气 CT 扫描时，要确保患者训练后的屏气时间能够完成一次包括靶区全范围的扫描，四维 CT 扫描时要确保患者平稳呼吸（图 5-7）。

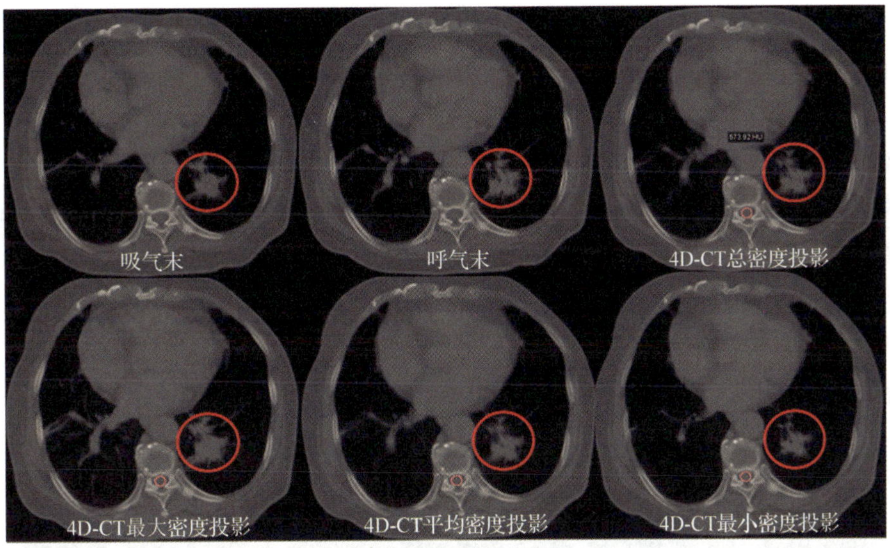

图 5-7　基于 4D-CT 不同重建时相进行肺癌靶区显示

注：红圈之内的高密度影为肺癌区域。

DIBH 在定位扫描和治疗时，同时采用可持续屏气的最大限度吸气时相，实施时需要监测吸气量是否达到要求范围。需要增强扫描的患者，建议同时获取平扫图像，并注意在注射对比剂过程中可能对患者体位造成的影响。

对于个体患者而言，具体选择哪一种运动管理可参考如下基本原则。①对于靶区运动小于 13mm 的肿瘤，与采取中位呼吸时相计划相比，呼吸门控或运动追踪获益有限。呼吸运动管理对于靶区运动大于 13mm 的患者更有必要。②对于上肺部肿瘤，呼吸运动引起的误差较小，摆位误差的控制是保证精度的重要环节。③对于下肺部，尤其是靠近膈肌的肿瘤，需注意呼吸运动的管理。SBRT 技术在肺癌放射治疗中非常重要，至少应采用 4D-CT 扫描、CBCT/CT 引导定位（图 5-8）。其他可选择的技术包括呼吸门控和运动追踪等，如表 5-2 所示。

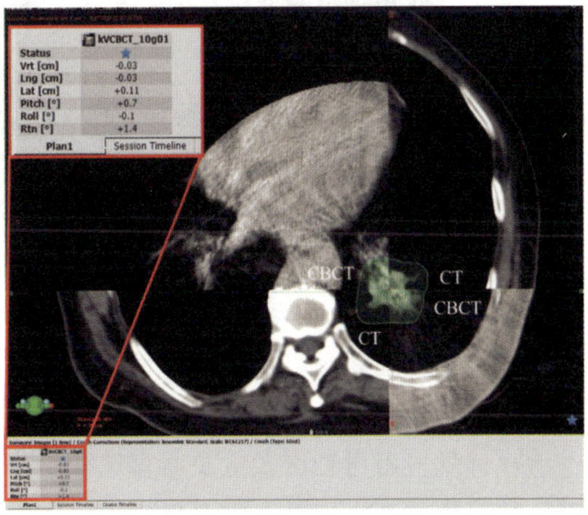

图 5-8　CBCT 引导肺癌放射治疗

注：红框之内的数值为摆位误差数值，Vrt 为腹背方向、Lng 为头足方向、Lat 为左右方向、Pitch 为俯仰方向、Roll 为翻滚方向、Rtn 为偏转方向。

表 5-2　胸部肿瘤的器官运动管理

项目	主要病种	
	肺癌	乳腺癌
固定体位	仰卧位	仰卧位或俯卧位
固定方式	真空垫、塑形垫、发泡胶、热塑膜、腹压板、一体化板等	一体化板、乳腺托架、发泡胶等
定位技术	四维 CT、屏气 CT、呼吸门控等	四维 CT、屏气 CT、呼吸门控、MRI 模拟定位等
摆位验证方式	EPID、CBCT、CT 和 SGRT	EPID、CBCT、CT 和 SGRT
运动管理方式	深吸气/呼气末屏气、门控技术、实时追踪、视听反馈	深吸气/呼气末屏气、门控技术

注：EPID 为电子射野成像装置；CBCT 为锥形束 CT；SGRT 为光学表面引导放疗。

肺转移瘤的运动管理与肺癌一致。

2. 乳腺癌运动管理相关问题　乳腺组织距离肺很近，分次内胸壁随呼吸运动有一定的变化。有文献报道摆位误差引起的前后方向位移为 2.8mm，呼吸运动造成的心脏平均剂量计算误差为 0.1%，摆位误差造成的心脏平均剂量计算误差为 1.3%（图 5-9）。

心脏放射性损伤是乳腺癌放射治疗的常见并发症之一，并且心脏放射性损伤没有阈值，心脏剂量的降低会直接降低心脏病的发病率，平均心脏剂量每升高 1Gy，心脏病的发病率上升 7.4%。带有内乳区淋巴结的乳腺癌照射会显著增加心脏的受量。如表 5-2 所示，深吸气/呼气末屏气和 DIBH 技术可作为一种常用呼吸控制技术，用于降低心脏受量。

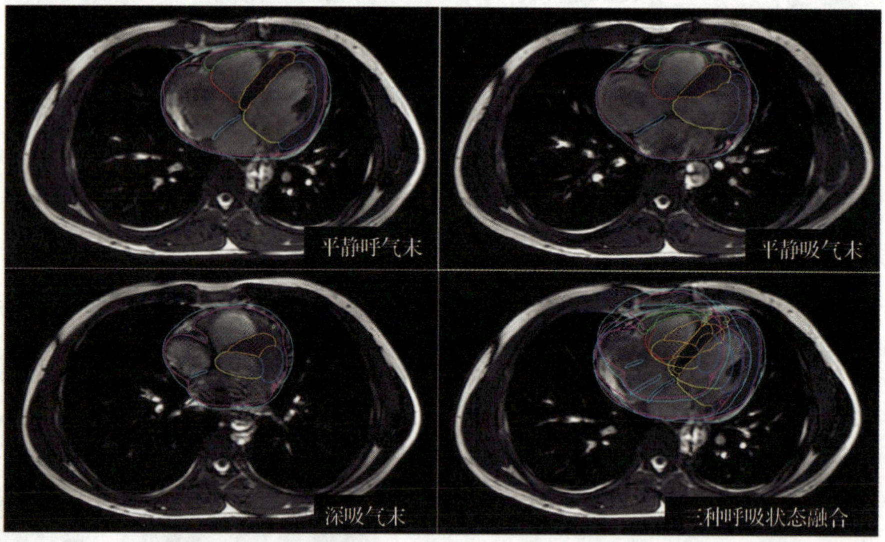

图 5-9　基于心电门控 MR 进行三种不同呼吸状态心脏及其亚结构位置及形态变化

注：所有图片均在同一个坐标点截取。

治疗计划应参考靶区及危及器官选择恰当的技术。对于胸壁和乳腺靠近空气的一侧，可适当加大射野外放，覆盖器官运动，简单易行；采用调强或容积调强技术，需格外关注子野大小。治疗技术的选择也应同时结合治疗时间的长短，治疗时间越短患者体位的一致性越好。

相较于单独使用体表三点标记，光学表面引导可以显著提高摆位精度，另一个优势是无辐射。其在 DIBH 使用时，光学表面引导放射治疗（surface guided radiotherapy，SGRT）的骨性结构误差 <3mm，使用 CBCT/CT 进一步调整后，误差 <2mm，表明在使用 SGRT 的情况下可适当减少使用

CBCT/CT 的频率（图 5-10）。但目前为止，SGRT 仍然不能取代 CBCT/CT，在线 CBCT/CT 依然是乳腺癌摆位误差控制的金标准。

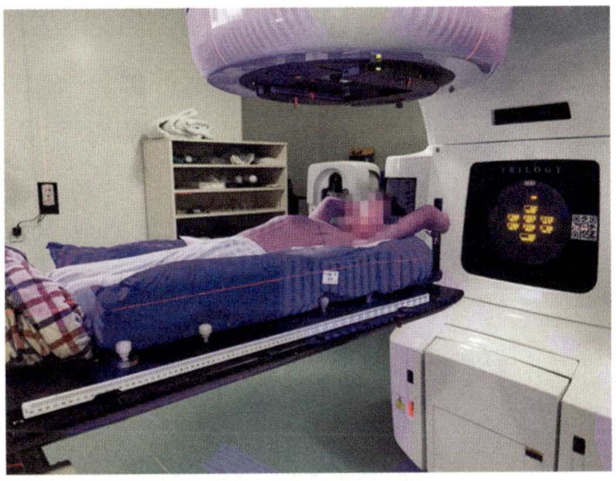

图 5-10 SGRT 引导儿童体部肿瘤放射治疗

注：红色光线由 SGRT 发射出。

三、腹部肿瘤的器官运动管理

腹部肿瘤运动受皮肤牵拉、皮下脂肪厚度、腹式呼吸与体重等因素的影响，患者在放射治疗过程中的重复性相比其他部位不易保持。患者的肿瘤与危及器官的呼吸相关的运动状况可以通过如下技术获取：四维 CT、四维 PET、电影模式 MRI、四维 MRI 及四维 CBCT。靶区勾画应综合考虑各时相的 CT 图像。选取门控治疗时，可考虑 EEBH 方式。PTV 的外扩应该包含摆位误差、解剖结构变化及分次内的靶区运动。日常基于三维图像（如 CBCT）的摆位校正的误差范围为 2~4mm，未经过 CBCT 纠正的摆位误差可能会更大，见表 5-3。

微课：腹部肿瘤定位呼吸运动管理

表 5-3 腹部肿瘤的器官运动管理

项目	主要病种	
	肝癌、胰腺癌	胃癌
固定体位	一般取仰卧位	一般取仰卧位
固定方式	真空垫、塑形垫、发泡胶、热塑膜、腹压板、一体化板等	真空垫、塑形垫、发泡胶、热塑膜、腹压板、一体化板等
定位技术	四维 CT、屏气 CT、同步呼吸跟踪、金标追踪、电磁导航、PET/CT、MRI 模拟定位	CT 模拟定位、MRI 模拟定位
摆位验证方式	EPID、CBCT、CT、SGRT 和电影模式	EPID、CBCT、CT、SGRT 和电影模式
运动管理方式	腹部加压、深吸气/呼气末屏气、门控技术、实时追踪	腹部加压，定位前 3 小时需空腹，定位时按需口服含碘对比剂

注：PET 为正电子发射体层成像；EPID 为电子射野成像装置；CBCT 为锥形束 CT；SGRT 为光学表面引导放疗。

腹部（肝、胰腺、胃）肿瘤常规采用仰卧位。肝（包括肝癌及肝转移瘤）和胰腺肿瘤患者可采用热塑膜、真空垫、发泡胶、立体定向体架等固定方式。推荐使用立体定向体架搭配真空垫的固定方式，可更好地限制肿瘤位移。胃部肿瘤患者可采用热塑膜、真空垫、发泡胶、塑形垫等固定方式。患者在模拟定位前3小时需空腹，胃部肿瘤患者定位及放射治疗前，建议在空腹状态下定时定量口服含碘对比剂。CT定位前应对患者进行呼吸训练，使其尽量保持平静均匀呼吸。

CT定位标记点放置时，应选择有骨性标记且身体刚性较好的位置，尽量接近肿瘤中心。根据所选用的呼吸控制技术确定在患者平静呼吸、呼气末或吸气末标记参考点定位标记线，标记线建议在平坦且运动幅度小的胸廓中下位置。肝扫描范围包括全肝，在平静呼吸状态（如果使用运动管理技术，根据技术具体要求进行呼吸状态的选择）下采用螺旋容积扫描。对受呼吸运动影响的腹部肿瘤模拟定位推荐使用四维CT，可准确记录肿瘤在呼吸周期内的轨迹，精确定位放射治疗靶区位置，从而减少外扩范围。

随着SBRT技术在许多腹部肿瘤放射治疗中的应用越来越多，对腹部器官运动进行有效管理显得尤为重要。

四、盆腔肿瘤的器官运动管理

（一）直肠癌运动管理

直肠癌放射治疗多采用俯卧位。相比于仰卧位，使用腹板装置的俯卧位可使小肠向上方和前方移位（图5-11）。对于使用容积旋转调强治疗的患者，俯卧位小肠剂量更小。

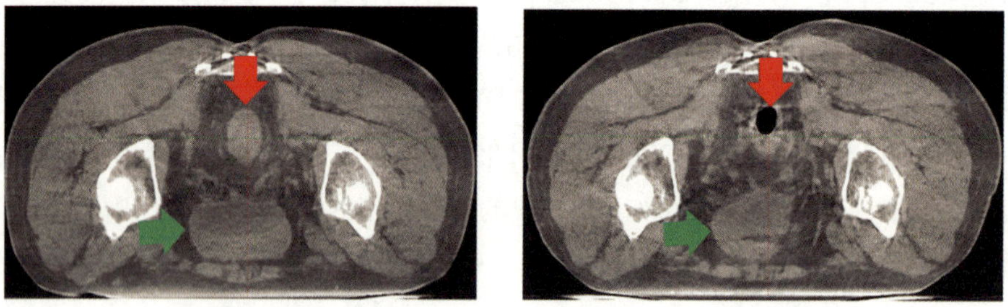

图5-11　俯卧位直肠癌首次放疗与第15次放疗直肠及膀胱的差异示意

注：红色箭头所示为直肠，绿色箭头所示为膀胱。

直肠和膀胱一致性管理在直肠癌治疗中非常重要，如表5-4所示。

表5-4　盆腔肿瘤的器官运动管理

项目	主要病种		
	直肠癌	前列腺癌	宫颈癌
固定体位	俯卧位	仰卧位或俯卧位	仰卧位
固定方式	俯卧位板、一体化板等	热塑膜、发泡胶、塑形垫、真空垫、俯卧位板、一体化板等	真空垫、塑形垫、发泡胶、热塑膜、腹压板、一体化板等
扫描前准备	直肠排空，确保膀胱容量一致性	直肠排空、灌肠或直肠球囊填充后，确保膀胱容是一致性	直肠排空、直肠填塞或阴道填塞，确保膀胱容量一致性
定位技术	CT、MRI模拟定位	CT、MRI模拟定位	CT、MRI模拟定位
摆位验证方式	EPID、CBCT、CT、膀胱容量测定	EPID、CBCT、CT、膀胱容量测定	EPID、CBCT、CT、膀胱容量测定

注：EPID为电子射野成像装置；CBCT为锥形束CT。

1. 直肠充盈一致性管理 包括以下几个方面。

（1）直肠排空：服用泻药使大便松软或腹泻，从而有利于直肠轻松排空，可以减少分次内运动。

（2）直肠排气：直肠气体清除后，可以减少横截面积，减少 CT 影像上直肠轮廓内的组织不均匀性，从而限制直肠体积变化引起的分次间和分次内运动，对提高剂量计算准确性有重要意义。

（3）服用益生菌：益生菌能够降低直肠内气体的产生，控制直肠体积变化。

2. 膀胱一致性管理 膀胱体积在整个治疗疗程中会发生明显的变化，膀胱容积一致性管理是精准放射治疗的基础。更大的膀胱体积可使小肠远离肿瘤，起到保护小肠的作用。膀胱容量管理的有效方法是通过膀胱容量测定仪来测量。需要注意的是在治疗过程中膀胱的容量会系统性地变小，通过教育、培训和持续性地膀胱容积测量可以有效提高膀胱容量的一致性。

（二）前列腺癌运动管理

直肠和膀胱一致性管理在前列腺癌治疗中也非常重要，如表 5-4 所示。临床中还需要确保患者对膀胱容量和 CT 定位时的膀胱尿量感受保持在较一致的水平。使用超声膀胱容量仪可以很方便地测量膀胱容积。

1. 直肠充盈一致性管理 包括以下几个方面。

（1）直肠排空：当直肠胀大时，可将前列腺推向前方，尤其是周边区，引起部分前列腺照射不足。

（2）直肠移位：将直肠作为危及器官实施物理移位。使用器官牵引装置，该装置采用了一种镍钛形状记忆合金，可使直肠移位，远离辐射。控制系统通过移动直肠前壁来创造出理想的形状，以可重复和安全的方式调节。

（3）直肠排气：直肠气体清除后，可以减少横截面积，从而减少前列腺和精囊的运动，对前列腺放射治疗的患者尤为重要。

（4）灌肠：在每次放射治疗前对患者进行 50ml 50%甘油的直肠灌肠，控制直肠体积变化，可以限制直肠体积变化引起的分次间和分次内前列腺运动。

（5）服用益生菌：益生菌能够减少直肠内气体的产生，控制直肠体积变化，从而减少前列腺的位置变化。

2. 膀胱一致性管理 可参考直肠癌运动管理。

（三）宫颈癌运动管理

宫颈癌运动管理主要考虑直肠和膀胱充盈程度的重复性，如表 5-4 所示。

1. 直肠充盈一致性管理 解决直肠充盈一致性最简单的办法就是排空直肠。可服用泻药，减少治疗分次内或者治疗分次间因直肠气体而引起摆位误差。直肠排气、灌肠和服用益生菌也可作为排空直肠的方式。此外，还可采用直肠填充，使用器官牵引装置，将直肠作为危及器官实施物理移位，从而使直肠远离辐射路径。

2. 膀胱一致性管理 膀胱体积在宫颈癌放疗过程中会发生变化（图 5-12），具体可参考直肠癌运动管理。

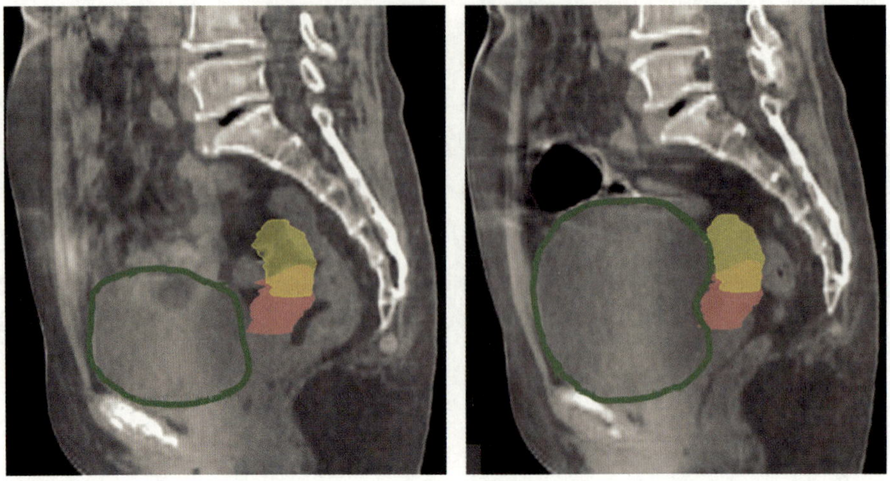

图 5-12　基于每日 CBCT 进行宫颈癌放疗中膀胱体积变化测量

注：绿色区域为膀胱。

▶知识拓展

肿瘤放疗中的器官运动补偿技术

长期以来，外照射放射治疗被一个不可避免的事实所困扰，即患者在放射治疗过程中可以（并且确实存在）运动（包括肿瘤靶区及危及器官运动）。针对这一现实，最完美、最具前瞻性的解决方案是积极调整剂量传输过程，使其适应患者的自然运动。

在放射治疗期间适应确定性目标运动的过程可分为四个任务。

（1）在治疗前观察和评估解剖运动，以便进行规划。

（2）制订一个适应运动并尽可能利用运动的治疗计划。

（3）在治疗过程中的每个时刻识别肿瘤的精确位置。

（4）以与治疗计划相适应的方式实时检测治疗位置。

医学影像和剂量传输技术的最新进展可以使适应患者运动式放射治疗的解决方案成为现实。放射治疗的研究人员和临床从业者需要了解运动适应性放射治疗的现状和未来发展状况。对肿瘤靶区及危及器官运动自适应系统的每个组成部分（包括靶区检测和跟踪、射束自适应变化和患者重新摆位）进行深入研究，尤其是在患者和内部靶区移动时出现的治疗计划实施偏差的问题。

目前几个正在临床使用或处于高级开发阶段的集成运动自适应系统，可以以近乎全自动的方式，在有限的人机交互下量化及补偿运动带来的肿瘤放射治疗不确定性。一个完整的运动自适应放射治疗系统必须有一个实时控制回路，将目标采集系统连接到射束自适应系统，并且必须执行稳健的故障检测程序，以确保系统始终以安全、适当和有效的方式运行。

—• 考试知识点总结 •—

—• 本章小结 •—

—• 协和云课堂……　拓展练习及参考答案 •—

（巩贯忠）

教学课件

第六章　常见放射治疗技术的实施

学习目标

素质目标

（1）具备严谨求实的态度，树立精准放疗与精确放疗的意识，秉持患者至上的服务心态与生命至上的人文关怀。

（2）具备对新技术积极的学习能力，树立对前沿放疗技术知识的不懈汲取的意识，用专业知识、先进技术为患者提供精准的治疗，保证患者治疗的安全性，准确性。

知识目标

（1）掌握：C 型和 O 型加速器常见肿瘤摆位的具体操作及图像配准，射波刀追踪技术的种类及其适用范围，伽玛刀、质子放疗技术的具体操作流程与要求，后装治疗的基本流程。

（2）熟悉：普通放疗技术、C 型和 O 型加速器常见肿瘤摆位注意事项，射波刀各部件的功能和作用，伽玛刀设备的机器原理和优缺点，质子放疗设备的机器原理和基本结构，后装放疗技术的注意事项。

（3）了解：2D-RT 的技术应用，重离子放疗技术的发展，后装治疗不良反应的护理。

能力目标

（1）能够熟练操作 C 型和 O 型加速器及射波刀、伽马刀及质子加速器进行常见肿瘤的摆位和治疗。

（2）能够及时应对治疗过程中患者和设备出现的突发情况。

案例导入

【案例】

患者，男，56 岁，身高 179cm，体重 124kg，因“大便次数增多半年余”就诊。肛门指检：距肛门 60mm 处扪及肿块。结肠镜示距肛门 60mm，全周不规则隆起；病理活检示腺癌。PET/CT：直肠癌伴肠周多发淋巴结转移。癌胚抗原（CEA）14.44ng/ml，糖类抗原 19-9（CA19-9）58.58U/ml，血红蛋白 141g/L。患者直肠癌临床分期 $T_{3b}N_{2b}M_0$，因此需行直肠癌术前新辅助放化疗。

患者行放射治疗：①完善放射治疗前准备，排除放射治疗禁忌证。②择期予以直肠癌术前进行螺旋断层放射治疗。

【问题】

1. 该患者放疗中应考虑选择哪种体位？
2. 可采用哪些辅助固定方式？
3. 简述该患者摆位的注意事项。

·核心知识拆解·

本章主要阐述了各类加速器放疗技术，从外照射中普通放疗技术、三维适形调强放疗技术到 Halcyon 精确图像引导放疗系统、MR-Lina 磁共振加速器等图像引导放射治疗技术，再到质子、重离子等粒子放疗技术，还有内照射技术中的后装放疗，重点介绍了各种放射治疗技术的概念及优缺点，对于放疗实施的设备要求和摆位要求，以及常见肿瘤摆位的示意和注意事项。旨在使学生全面了解各种放疗技术的基本构成、图像引导技术、追踪技术、实施流程等内容，并具备分析和应用这些知识于临床场景的能力。

第一节　基于 C 型加速器放疗技术的实施

C 型加速器通常指采用 C 形臂结构的医用直线加速器，旋转范围通常为 360°，机架可围绕治疗床进行多角度照射。临床常用技术有 2D-RT、3D-CRT、VMAT 等。

一、传统基于 C 型加速器的放疗技术

（一）2D-RT 概述

二维放射治疗（two dimensional radiation theropy，2D-RT）是指放疗医生依据个人经验或利用简单的定位设备（如 X 射线常规模拟定位机）及有限的 CT 影像资料，在患者体表直接标记出照射区域或等中心，人工根据治疗深度计算点剂量进行放疗。

目前，可用于一些简单的治疗（如浅表肿瘤治疗），也可用于肿瘤急症处理，如肿瘤导致的上腔静脉综合征、脊髓压迫症、颅内高压症以及肿瘤导致的疼痛、出血、分泌物增多、压迫症状（如骨转移、脑转移瘤）等。

2D-RT 方法虽然简单易行，但受技术限制，不能把剂量都集中于肿瘤靶区，而且肿瘤靶区定位和边界确定精度较差，有可能导致靶区周边正常组织和重要器官受到过量照射，引起严重并发症。放射肿瘤医师常由于担心发生严重并发症，无法给予很高的治疗处方剂量。

放疗实施时仅依靠患者体表或固定体模上的标记摆位，而摆位的准确性、重复性、稳定性无法保证，仅依靠放射治疗师的临床经验和简单技术验证来控制。

（二）2D-RT 放疗技术应用

以食管癌源皮距三野交叉照射为例，一般采用一前垂直照射野和两后给角野。前一野，既保证食管照射部位的精度又可使食管部位得到较高剂量，而肺受剂量较低。如只用前一野，就需给很高的剂量，才能使食管照射部位达到足够的剂量，而从皮肤到野内各器官、脊髓都无法承受，肿瘤剂量分布也不均匀，因此要开后野，考虑有脊髓、肺等危及器官，只有把后野变成两给角野才能降低脊髓等危及器官的剂量，故形成一前垂照野和两后给角野三野照射食管癌 SAD 照射方法。

食管癌源皮距三野交叉给角照射摆位注意事项如下。

1. 前野垂直照射按上述垂直摆位要求操作执行。

2. 后野一般按俯卧位要求，患者俯卧于治疗床上，头部摆正，外耳道连线平行于床面，下颌与床面相贴，双肩成双位并行，左右肩在同一高度，要求双肩上下在同一水平面上，双肩贴床，背部体中线与治疗床中线重叠，双臂自然下垂，放在身体两侧，两腿放平、并齐。若俯卧位不平，身体出现向左或向右倾斜或颈部高腹部低，或腹部高颈部低，都会使人体产生倾斜，造成靶区的偏斜，而影响照射野的设计，改变剂量分布，甚至造成部分靶区剂量不足，正常组织超量，因此体位一定要正确。

3. 按医嘱要求先确定好照射野面积的大小。

4. 后两野需按医嘱要求给好机架角度，再调整源皮距。这一点是区别于等中心照射的关键，等中心照射是先对准升床距离再给角度，而源皮距给角照射，是先给角后再对距离；等中心照射要求源瘤距一定要准确，而源皮距给角照射要求角度一定要准确。

5. 按医嘱要求给好机头方位角，使灯光射野与体表野的大小、走向、方位完全吻合。人体体表是一个曲面，再加上机架给一定的角度，照射野灯光投影在体表时，不会形成正常正方形或正常矩形，因此一定要将定位时的灯光野形状依原样描在体表，这样在治疗摆位时与灯光野才可能重叠，若重叠不上，有可能机架角不对或照射野面积不对。

6. 根据本单位的具体情况和患者治疗所需的条件，照射摆位时需加放相应的头部、胸部、肩部等一些体位固定装置及各种类型的垫枕等放疗辅助装置。其原则是要使患者治疗时的体位舒适而不易变动、重复性好、不影响照射剂量，使放射治疗师摆位时简便、易用又不耗费较多的摆位时间。

7. 如患者需取仰卧位照射背后两野时，机架需大角度从背后照射，并将治疗床挡板去掉，便于对距离、对照射野，并可减少床板对剂量的吸收及床板对皮肤散射量的影响。同时，要注意有无治疗床架遮挡照射野，如有遮挡可利用患者体位移动将床架躲开照射野。

8. 在患者靶区偏左或偏右大转角治疗时，为避免治疗床与治疗机架相碰，可将患者体位向治疗床左侧或右侧移动偏离治疗中心线一侧，可使机架转到相应角度，避开机架与治疗床相碰。

二、三维适形调强放疗技术的实施

（一）三维适形放射治疗（3D-CRT）

随着现代医学影像技术、计算机技术及放疗设备的发展，肿瘤放疗进入了 3D-CRT 时代。所谓 3D-CRT，就是基于三维影像，通过形状适形靶区的射野照射，使高剂量区域适形地覆盖靶区，同时尽可能减少 OAR 剂量的放疗技术。其基本特征包括：①基于三维影像靶区的定义。②多个射束聚焦照射。③每个照射野形状适形靶区。④精准放疗实施措施，包括体位固定、运动管理、图像引导放疗等的合理运用。

实施3D-CRT需要一套完整放疗系统，包括CT模拟定位系统、放疗计划系统（TPS）、医用电子直线加速器及与之相配的MLC。目前应用于临床治疗的三维适形放疗技术方法主要有以下几种：①采用自制适形挡块的多野静态照射。②利用MLC形成适形照射野进行多野静态照射。③采用固定形状的立体定向准直器做多弧旋转照射，如X刀、γ刀等。④以计算机控制MLC，使其形成跟随靶区形状、厚度与密度的照射野，做多野或动态旋转照射。

3D-CRT的临床优势如下。

1. 可用于与OAR距离非常接近的肿瘤放疗　靶区位于邻近剂量限制器官（如脊髓、脑干、肾和晶状体等）的患者，通过CT扫描定位和三维重建，可清楚显示靶区和邻近器官在三维空间内的相互关系，有利于照射野设计和剂量分布显示，如食管癌患者使用3D-CRT的优点在于照射野更符合肿瘤形状，可减少脊髓和肺组织受照射剂量，提高肿瘤照射剂量和局部控制率，降低周围正常组织及器官并发症发生率。

2. 可用于不规则形状肿瘤　由于肿瘤的浸润生长，肿瘤形状极不规则，使得照射野形状不规则或需采用多靶区布野照射。CT模拟定位系统可准确显示各种形状照射野的剂量分布，以及多靶区照射野衔接处剂量分布情况，如鼻咽癌面颈联合野。如果出现肿瘤靶区形状呈“凹”形或椎体骨转移需要保护脊髓的情况，则3D-CRT技术无法实现保护脊髓的功能，这种情况需要逆向计算的调强放射治疗技术来完成。

3D-CRT一般由医用电子直线加速器、^{60}Co治疗机等实现，值得注意的是可实现3D-CRT的机器均可实现2D-RT。调强技术的应用进一步提高了3D-CRT技术剂量分布的适形度和均匀性。

（二）调强适形放射治疗（IMRT）

IMRT是指在三维方向上，高剂量区分布形状与病变（靶区）形状一致，且病变（靶区）内剂量可调整以达到靶区内与表面的剂量处处相等的放疗技术。

实现IMRT必须同时满足两个必要条件：①在照射方向上，照射野的形状必须与病变（靶区）形状一致。②每一个照射野内诸点输出剂量率能按要求方式进行调整，实现IMRT的装置就称为调强装置，包括楔形过滤板（简称楔形板）、二维物理补偿器、MLC等。

与3D-CRT相比，IMRT可在保持肿瘤靶区高剂量不变的情况下减少周围正常组织受照射剂量，或在保持周围正常组织受照射剂量不变情况下提高靶区体积受照射剂量，从而提高肿瘤局部控制率和/或降低正常组织并发症。

IMRT具有明显的剂量分布优势：①可以在OAR紧邻靶区的位置形成更陡峭的剂量梯度，满足靶区剂量，保护OAR。②具有高靶区适形性，对于凹形等形状复杂的靶区及较多OAR相邻或包围的靶区剂量分布优势明显。③可以产生非均匀剂量分布，如同步推量（simultaneous integrated boost，SIB）技术。④通过提高靶区剂量，或在相同靶区剂量时减少正常组织受照射剂量，提高肿瘤控制率和/或降低正常组织并发症概率。

IMRT临床适应证主要包括：①靶区大、形状不规则，形状比较复杂（凹形、蝶形、环形等），且沿患者纵轴方向扭曲的肿瘤。②周围解剖结构复杂的肿瘤（周围有多个重要器官相邻或包围靶区）。③多个靶点的肿瘤。④可以实现SIB的肿瘤。⑤放疗后局部复发的肿瘤。⑥其他情况，如与常规放疗剂量相当，希望进一步降低放疗毒副作用，或在常规放疗毒性水平，希望进一步提高肿瘤受照射剂量。

IMRT 优点主要包括：①靶区剂量分布好，适形度高，能够产生“凹”形剂量分布，使剂量分布在三维空间上更接近肿瘤靶区形状。②在靶区边缘形成更陡峭的剂量梯度，极大地减少重要器官受照射剂量，更好地保护正常组织。③多部位同时治疗，以鼻咽癌为例，肿瘤靶区有原发灶、转移淋巴结、高风险亚临床病灶及低风险亚临床病灶等，需要根治的剂量不尽相同，调强技术可以把不同的处方剂量整合在一个计划，且同时考虑了不同处方剂量的相互影响，使所有剂量得到同步优化。④即使对于一些较大的肿瘤也可获得均匀的剂量分布。

IMRT 常见问题：①靶区遗漏。IMRT 的剂量分布对靶区高度适形，若放射肿瘤医师对靶区勾画不精准或存在较大摆位误差，会导致治疗过程中肿瘤漏射或周围正常组织受照过量，影响疗效、增加复发概率。治疗时和/或分次治疗间肿瘤位置也会发生变化，在设计计划时要考虑到这些因素，减少靶区漏射。②MLC 叶片间漏射等原因会导致实际照射剂量与计划系统计算的剂量不同。③射线利用率低，治疗时间久，当每分次处方剂量同样为 2Gy 时，2D-RT 或 3D-CRT 仅 3~5 分钟即可完成，而 IMRT 在分割剂量相近情况下，治疗时间则需 10~15 分钟。

带有 MLC 的医用电子直线加速器设备一般均可实现 IMRT。

（三）容积弧形调强放射治疗（VMAT）

更精准的放疗技术——容积弧形调强放疗是一种集新型直线加速器和逆向优化计划设计于一体的新型放疗技术，被定义为在加速器非均匀旋转过程中，通过剂量率动态变化、MLC 不断运动完成的一种动态调强技术，简单理解即为动态调强与机架旋转的结合。VMAT 技术作为一种新的放疗方式，突破了传统固定野静态 IMRT 模式，实现了动态治疗。

VMAT 是由静态 IMRT 发展而来，静态 IMRT 技术放疗计划方案实施过程中机架照射角度、剂量率等是固定不变的，需达到各自预设值后，方可实施放射治疗。而 VMAT 技术实施中，剂量率、MLC 叶片位置、备份光栅位置、准直器角度、机架角度及旋转速度等均为连续动态变化，因此在剂量分布、剂量输出和治疗时间方面都较静态 IMRT 技术具有优势。VMAT 技术具有治疗时间短、靶区剂量适形度好、射线利用率高、OAR 受照射剂量小等优点，在临床中已广泛应用。

目前，大部分医用电子直线加速器厂家都可以实现 VMAT 技术（图 6-1），进行单弧、多弧、非共面照射。

下面以腹部肿瘤 VMAT 技术实施为例。

1. 治疗前的准备 治疗前治疗师应向患者及家属告知放射治疗的流程和注意事项。腹部（肝、胰腺、胃）肿瘤患者放疗前需要保持空腹，胃部肿瘤患者在保持空腹的状态下放疗前需要定时定量饮水，保持与定位时的胃肠道状态一致。

嘱患者在治疗期间注意加强营养，均衡饮食结构，确保身体各项指标满足放疗的要求。以高蛋白、高维生素、低脂、易消化的食物为主。少食油腻食物，忌辛辣刺激及油炸、烟熏、腌腊食物。禁止吸烟、喝酒。注意饮食卫生，防止胃肠道感染。

2. 摆位与呼吸运动管理

（1）摆位：摆位过程中应与患者进行简单的交流，使患者身体放松、情绪稳定，积极配合摆位。摆位完成后，嘱咐患者保持身体不动，如图 6-2 所示。

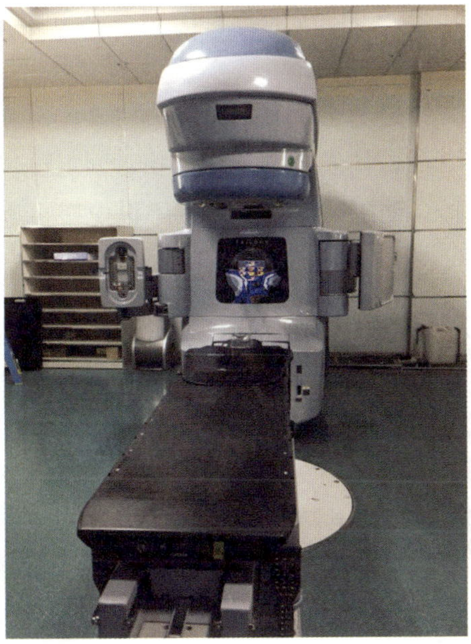

A

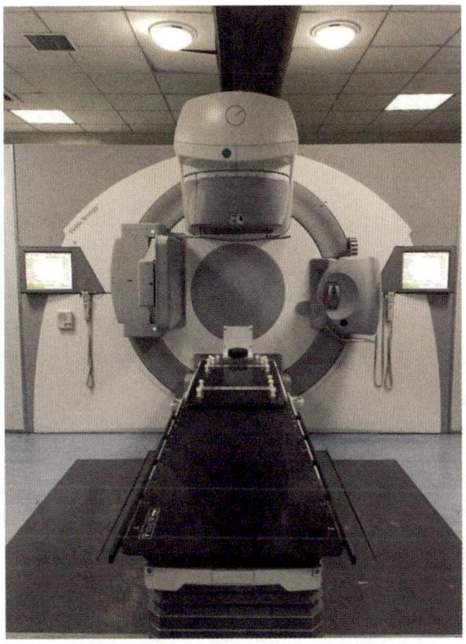

B

图 6-1 可实施 VMAT 技术的两台设备

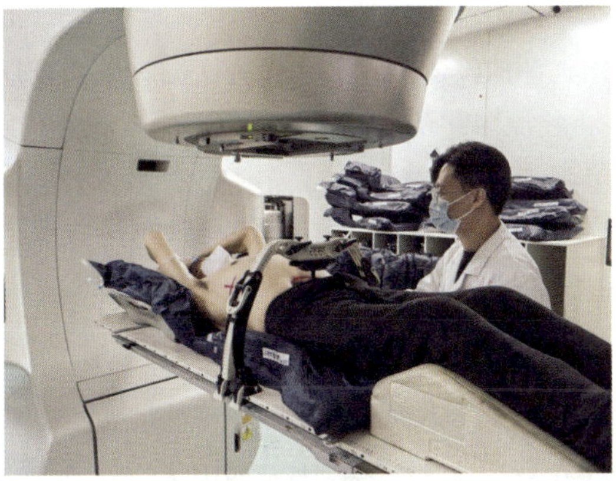

图 6-2 摆位

两位治疗师再次共同确认固定装置及辅助治疗装置使用正确、摆位准确。常规放疗时检查机架、准直器角度、治疗床等参数与治疗单是否相符。

如遇治疗床面辅助固定装置位置偏中心或床转角度，需室内操作机架模拟旋转治疗角度，观察有无机架、床或患者发生碰撞危险。实际治疗中需通过监控观察患者和机器情况。

（2）呼吸运动管理：目前腹部加压、呼吸门控、主动呼吸控制、4D-CT 扫描等技术可用以减少或消除腹部肿瘤靶区运动范围。推荐 CT 模拟定位时进行 4D-CT 扫描，因为 4D-CT 技术能准确记录肿瘤在呼吸周期内的轨迹，精确定位放射治疗靶区位置，从而减少外扩范围。

3. 体位验证

（1）电子射野影像设备（EPID）二维图像验证

1）打开 EPID 板，机架位于 0°和 90°，分别拍摄 MV 正侧位验证片并与定位 CT 数字化重建正侧位片（DRR 片）进行匹配。

2）手动调整窗宽或窗位，获取最佳的图像效果。在 0°（正位）图像上以脊柱、肋骨外沿为基准进行左右方向调整；以肋骨为基准，进行头足方向调整；在 90°（侧位）图像上以胸骨外沿、脊柱为基准，进行垂直方向调整。确定患者摆位误差。

（2）锥形束 CT（CBCT）三维图像验证

1）CBCT 配准框范围原则上 PTV 边界各外放 2~3cm，如果肿瘤与椎体相对固定可包括邻近的脊椎。CBCT 配准方式：灰度配准或骨性配准。一般选择自动配准，配准效果不满意时可以进行手动微调（图 6-3）。

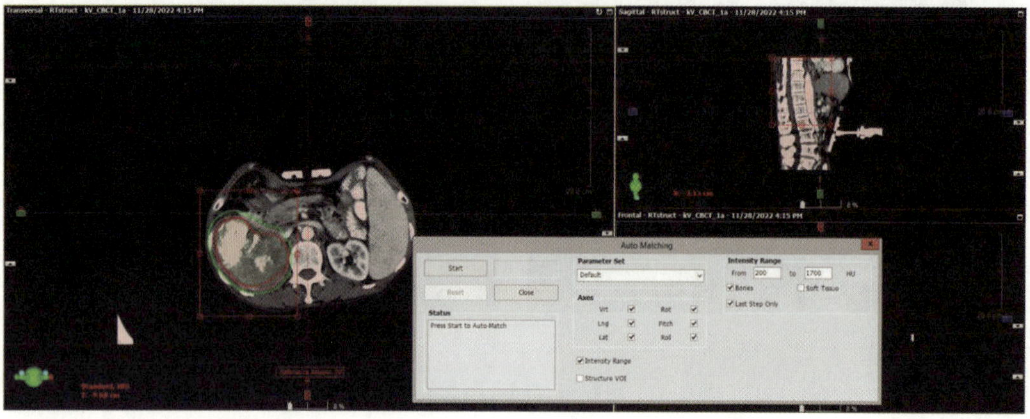

图 6-3　CBCT 配准

2）每次记录摆位误差数据，评估该体位固定装置的摆位效果、重复性和稳定性，若多次摆位的调整误差均超出允许范围，应查找原因并予以处理，必要时应重新进行复位。

3）腹部（肝、胰腺、胃）肿瘤患者放疗一般采用常规分割方式，位置验证频率一般推荐为开始治疗后的前 3 次或前 5 次，之后每周行 1 次位置验证，这样既保证了治疗过程中位置的准确性，又避免了接受高剂量辐射带来的风险。对于肝癌、胰腺癌患者行 SBRT 治疗时，需要每次进行位置校正（图 6-4）。

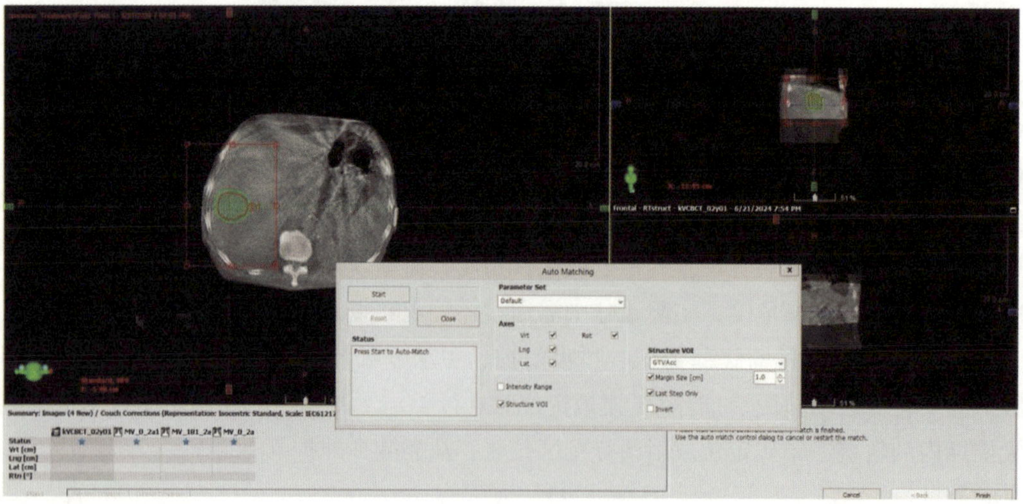

图 6-4　SBRT 治疗图像引导

▶知识拓展

SRT、SRS 与 SBRT

立体定向放射治疗(stereotactic radiotherapy，SRT)：采用立体定向框架或者图像引导系统摆位，对小靶区实施少分次数(通常不超过 5 次)、大分割剂量(一般不小于 5Gy)的精确放射治疗。

立体定向放射外科(stereotactic radiosurgery，SRS)：采用立体定向框架或者图像引导系统摆位，对颅内小体积靶区实施单次或少次（≤3 次）大剂量的精确放射治疗，达到与外科手术类似的效果。

体部立体定向放射治疗(stereotactic body radiotherapy，SBRT)：特指针对体部(颅外靶区)实施的立体定向放射治疗，又称立体定向消融放射治疗(stereotactic ablative radiotherapy，SABR)。

4）需要注意的是，在患者整个放疗过程中，治疗师如发现患者肿瘤体积或体重变化明显、水肿消退过快、体表外轮廓改变、器官形态发生改变等情况而影响图像配准和治疗时，应及时与主管医生联系沟通，进而采取应对措施。

4. 治疗实施

（1）治疗之前治疗师应核对患者的治疗计划，包括射野角度、照射剂量等，核对无误后方可开始治疗。

（2）治疗过程中治疗师需全程通过监视器观察患者的情况，一旦患者出现紧急情况必须马上暂停治疗，迅速进入机房进行处置，必要时进行急救处理。联系患者主管医生并做好相关治疗记录备查。

5. 注意事项

（1）胃癌患者消化道易产生胀气，发现胀气时及时和患者主管医生联系，并告知患者要少吃易导致胃肠道胀气的食物。

（2）胆胰腺癌患者靶区位置易受胃肠胀气影响，同样需要注意。

（3）肝癌患者采取 RPM 呼吸门控技术治疗，需要关注患者的呼吸曲线，确保患者呼吸平稳。采取主动呼吸控制时，需要保证患者每次吸气量一致，定位时标注患者吸气量，在治疗时控制吸气量，不能有过大的偏差。

第二节　基于 O 型加速器放疗技术的实施

O 型加速器（也称为环形加速器或环形机架直线加速器）是一种特殊设计的医用直线加速器，其机架采用闭合环形结构（O 形），区别于传统 C 形臂（C 型加速器）。临床常用设备有 Tomotherapy、磁共振引导 O 型加速器（MR-Linac）和 Halcyon 加速器。

一、基于 Tomotherapy 的放疗技术实施

（一）Tomotherapy 技术简介及优缺点

Tomotherapy 技术亦称螺旋断层放射治疗系统，于 2003 年开始进入临床应用，现在全球 37 个国家和地区近 300 多个放疗中心得到应用，我国于 2012 年开始临床应用。Tomotherapy 是将 6MV 加速器集成在 MVCT 机架里的技术，相比传统加速器，Tomotherapy 突破了很多限制，可以集适形调强放疗（IMRT）、影像引导适形调强放疗（IGRT）、剂量引导适形调强放疗（DGRT）于一体，在靶区的剂量分布（适形度和均匀度）和对正常组织的保护上效果优于传统加速器。它使用扇形 X 光束实施照射，是一种以调强治疗为主的当代最为先进的放疗设备之一。

Tomotherapy 的优点是滑环结构设计可实现 360°旋转及 51 个角度的连续螺旋照射，提高了肿瘤照射剂量和剂量分布的均匀性，更好保护了周围正常组织，放疗副作用发生率较低。可以做到一次摆位，多靶区同时照射及超长靶区照射，是目前唯一可以一次完成全中枢照射、全骨髓照射和多个靶区同时治疗的放疗设备。在治疗过程中连续进床，单次治疗范围长达 135cm，最大治疗野为 40cm×135cm，可满足全身不同部位肿瘤的治疗需求，无须多个计划，无须射野拼接，多靶区照射可一步到位。缺点是单次治疗时间较长、设备价格贵等。

（二）Tomotherapy 实施的设备要求

Tomotherapy 采用类似 CT 螺旋方式的步进式治疗方法，治疗方式主要分为螺旋放射治疗和固定角度放射治疗两种方式。Tomotherapy 有 64 片二元化 MLC 调制照射野（图 6-5），源-轴距（SAD）为 85cm，射线束形状为有形，照射野最大宽度为 40cm，最大厚度为 5cm（由次级准直器开口决定），等中心处等剂量为 9Gy/min 左右。Tomotherapy 的多叶光栅在治疗过程中根据肿瘤位置形状会不停地开合（打开或关闭时间小于 20 毫秒），以实现剂量的精准投射。患者治疗过程中，MLC 会全程参与时刻不停，为了进行位置验证，保证照射位置的精准，螺旋断层放疗系统在辐射头的对面安装了探测器（氙气探测器），借助 3.5MV 能量的 X 射线和探测器进行断层成像，称作 MVCT。

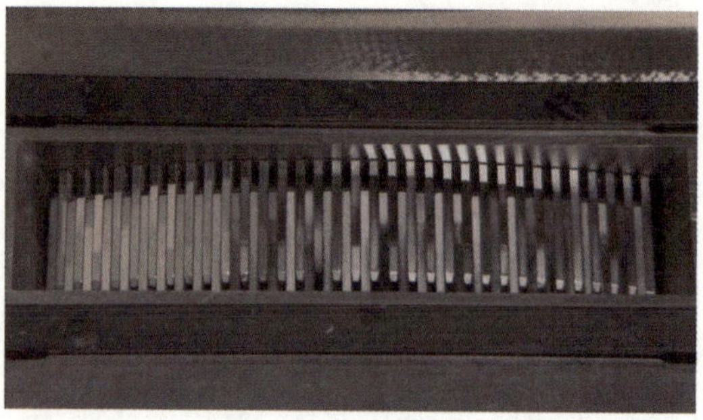

图 6-5　二元气动 MLC

（三）Tomotherapy 技术摆位的要求

Tomotherapy 技术的摆位要求非常严格，以确保治疗的准确性和有效性。以下是一些关键的摆位要求。

1. 患者体位固定　患者需要被牢固地固定在治疗床上，以确保在治疗过程中体位的稳定性。通常

需要使用特殊的固定装置。

2. 红激光灯校准　在治疗开始前，需要使用红激光灯校准治疗床的位置，确保其与虚拟等中心的一致性。红激光灯的位置应该与绿激光灯对齐，偏差应在±1mm 以内。

3. 剂量验证　在治疗开始前和治疗过程中，需要定期验证输出剂量的稳定性，确保其偏差在±3%以内。

4. 治疗床精度　治疗床的水平度、位置准确性和沉降都需要在规定的范围内，以保证治疗的均匀性和准确性。

5. 射野对称性　对于非对称射野，需要验证射线的纵向截面剂量分布与金标相比在误差范围内，特别是对于对称射野 2%或 1% fwhm 和动态 jaw（如有配置）的非对称射野 3%/0. 5mm。

6. 绿激光灯指示　头顶绿激光灯的指示需要准确，其旋转和偏移应在±0. 1°以内，以确保虚拟等中心的准确性。

7. 后墙激光灯　后墙激光灯在 X、Z 轴方向的偏移也需要在规定的范围内，以保证等中心的准确性。

这些摆位要求是为了确保 Tomotherapy 能够提供精确、均匀的剂量分布，同时最大限度地保护周围正常组织，避免产生不必要的副作用。在进行摆位时，通常需要由专业的技术人员操作，并可能需要多次调整以达到最佳效果。

（四）Tomotherapy 常见肿瘤摆位的示意

Tomotherapy 常见肿瘤摆位方式与常规加速器基本一致，只是 Tomotherapy 采用的激光灯系统有两套（见图 6-6）：一套红色激光灯和一套绿色激光灯。其他的电子直线加速器一般配置一套红色激光灯。

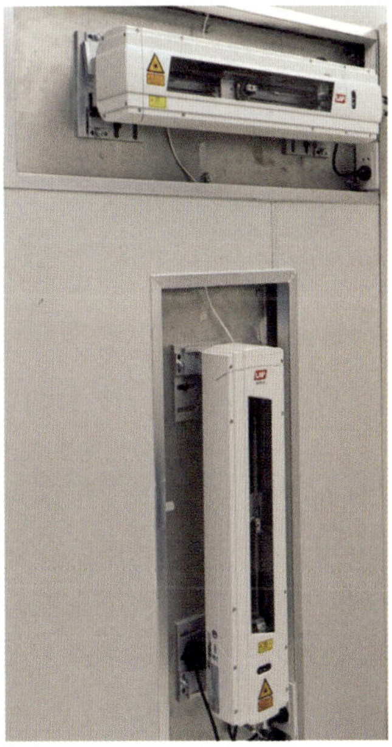

图 6-6　Tomotherapy 激光灯系统

Tomotherapy 常见肿瘤摆位包括头颈部、胸腹部、盆腔及四肢且摆位技术与定位技术是对应的。

1. 头颈部肿瘤摆位　头颈肿瘤基本选择热塑面膜进行体位固定，摆位重复性相对较好，放射治疗师在摆位时应尽量避免患者有耸肩、抬头、咳嗽、吞咽等加大摆位误差的动作出现。若患者治疗部位靠近肩部，放疗技师应注意提醒患者双肩适当放松并贴近模具。体位不动应该贯穿整个治疗过程，如有不适，可通过对讲告知治疗师，不可随意挪动身体。在进行 MVCT 校准时，选择合适的扫描范围，尽量避免包括晶体。扫描范围应尽可能包括全部靶区或感兴趣区域，头颈肿瘤一般以骨性配准情况为主辅助以 PTV。若放射治疗师发现患者靶区超出 PTV 范围、靶区或靶区邻近器官发生较大范围的相对位移时，则需要重新摆位，必要时通知主管医生到场，以期达到理想的误差范围开始治疗。

2. 胸腹部肿瘤摆位　胸腹肿瘤包括肺癌（负压袋固定较多）、食管癌（热塑膜固定较多）、乳腺癌（乳腺托架），Tomotherapy 摆位时要求患者与定位时状态保持一致，扫描 MVCT 时误差才能相对较小。乳腺患者摆位时要求患者躺在托架正中，避免 MVCT 后 X 方向有较大移床。在 MVCT 校准时，要求基本与头颈部一致。

3. 盆腔肿瘤摆位 盆腔肿瘤主要包括宫颈、直肠、膀胱和前列腺等部位，一般需要让患者憋尿。对于直肠部位的肿瘤，为了减少小肠的受量，一般采取俯卧位，用腹盆固定器定位。宫颈癌的摆位技术也类似于胸部和腹部，患者双手上举抱肘置于额头或者抓杆（不能放于身体两侧）。在 MVCT 校准时，要求基本与胸腹部一致。

4. 四肢肿瘤 采用 Tomotherapy 进行四肢放疗相对较少，四肢放疗时需将靶区部位充分暴露，避免健侧遮挡。

（五）Tomotherapy 摆位的注意事项

1. 患者固定 患者通常使用头部或头颈部热塑膜、负压垫、体部发泡胶等进行固定，确保在治疗过程中体位保持稳定的位置。

2. CT 模拟和治疗计划 在进行 Tomotherapy 治疗时，通常会使用共同配准的 CT 和 MR 进行模拟和治疗计划设计，有助于提高摆位的准确性和治疗的精确度。

3. 摆位精度 以全脑全脊髓照射中使用 Tomotherapy 时为例，摆位精度至关重要。研究表明，Tomotherapy 在保持靶区一致性方面表现出色，但仍需确保摆位误差在可接受范围内。

4. 治疗床的移动 治疗过程中，治疗床会通过环形 CT 机架移动以实施治疗。因此，确保治疗床的准确移动也是摆位过程中的一个重要环节。

5. 监测和验证 在治疗过程中，应定期监测并验证患者的摆位位置，确保其稳定性和准确性。这包括在治疗过程中进行定期的影像验证，以及在治疗结束后对摆位结果进行评估。

遵循上述注意事项，可以有效提高 Tomotherapy 治疗的准确性和安全性，从而改善治疗效果和患者的预后。

二、基于 MR-Linac 的放疗技术实施

（一）MR-Linac 技术的简介及优缺点

目前，定义肿瘤照射范围和治疗中对肿瘤的追踪定位是精准放疗最关键的环节。图像引导放疗技术可对肿瘤实时精准成像，是目前开展各种放疗新技术的基础，也是实现肿瘤精准放疗的前提。

图像引导的方式从过去电子照射野图像引导，逐渐发展成正交射线引导、超声引导，目前主流的是锥形束 CT、兆伏级 CT 等三维图像引导方式。其中锥形束 CT 是图像引导的标准手段，它是对患者成像并精准照射的良好方法，但不具备治疗过程中实时监控的能力，无法完全的看清软组织细节。目前兴起的 MRI 引导放疗之所以被人们所关注，是因为 MRI 有良好的软组织分辨率，可以精准确定肿瘤和危及器官的边界，而且磁共振具有无电离辐射和无创扫描的特点，用磁共振进行图像引导更能减少不必要的辐射损伤。同时，通过定量磁共振成像（quantitative MRI，qMRI）扫描获得关键的组织生物学特征，不仅可以更精准地确定生物靶区的范围，提高肿瘤放射总剂量，降低周围正常组织剂量，还可以对疗效和毒性反应进行预测。

MR 的优势，让磁共振引导放疗（MR-guided radiotherapy，MRgRT）成为放疗领域的新方向。相较于其他的肿瘤成像技术，MR 成像具有独特优势，主要体现在：①MR 成像不依赖放射线，无电离

辐射风险，可以反复多次应用。②MRI 软组织分辨率高，可以清晰界定肿瘤与正常组织的界限，提高肿瘤靶区及危及器官的勾画精度（图 6-7）。③MR 多维参数功能成像，可以从代谢、血流及电生理等层面揭示肿瘤生物特性，为提高肿瘤放疗针对性及正常组织放疗反应动态追踪提供了可行方法（图 6-8）。④MR 的快速成像图像，为追踪/量化呼吸、心跳等生理运动对放疗的影响提供了客观依据，得益于 MRI 的这些优势，MRI 在肿瘤区及危及器官勾画、放疗计划设计及评估、放疗反应追踪、疗效/放射性损伤的预测及评估等方面都发挥了非常重要的作用。

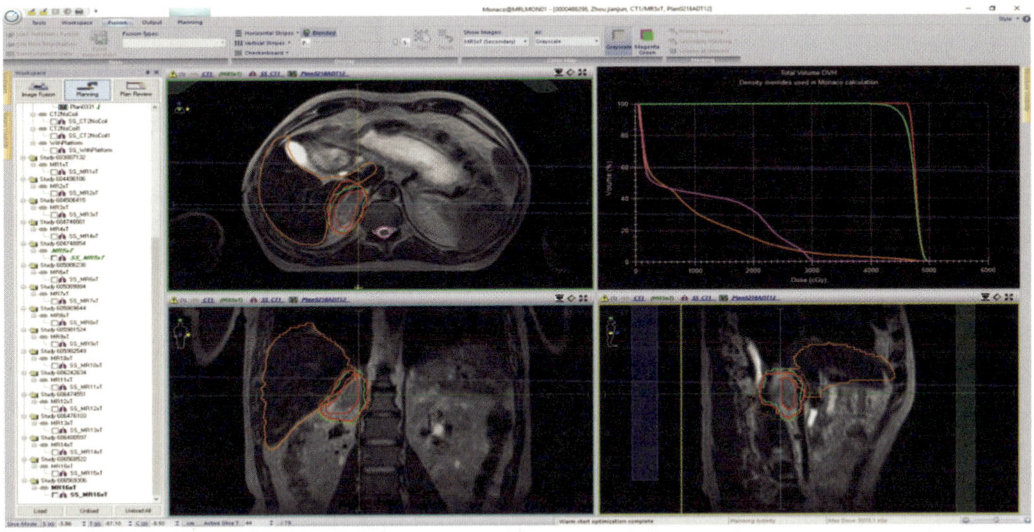

图 6-7　MR-Linac 患者分次内治疗图像

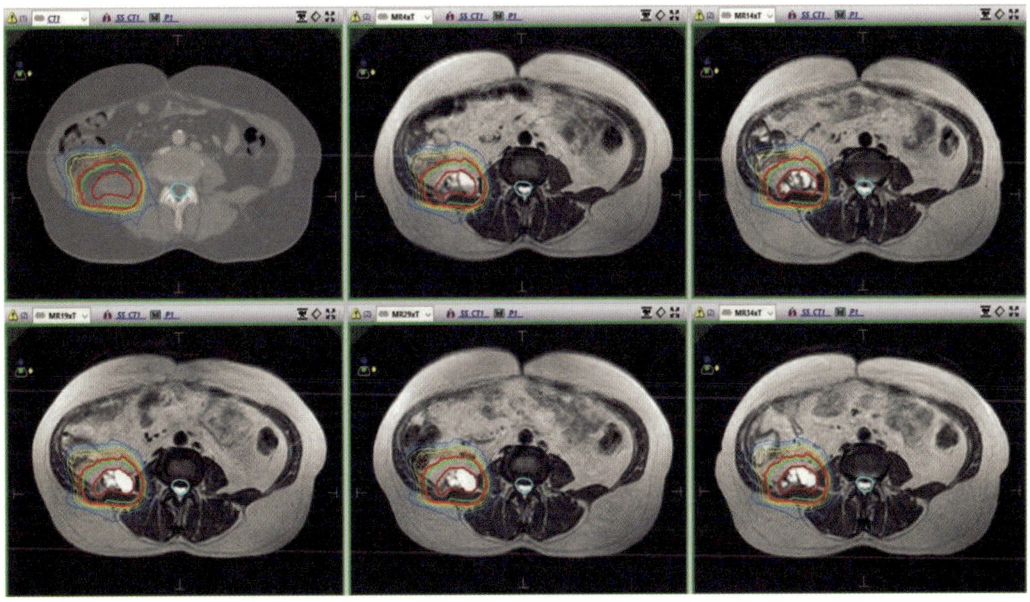

图 6-8　MR-Linac 患者多次放疗图像对比

MRgRT 系统的临床应用潜力巨大，但是目前已商业化的设备中仍存在许多焦点问题与技术难题尚需解决。①图像质量问题：首先，MRgRT 系统与传统 MR 扫描仪在硬件配置和结构方面差异明显，图像质量较诊断影像仍然有一定差异。尤其对于运动明显区域的成像，图像质量仍待大幅度提高。其次，MR 的图像畸变问题一直以来都是 MRgRT 系统在临床应用中的重要疑虑之一。②自适应放疗过程的速度问题：速度是制约 MRgRT 系统大范围推广的关键问题，经过 MR 影像获取、分析、剂量评估、肿瘤靶区及正常器官分割、自适应计划设计、评价及在线验证等环节，整个过程快则十几分钟，慢则几十分钟。这对患者流通量较大的放疗机构来说，严重限制了其应用的范围。③缺乏肿瘤及器官的运动立体容积追踪：目前对运动追踪主要是以正交平面的二维运动追踪为主，缺乏立体三维追踪，追踪效果有待进一步提高。④缺少在线功能影像：功能影像在评估放疗反应、指导放疗计划修改等方面具有明显的优势，但是目前 MR 放疗系统缺乏在线功能影像，限制了其在生物自适应方面的应用。⑤患者摆位要求，磁共振高场强磁场的存在，对于患者的筛选需要满足磁共振扫描的需求，患者体内禁止有磁金属植入物，对于患者以及安全治疗提出要求。⑥由于加速器与 MR 系统的整合极具复杂性和技术挑战，加速器安装在滑环机架上，磁共振的超导磁体嵌在滑环孔中（图 6-9）。定制设计的磁体主磁场线圈在中间分离，创建了一个射数通道，在磁体几何结构改变的情况下为了保证磁场的均匀性，照射野在 Y 方向的大小就需要适当减小，因此 Unity 照射野在 Y 方向的大小为 22. 0cm。

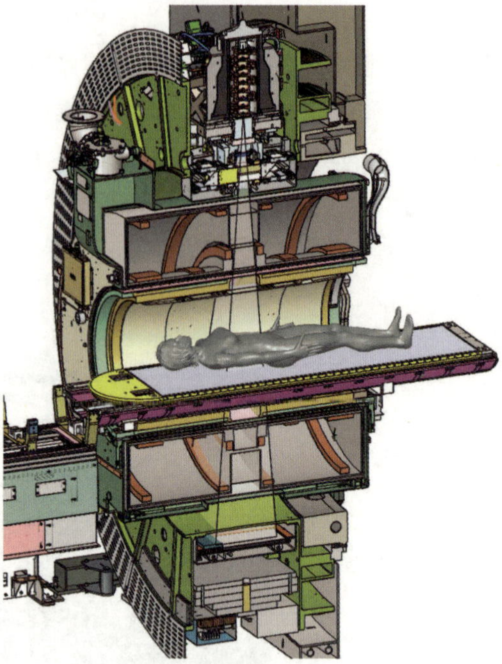

图 6-9　Unity 加速器结构示意图

▶**知识拓展**

Unity 加速器参数见表 6-1。

表 6-1　Unity 加速器参数

射束能量	7MV FFF X 线束
静磁场	磁场强度 1. 5T 方向为头足方向（-YIEC）
SAD	1435mm
剂量率	等中心处>400MU/min
等中心处射野大小	574mm（XIEC）×220mm（YIEC）
MLC	80 对叶片（固定 YIEC 方向）
等中心 MLC 宽度	7. 12mm
磁体孔径	70cm

MRgRT 虽然仍然存在很多技术或工作流程问题需要解决，但是随着科技发展，将会成为图像引导放疗的一种主流技术。其未来主要的发展方向：①高场强 MR 放疗一体机的研发，MR 场强是影响图像质量的重要因素，未来 3. 0T 超高场强的 MRI 放疗机将会为肿瘤放疗带来更好的应用前景。②更

加简洁、高效的工作流程，当前磁共振引导自适应放疗的工作时间问题是临床推广的重要瓶颈，未来基于人工智能、大数据及“互联网+”等的联合应用将有效提高整个工作流程的处理速度，时间可以控制在5分钟之内。③多维参数在线功能影像的应用，MR功能影像在肿瘤及正常组织放疗反应评估方面优于传统的解剖影像，MR在线功能影像可实现肿瘤位置、形状等解剖自适应向生物学自适应放疗的转变，从而提高放疗的针对性。④磁共振引导的剂量雕刻式个体化放疗，传统给予肿瘤靶区的均匀群体化放疗剂量并没有充分考虑肿瘤之间及肿瘤内部的异质性，致使放疗疗效难以保证，而磁共振引导下功能影像将通过基于生物活性的剂量雕刻技术有效提高放疗剂量，改善整体疗效。

（二）MR-Linac实施的设备要求

MR-Linac由磁共振系统和加速器系统组合而成，实施放疗的同时可采集到高质量的MR图像。目前主要有两种设计方案：一种是射线方向平行于主磁场，另一种是射线方向垂直于主磁场。在强磁场的环境中运行加速器，射线剂量分布和磁共振图像质量都会受到干扰。想要保证两个系统能相互独立运行，就面临着解决磁场干扰、射频脉冲干扰和射线穿过磁场后还能精准照射等技术难题。如需实现调强放疗，加速器还需配备MLC系统，这就进一步增加了MR-Linac的设计难度。

1. 磁场对直线加速器的影响 临床用直线加速器的磁场耐受性仅为0.0001T，所以直线加速器和一个1.5T磁共振相结合并能正常工作是一项复杂的工程。

首先，直线加速器最接近磁体的是MLC，其用于控制驱动叶片马达到位精准度的磁性编码器，在高磁场作用下性能会降低。研究表明，0.0045T的磁场足以使编码器停止工作或出错，所以防止加速器部件被磁场干扰是MR-Linac面临的一个主要问题。

其次，磁场大小与方向都会对加速器波导管中加速的电子产生较大影响。磁场可以引起电子偏离和聚焦/散焦，在许多情况下导致束流损失。在磁场和电子加速方向垂直系统中，磁场在0.0014T时遭受的总波束损失最严重。在磁场和电子加速方向平行的系统中，在0.0006T下束流强度会降低79%。在大多数情况下，可以通过被动屏蔽设备或主动屏蔽磁体来减少磁场的干扰。

在照射过程中，X射线束与物质相互作用释放的次级电子会受到洛伦兹力的影响。当射线和磁场方向垂直时，电子在远离磁场的环形路径上发生弯曲，称为电子回转效应（electron return effect，ERE）。ERE会增加半影宽度，电子束受磁场的作用在传播路径上发生弯曲，导致电子重新进入人体。在不同电子密度的交界处，形成剂量不对称分布，使空腔部位剂量增加。研究表明，在磁场中接受全乳腺照射（whole-breast iradiation，WBI）治疗的患者，皮肤剂量会因此增加。研究表明，两照射野WBI的平均皮肤剂量从0T时的29.5Gy增加到0.35T时的32.3Gy和1.5T时的33.2Gy。而照射野照射的WBI，平均皮肤剂量从0T时的27.9Gy增加到0.35T时的30.2Gy和1.5T时的29.8Gy。由于ERE也存在于肺-组织界面，因此精准计算肺和胸壁的剂量非常重要。

当射线和磁场方向平行时，存在电子聚焦效应（electron focusing efiect，EFE），它沿着磁场的中心轴集中电子。在光束进入患者之前会显著增加皮肤剂量。

2. 直线加速器对MR系统的影响 直线加速器对MR系统的影响可能不太明显，但同样具有挑战性。任何MR系统最基本的要求是确保它位于电磁屏蔽环境中，这通常是通过将装置置于法拉第笼中来实现。任何外来的射频（radio frequency，RF）噪声都会对图像造成严重干扰，因此直线加速器必须放置在该环境外或成为射频屏蔽的组成部分。另一个挑战是保持主磁场（Bo）的均匀性。已经证明，加速器和MLC的接近会增加扫描成像体积内的磁场不均匀性。这可以通过将MLC作为磁铁的组件部分来保证磁场的均匀性。当 MLC 放置在距磁铁等中心至少 1m 的地方时，MLC 的影响最小。在诊断成像中，RF 线圈与患者治疗部位紧密贴合，以最大限度地减少噪声和提高图像质量。MR-Linac 系统中，该线圈不可避免地放置在射束路径中，这不仅会衰减辐射剂量，而且产生的次级电子还增加了不必要的皮肤剂量。此外，射线束会导致导体或电子设备中的电子不平衡（辐射感应电流），从而造成图像伪影。目前可以通过研发完全开放式的 RF 线圈，或耐射线干扰的线圈减少此类现象的影响，以配合 MR-Linac 成像的需要。

（三）MR-Linac 技术摆位的要求

患者摆位系统：在磁共振图像引导放射治疗中，为将患者摆放在磁共振扫描孔中特定位置，在得到高质量 MR 影像的同时能完成精确的照射并保证患者安全，Unity 系统采用了一套独特的患者摆位解决方案，包括患者定位系统、刻度标尺、体位固定装置、紧急呼叫器和耳机。其中患者定位系统包括治疗床架、治疗床面以及床控制面板三部分。为了能在磁体扫描孔中移动治疗床面，在孔内安装了一个连接桥，治疗床通过连接桥上的导轨可移进或移出，同时保持床面在扫描孔内上下、左右方向不会变动。（治疗床的高度和左右方向不能改变，因为磁共振不能在不同高度进行扫描）治疗床面安装在床架上，床架的垂直移动单元控制床的上下升降。治疗床面两侧有刻度标尺和前线圈信号线缆导槽，床头配有紧急呼叫器和防噪耳机接口。为满足磁共振安全性及患者治疗体位的需要，配备了头枕、膝垫、臂垫、抓手器等体位固定装置。

利用安装在扫描单元前部的床控制面板，技术员可以便捷地操纵治疗床的运动。为保障患者安全，治疗床可在多种模式下运行，包括自由驱动模式、定位模式、治疗模式、紧急制动模式和故障暂停模式。

（四）MR-Linac 常见肿瘤摆位的示意

MR-Linac 加速器的成像与治疗特点，决定了治疗部位的病种类型，以腹部放疗占比大于 50%，胸部占 15%左右，盆腔部宫颈、直肠占 15%左右，颅脑占 10%以及其余部位。

1. 胸部肿瘤摆位 MR-Linac 独有的快速电影序列成像有助于动态监控患者的呼吸运动对靶区的影响情况，保证患者不会脱靶，对于肺部肿瘤的立体定向放射治疗提供质量保证（图 6-10）。

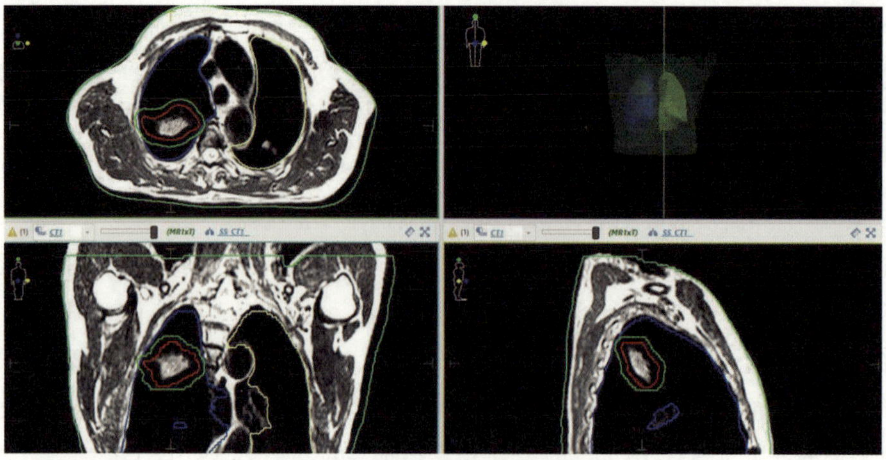

图 6-10 胸部肿瘤治疗示意

MR-Linac 可借助磁共振电影序列对患者 PTV 等中心位置的横断面、矢状面、冠状面，进行二维的快速图像监控，实施动态的监测患者的呼吸与器官运动（图 6-11）。

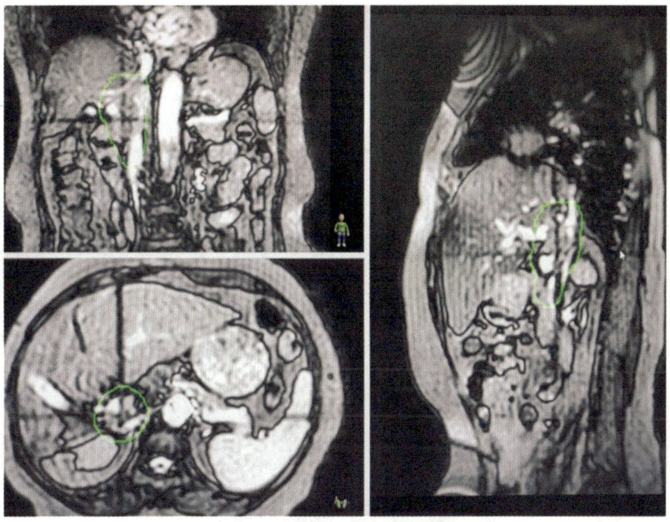

图 6-11 磁共振电影序列实时监控器官运动

为了更好抑制患者腹式呼吸对治疗的影响，Unity 配备了腹部加压气囊（图 6-12），通过无磁、温和的方式进行腹部加压。

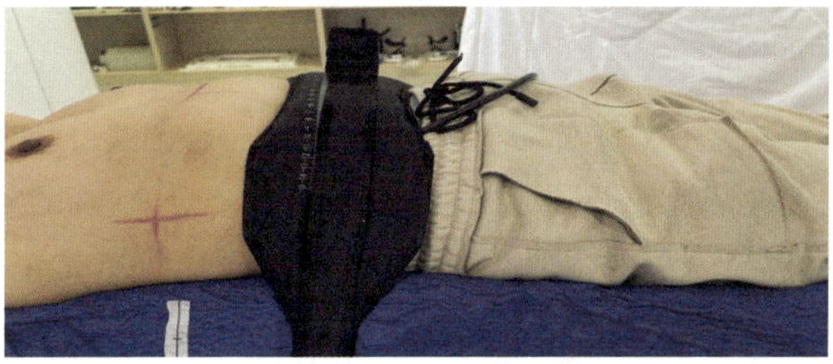

图 6-12 腹部加压气囊

2. 腹部肿瘤摆位 凭借磁共振在软组织成像方面独有的优势，MR-Linac 在腹部放疗（图 6-13）中发挥巨大的优势。在治疗前通过磁共振扫描患者相应部位的磁共振序列，可以得到肿瘤与正常器官的清晰图像，不仅能实现精准治疗还可以通过在线自适应途径实现对危及器官的精准保护。

微课：基于 MR-Linac 治疗系统的腹部肿瘤精准放射治疗实施

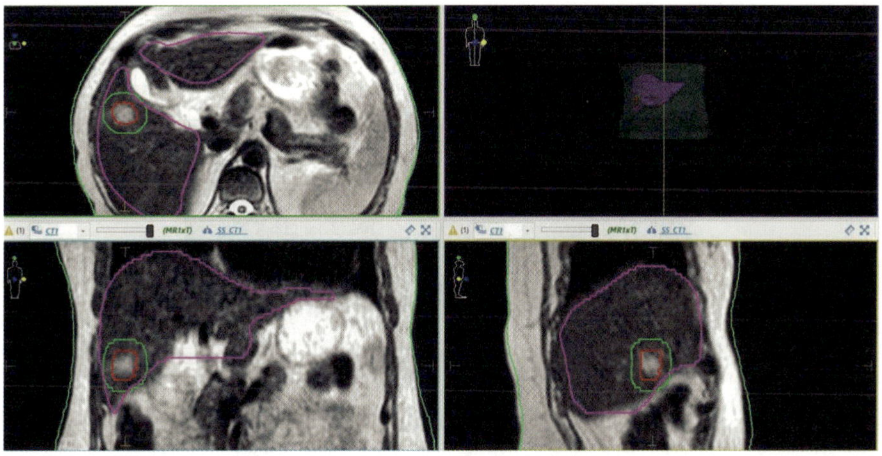

图 6-13 腹部肿瘤治疗示意

3. 盆腔肿瘤摆位 盆腔肿瘤以宫颈、直肠、前列腺治疗为主，其主要特点是肿瘤每日受膀胱及直肠、小肠充盈程度的不同而发生位置或形态的变化。在治疗前要熟悉患者在定位时的憋尿及直肠排空情况，提前准备，通过患者自主憋尿及膀胱超声测尿仪等方法尽量保证患者靶区与定位情况一致。对于受直肠以及膀胱影响显著的患者可以通过 MR-Linac 的在线自适应计划纠正靶区结构，既精准治疗了肿瘤又保护了危及器官（图 6-14）。

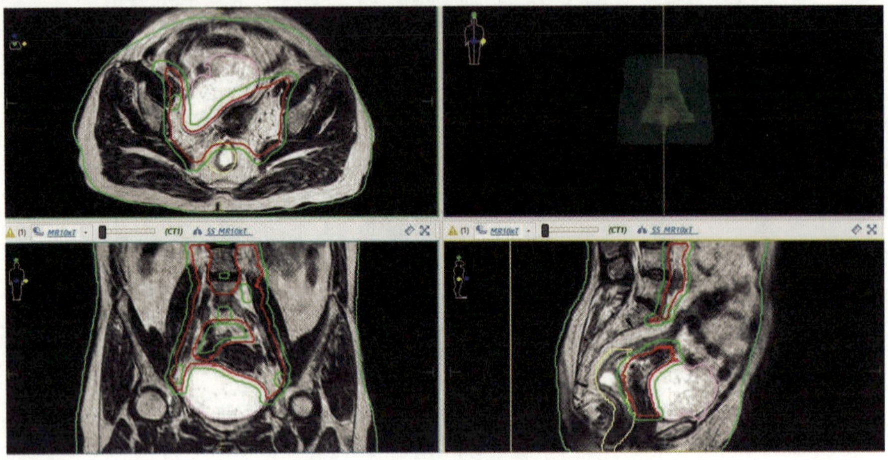

图 6-14　盆腔肿瘤治疗示意

（五）MR-Linac 摆位的注意事项

在 MR-Linac 上进行患者摆位，首先要筛选验证患者是否符合磁共振加速器的扫描与治疗安全需求，要求患者体内及体表无有磁金属。其次由于磁共振孔径为直径 70cm 的密闭孔径，所以对患者身材及驼背患者有所限制；且狭窄的孔径及磁共振的强磁场会导致部分患者幽闭恐惧及头晕恶心。

具体的摆位流程有别于传统的激光灯摆位，Unity 的无激光灯摆位（Unity 只在顶部提供一头脚方向的激光灯）是 Unity 有别于常规加速器的一个特点，每次治疗自适应计划在线修正摆位误差让无激光灯摆位成为可能。从设计理念上来讲，Unity 为我们描绘了一幅不需要关注摆位误差，完全靠在线调节计划的方式来修正摆位误差的美好蓝图。摆位误差并不是 Unity 所需要关心的重点，但从目前实际应用来看，控制摆位误差的大小依然是一个从患者治疗角度来看需要考虑的部分。主要有 3 个原因：首先，Unity 系统设定误差>5cm 将无法进行自适应计划；其次，对于某些计划，如果误差过大可能会导致调整多叶光栅位置移动限位而无法进行计划优化（图 6-15）；最后，误差越小越有机会执行 AtP 流程而不是更加耗时耗力的 AtS 流程，节省治疗时间。

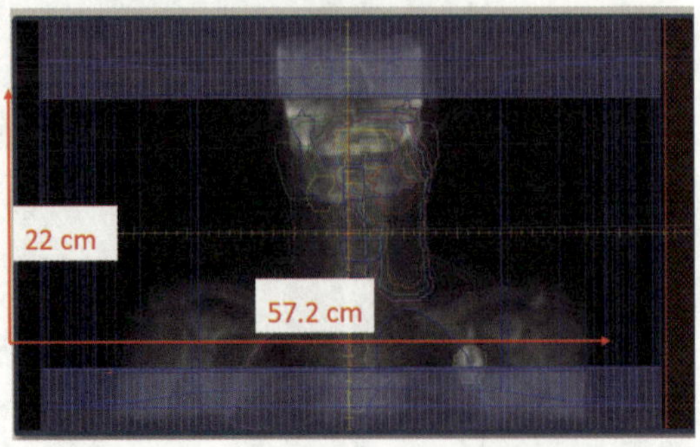

图 6-15　多页光栅最大开野示意

从摆位误差数据上看，患者在进出床方向的摆位误差相对于其他两方向较大。主要原因是顶部激光灯可指导患者左右方向的摆位，而 Unity 的床面在治疗中是在一恒定位置，升降床方向的误差与患者姿势和摆位左右体位的重复性相关。而进出床方向无激光灯指示，主要依靠放疗技师的经验及方法，人为误差较大。

三、基于 Halcyon 的放疗技术实施

（一）简介与优缺点

Halcyon 精确图像引导放疗系统是新一代智慧放疗平台，于 2017 年在美国放射肿瘤学会年会上正式面世。2018 年 12 月，Halcyon 获中国药品监督管理部门批准，正式面向我国用户，现已在我国大型放疗机构投入临床使用。

Halcyon 直线加速器采用环形设计，拥有双层多叶光栅系统，机架旋转速度为常规加速器的 4 倍，最大剂量率可达到 800MU/min，最大射野范围 28cm×28cm，图像引导放疗比例为 100%，可进行 MV-MV 平片、MV 级 CBCT、kV 级 CBCT 成像。该型号加速器具有安装调试速度快、治疗快速精确、高度集成及智能化等优点，适用于开展多种技术，治疗全身（除表浅）任何部位的肿瘤。

（二）设备要求

1. 环形设计　与传统的 C 型臂直线加速器相比，Halcyon 直线加速器采用了封闭式环状结构。

（1）无铅门结构：Halcyon 加速器摒弃了铅门结构，减轻了机头重量，大幅提升了机架旋转速度，基本避免了治疗过程中的机械碰撞风险，保证了该加速器能够实施更多的治疗射野或治疗弧，有助于提升放疗计划质量。

（2）质控功能内置化：Halcyon 直线加速器将 CBCT 和 EPID 设计在加速器机头内，使得放疗时的图像引导无须伸缩成像系统，患者治疗计划质量保证也无须模体与摆位，便可以被快速可靠地完成。

1）放疗计划的质量保证：Halcyon 机头内的 EPID 板可使用自带放疗计划设计软件所支持的质控技术来预测 QA 中的剂量分布。基于 EPID 的质控技术是一种高效的端对端质控技术，可以快速确定计划最终的可执行性。它可定义不同类型计划的分析模板，如定义适型调强放射治疗、体部立体定向放射治疗等不同计划的通过标准（如 Gamma 2% 2mm）。该质控技术具有验证速度快、分辨率高、分析形式简便的优势，其在得到剂量分析结果后，可以将统计报告数据直接存储于加速器端的肿瘤信息管理系统，方便放射肿瘤医师调取或进行回顾性分析。

2）机器性能检查：Halcyon 加速器的质量控制模块也被内置在加速器设备上，该模块称为机器性能检查（machine performance check，MPC），是 Halcyon 每日开机治疗前必备的步骤，其能够在 5 分钟内全自动地完成日常的质量控制检查。MPC 可检查加速器机械性能及束流的稳定性，包括束流输出量一致性检查、束流离轴比一致性检查、束流中心偏移性检查。MPC 质控程序不仅可以通过自动化技术缩短时间，还能覆盖美国医学物理学家协会 TG-142 报告所要求的一般性日检、周检、月检和年检项目，并通过信息化技术，将测量数据自动编制成报告，供主管医学物理师进行回顾统计与趋势分析，便于科室的高效管理。该质控设备可作为肿瘤中心质控体系的重要组成部分。

▶知识拓展

Halcyon 的质量保证

Halcyon 临床使用中每天都需要进行一系列 MPC，用于机器的质量保证。MPC 完成前存在软件联锁来限制临床应用。MPC 包括束流稳定性、机架走位、准直器及治疗床检测，需要用到厂家配备的模体。 其中一项几何性测试即为 MLC 走位精度和重复性。

当 MPC 评估 MLC 走位精度时，会设定一个静态的梳形 MLC 野，并将机架（gantry）固定为 0°，利用机头内 43cm×43cm EPID 板获取图像。之后测得 MLC 叶片末端与预设 MLC 中心的间距，并与系统期望的间距相比较，从而评估 MLC 精度（图 6-16）。

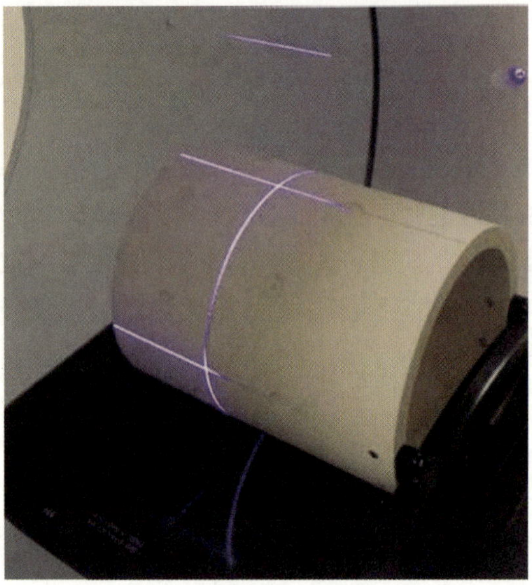

图 6-16　MPC 鼓形模体

当 MPC 评估 MLC 重复性时，会设定一个来回移动的 MLC 野，结合 EPID 的图像来评估。

2. 双层多叶光栅系统　常规加速器的单层多叶准直器因为叶间漏射的问题难以解决，所以必须配合铅门使用。Halcyon 直线加速器之所以能够摒弃铅门结构，正是因为其凭借双层多叶准直器代替了原有的单层多叶准直器。

（1）双层 MLC 的物理数据：该双层 MLC 的构成材料为 95%的钨合金，根据距离放射源的远近将两层 MLC 分别称为近源端 MLC 与远源端 MLC。其中近源端 MLC 有 29 对叶片，远源端 MLC 有 28 对叶片，共计 57 对叶片，两者相距 0. 5cm 交错排列。每层 MLC 叶片高度为 7. 7cm，末端曲率半径为 23. 4cm，在等中心处的投影宽度为 1cm，叶片定位误差为 0. 1cm。每根叶片的最大移动距离为 14cm，移动速度为 5cm/s，每层 MLC 皆可覆盖整个射野。不过，其框定的最大射野范围为 28cm×28cm，可能会限制加速器在需要大面积射野治疗时的使用。

（2）双层 MLC 对射线束的调制：最先推出的 Halcyon 1. 0 版本配置的双层 MLC 为 SX1MLC，2020 年在我国上市推出的 Halcyon 2. 0 版本配置的是 SX2MLC，两种双层 MLC 对射束的调制能力有所差异。

其中，SX1MLC 的远源端 MLC 用于射束调制，叶片可实现一对一追踪，近源端 MLC 可独立追踪远源端 MLC 的位置以遮挡叶片间隙，降低射线漏射率，改善肿瘤适形；而对于 SX2MLC，双层 MLC

共同进行射束调制并参与射野形成，具备射线束动态均整（dynamic beam flattening，DBF）的特性。其远源端 MLC 框定所需射野大小，近源端 MLC 通过预设“滑窗”运动产生一个在射野中心较低，在射野边缘区域较高的不均匀通量，以补偿不均匀射线束所衰减的径向强度，从而使得加速器产生的非均匀射线束无须经过均整器便可被调制为均匀分布。

（3）双层 MLC 对放射治疗的优化：Halcyon 两代双层 MLC 利用一对一追踪与 DBF 特性，与常规加速器“铅门追踪”技术相比，Halcyon 加速器射野边缘剂量更低，靶区周边的剂量跌落更陡峭。叶片层叠交错式的设计使平均叶片漏射率≤0.001%，远低于标准 MLC 的水平。

除此之外，Halcyon 双层 MLC 针对调强放疗进行了优化，能够实现 100%叶片全野覆盖调强照射，有助于向复杂肿瘤投照精准剂量，针对不同射野或治疗弧设计不同的准直器旋转角度，提高治疗适形度（图 6-17）。

Halcyon 的 MLC 叶片移动速度为 5cm/s，速率提升 31 倍，使得 MLC 具有卓越的调强能力，同时因其半影很小，较少依赖叶片位置或叶片端面的几何形状，边缘剂量跌落更迅速。

A B

图 6-17 双层 MLC 对单靶区及多靶区的适形度

注：A. 双层 MLC（单靶区）；B. 双层 MLC（多靶区）。

3. 智能图像引导系统 Halcyon 加速器具有非常灵活的图像引导模式，能够实现 MV-MV 平片、MV 级 CBCT、kV 级 CBCT，放射肿瘤医师可以根据患者治疗部位做出合适的选择。

（1）kV 级 CBCT 影像系统及其组件：在这些图像引导模式中，Halcyon 加速器的 kV 级 CBCT 在图像引导放射治疗中展现出了巨大的优势。常规加速器在进行 CBCT 成像时，由于其射线束固有的锥形几何形状，容易导致平板探测器上接收到更多的散射光子，导致图像质量下降，对后续的图像配准与治疗产生不利影响。而 Halcyon 加速器 kV 级 CBCT 能够很好地解决这个问题。

Halcyon 加速器机头内配有 kV 成像系统，包括 kV 级射线源、能够产生 40~150 kV 管电压的滤线器与非晶硅平板探测器。非晶硅平板探测器成像面积为 43cm×43cm，像素数目为 1280×1280，具有固定的横向偏移量为 17.5cm，放射源到探测器的距离为 154 cm。Halcyon 加速器的 kV 成像系统与 MV 射线束正交，可同机架一起旋转，该成像系统的设计与常规加速器有很大的差别。

（2）高质量的 iCBCT 成像：Halcyon 加速器采用独有的迭代优化重建算法（acuros CTS）和加速硬件，即图形处理器（graphics processing units，GPU），使用该算法重建出的图像被称为 iCBCT 图像。

GPU 技术可将计算时间从数小时缩短到数秒，能够在临床可接受的时间间隔内减少因低射束穿透而导致的噪声与条状伪影，为放疗提供均匀性更好的图像。如在盆腔部位，GPU 技术可明显提升膀胱和前列腺区域的图像质量。

Halcyon 的 kV 级 CBCT 成像系统预设了 11 种扫描模式（图 6-18），其中 8 项支持 iCBCT 图像重建。iCBCT 在保证图像配准精度的前提下，大幅提高了图像的信噪比，同时增加了图像均匀度，能够提供更佳的软组织显示分辨率，提升对肿瘤靶区定位和危及器官剂量优化的精确度。

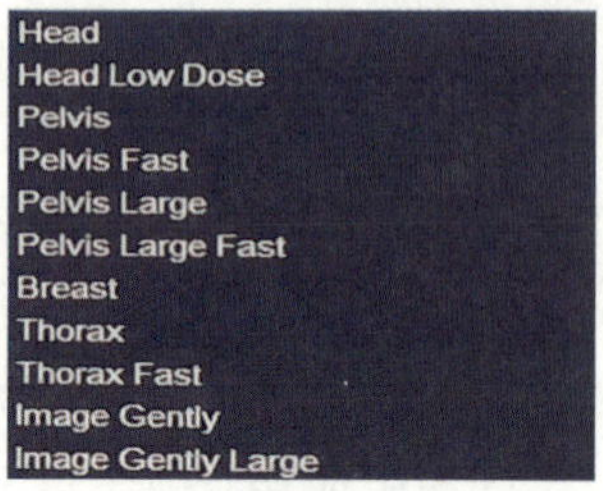

图 6-18　kV CBCT 的 11 种扫描模式

（3）图像引导速度大幅提升：iCBCT 图像的重建时间稍有延长，相比传统滤波反投影重建增加了 10~25 秒的重建时间。不过，相较常规加速器，iCBCT 模式采集图像的总时间仍有大幅度的降低。由于 Halcyon 成像系统的放射源和探测板集成在环形机架上，省去了 C 型臂加速器成像系统伸缩的时间，机架可快速旋转到位，缩短图像采集准备时间。

（4）成像剂量纳入整体治疗方案：与传统图像引导方式不同，Halcyon 精确图像引导放疗系统把图像引导作为整体治疗的一部分。在计划设计阶段，放射物理师可将图像引导纳入计划优化与剂量体积直方图（dose and volume histogram，DVH）评估中，从而整体上评估靶区与 OAR 的剂量值。

（三）摆位要求

放疗摆位是放射治疗过程中非常重要的环节，直接关系到靶区、正常组织及重要器官的实际受照剂量。Halcyon 直线加速器的摆位流程与常规加速器存在一定差异。由于 Halcyon 加速器采用环形设计，在完成摆位后治疗师无须打开射野灯验证源皮距，也无须预先旋转机架规避机械碰撞风险。

1. 体位固定板的摆放位置　摆位时应根据患者定位模具的不同合理选择体位固定板，并将其固定在治疗床的合适位置。其中，头颈肩体位固定板卡尺固定于治疗床 F1 处；体膜固定板卡尺固定于 F2 处；磁共振定位腹盆定位板固定于 F3 处；真空负压垫与体部发泡胶的翼形板上下卡尺固定于 H3、F4 处；腹盆固定器卡尺固定于 F5 处。

2. 摆位具体流程

（1）双人摆位：在进行摆位时通常需要两名治疗师共同协作。

（2）严格落实信息确认：在治疗新患者前，需要确保患者计划已打开，确保治疗床已复位至初始状态，确保图像引导系统的参数选择符合治疗要求。在确认患者身份信息后，在加速器触摸屏上进一步确认患者信息，并将信息传输到治疗系统中。

（3）一键摆位：在按照定位要求协助患者固定体位后，治疗师需按下 Align 按钮（图 6-19）将治疗床位置调整至系统保存的上一次加载该患者的位置（若该患者是首次治疗，治疗床会移动至系统设定的默认摆位位置），之后利用方向按钮控制床进一步移动，使床旁激光灯与患者体表标记线相吻合。

（4）自动进床：激光灯与患者体表标记线完全吻合后，治疗师需长按 Load 按钮（图 6-20）直至其熄灭，保存患者摆位数据，待自动移床计算患者等中心位置后自动将床加载到治疗区域。

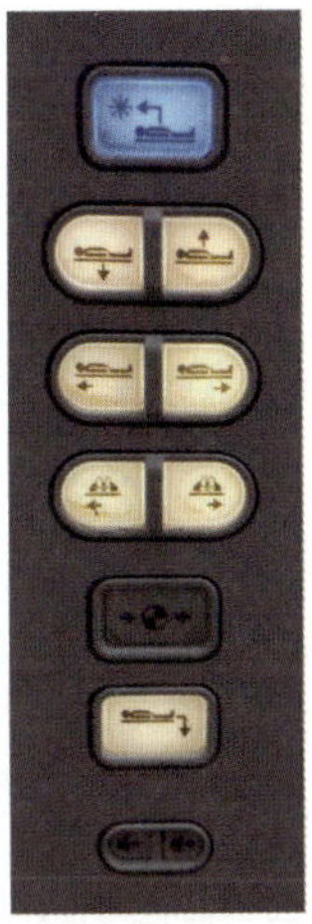

图 6-19 Align 按钮

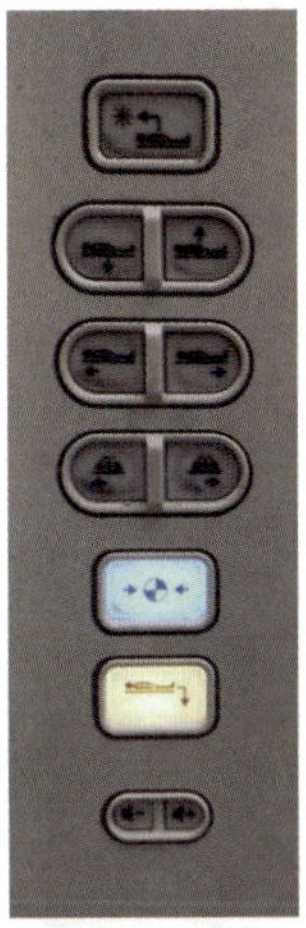

图 6-20 Load 按钮

（5）摆位结束：治疗师在确认治疗室内没有无关人员后离开治疗室，关闭铅门。

3. 100%图像引导　治疗师必须在施行治疗前利用图像引导对患者进行位置验证。治疗师在图像引导验证时需要选择合适的窗宽窗位进行图像配准，并接收三维方向配准误差值并校正患者位置。若治疗床位移超过计划床容差（升降方向位移超过 0.5cm），则需要治疗师手动确认方可接收。若治疗床位移超过 2cm，则需要治疗师进入治疗室，按下 Load 按钮进行手动移床。

（四）常见肿瘤摆位

1. 头颈部肿瘤

（1）摆位要求：由于头颈肿瘤基本选择热塑膜进行体位固定，部分患者可能会出现幽闭恐惧或呼吸不畅等状况。治疗师需认真观察，尽量提前避免危急情况的发生。

治疗师在摆位时应尽量避免患者有耸肩、抬头、咳嗽、吞咽等加大摆位误差的动作出现。若患者治疗部位靠近肩部，治疗师应注意提醒患者双肩适当放松并贴近模具。

在摆位时尽量以患者面部的定位参考标记为主要参考（图 6-21），若因热塑膜冷却变形、患者皮肤牵拉等状况导致患者面部的参考标记与热塑膜上的标记出现较大误差，可以利用患者定位 CT 图像、热塑膜患者鼻部的位置等作为辅助参考。

（2）图像引导要求：在进行图像引导时，选择 Head 模式扫描（图 6-22），扫描范围应尽可能覆盖全部靶区及感兴趣区域。

头颈部肿瘤一般以骨性配准为主。在审查骨性配准情况时，一般以头骨、下颌、鼻腔作为主要参考。

若治疗师发现患者靶区超出 PTV 范围、靶区或靶区邻近器官发生较大范围的相对位移时，则需要主管医生到场查看图像做决策，进行位置校正或重新定位。

2. 胸腹部肿瘤

（1）摆位要求：治疗师在摆位前应注意主管医生是否有确保患者禁食、饮水等要求。

胸腹部肿瘤的患者通常会采用热塑膜或真空负压垫进行体位固定，治疗师在摆位时应提醒患者双肩适当放松，采用平静呼吸，使其身体保持平稳，尽量避免患者有耸肩、抬头、咳嗽等加大摆位误差的出现（图 6-23）。在对较为肥胖的患者进行摆位时，可稍稍褪去外裤，尽量避免胸腹部肌肉、皮肤牵拉所造成的较大摆位误差。

（2）图像引导要求：在进行图像引导时，选择 Thorax 模式扫描（图 6-24），扫描范围应尽可能覆盖全部靶区及感兴趣区域。

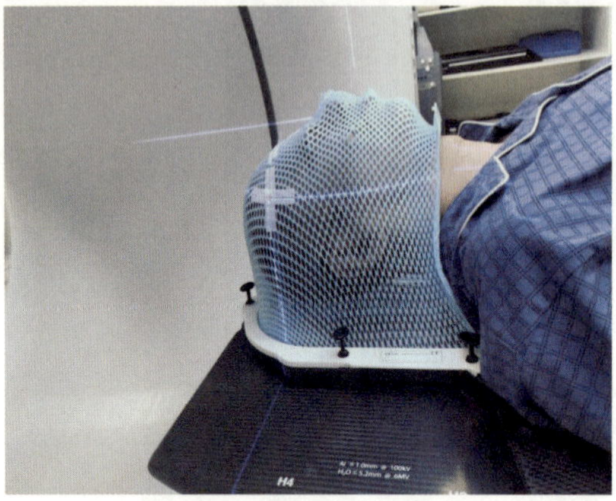

图 6-21　头颈部肿瘤摆位

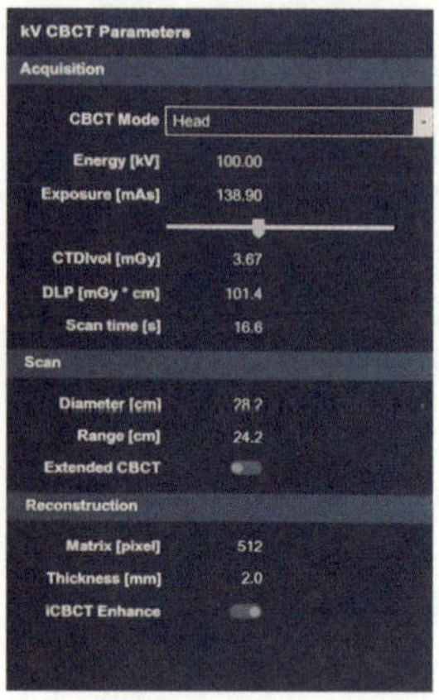

图 6-22　头颈部肿瘤 kV CBCT 参数

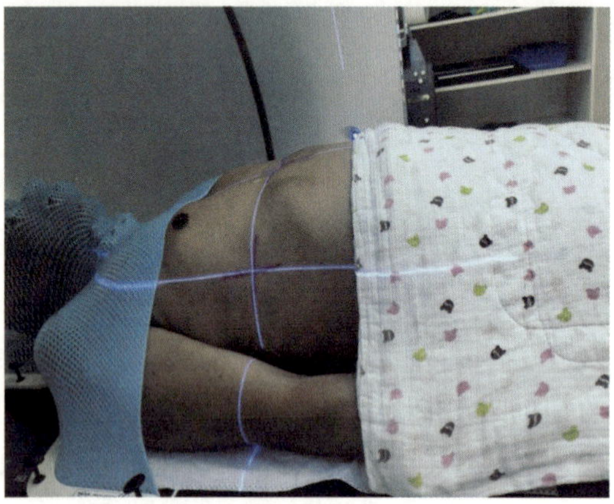

图 6-23　胸腹部肿瘤摆位

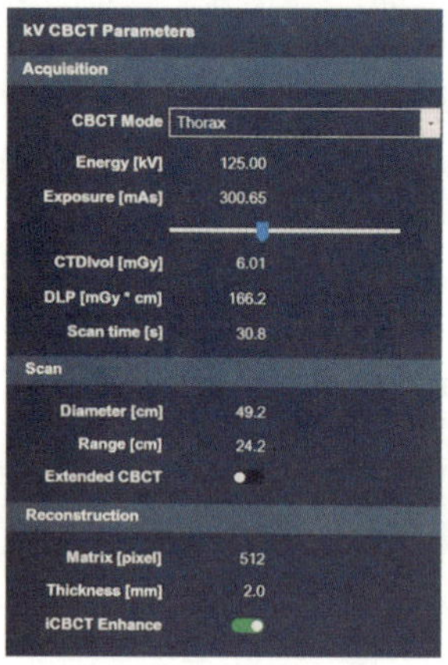

图 6-24　胸腹部肿瘤 kV CBCT 参数

在审查骨性配准情况时，一般以胸椎椎体作为主要参考。在审查软组织配准情况时，应在肺窗或软组织窗下逐层查看靶区是否在 CTV 范围内。

若治疗师发现患者靶区超出 PTV 范围、靶区或靶区邻近器官发生较大范围的相对位移时，则需要主管医生到场查看图像做决策，进行位置校正或重新定位。

3. 盆腔部肿瘤

（1）摆位要求：盆腔肿瘤患者治疗部位大多集中于下腹部，体表标记线大多为盆腔十字，在摆位时需要求患者仅穿着贴身内衣裤，禁止穿着厚棉裤或秋裤，以免其变相增加脊柱曲度或软组织厚度，导致摆位误差过大（图 6-25）。

在摆位治疗之前，治疗师需提醒患者提前憋尿，使膀胱体积适当充盈，尽量减小摆位误差。对于携带有造瘘口粪袋、尿袋的患者，可提醒患者提前排空，在摆位时应避免对其进行挤压拉扯，以防导管脱出或内容物泄漏对患者造成伤害或感染。

（2）图像引导要求：在进行图像引导时，选择 Pelvis 模式扫描（图 6-26），扫描范围应尽可能覆盖全部靶区及感兴趣区域。

在审查骨性配准情况时，一般以股骨头、骨盆边缘、腰椎、骶骨作为主要参考。在审查软组织配准情况时，逐层查看病灶中心区域靶区是否在临床靶区（clinical target volume，CTV）范围内，危及器官等感兴趣区是否有较大偏差位移。

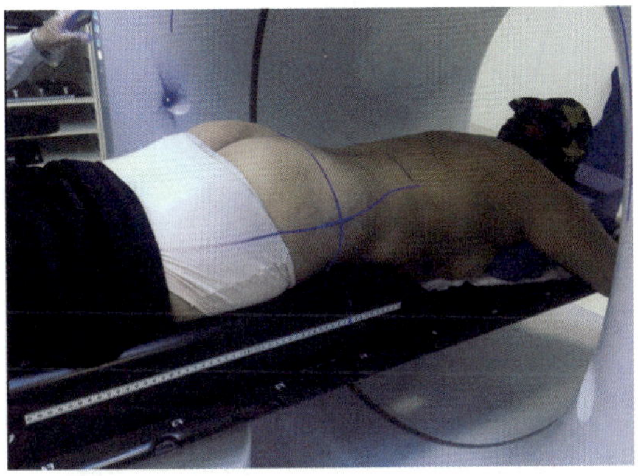

图 6-25　盆腔部肿瘤摆位

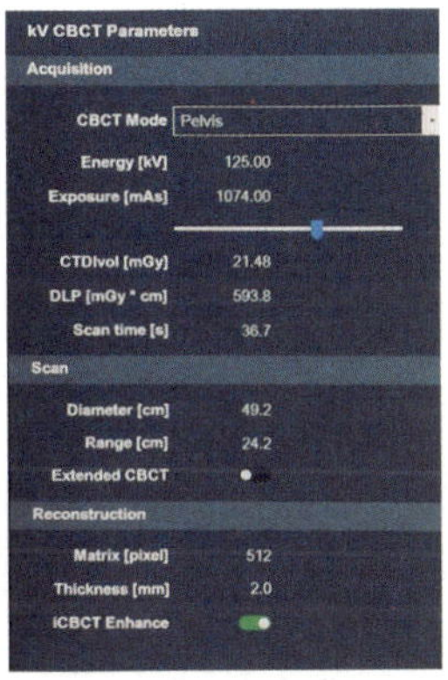

图 6-26　盆腔部肿瘤 kV CBCT 参数

若治疗师发现患者靶区超出计划靶区（planning target volume，PTV）范围、靶区或靶区邻近器官发生较大范围的相对位移时，需要主管医生到场查看图像做决策，进行位置校正或重新定位。

（五）摆位注意事项

1. 核对患者信息、正确调取患者治疗计划。
2. 正确放置体位固定装置。
3. 患者体表标记线应清晰，摆位时激光灯应于体表标记线吻合。
4. 正确放置口含器、填充物等辅助材料。
5. 摆位完成后应将 Load 按钮长按至熄灭。
6. 若按下 Load 按钮后出现需要再次调整患者体位的情况，需降床后再次按下 Align 按钮重新进行对线摆位。
7. 若对好激光灯后 Load 按钮未亮，则说明患者未处于加载区域。此时应调整患者与体位固定装置的位置，或重新定位制订放疗计划，使得放疗计划纵向的床位移处于 0 ~ −170cm 或处于 0 ~ +30. 00cm。
8. Halcyon 加速器的应急开关位于床旁，在摆位时应避免患者及患者家属触碰。

第三节　CyberKnife（M6）放疗技术的实施

一、 CyberKnife（M6）技术简介

射波刀（CyberKnife）立体定向放射外科手术系统由美国斯坦福大学医学中心脑外科及放射肿瘤学教授 John Adler 于 1987 年设计研发并应用于临床。于 1999 年获得美国 FDA 批准上市，用于头部及颅底肿瘤的治疗，是首台整合图像引导和机器人控制于一体的放疗外科手术系统。2001 年射波刀再次通过美国 FDA 批准，允许治疗患者全身范围的实体肿瘤。2004—2006 年，随着同步呼吸追踪系统、脊柱追踪系统、肺追踪系统等追踪技术先后获得美国 FDA 批准，射波刀解决了两大技术难题：①适用于射波刀的图像引导系统和图像配准算法解决患者摆位误差和重合度的问题；②用呼吸追踪系统解决患者治疗中肿瘤运动的问题。这些追踪技术的临床应用实现了肿瘤治疗过程中连续验证体位、追踪和校准，保证了精确放疗的实施。

射波刀加速器提供 6 MV X 射线的准直射束。X 射线头包含加速器、磁控管、微波波导管组件、脉冲变压器、水循环连接管以及波导管的气体增压连接管。加速器由电子枪和一系列处于真空状态的微波腔组成，凭借其高效设计，可以提供 1000MU/min 剂量率。X 射线头与治疗机械手连接。配备有孔径分别为 5、7.5、10、12.5、15、20、25、30、35、40、50、60mm 的 12 个可互换固定准直器（图 6-27）；可选的 Iris™ 可变孔径准直器（图 6-28）可提供与固定准直器相同的 12 个孔径，Iris 准直器的孔径可在计算机控制下进行调整；可选的 InCise 2 MLC（图 6-29），可治疗大面积不规则形状病变。MLC 根据治疗计划采用独立控制的叶片规定射束开口形状。

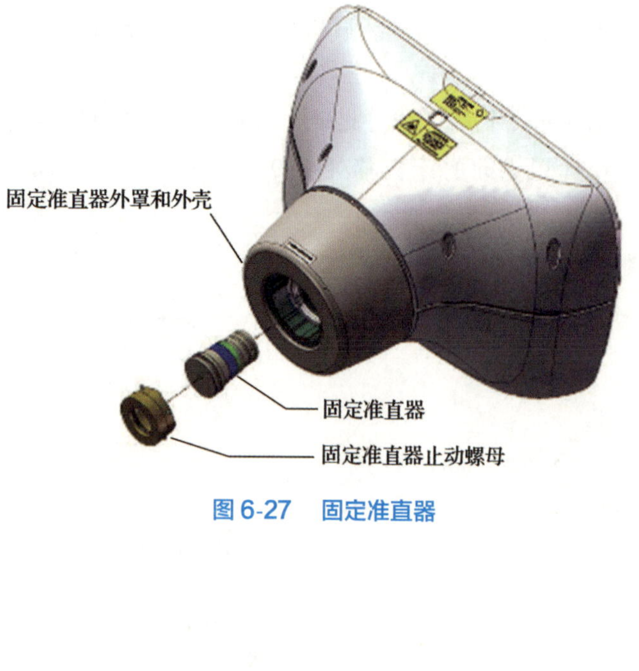

图 6-27　固定准直器

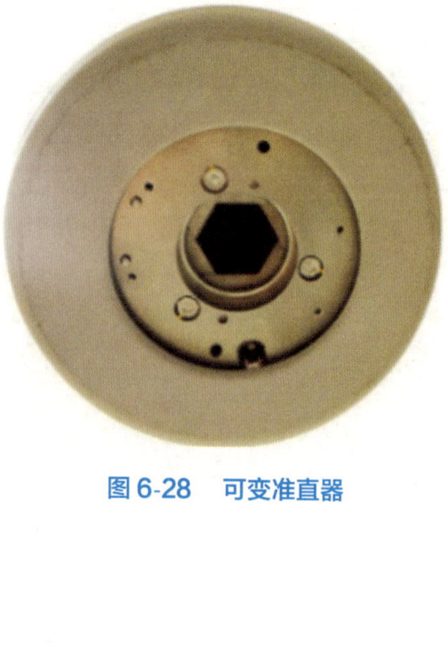

图 6-28　可变准直器

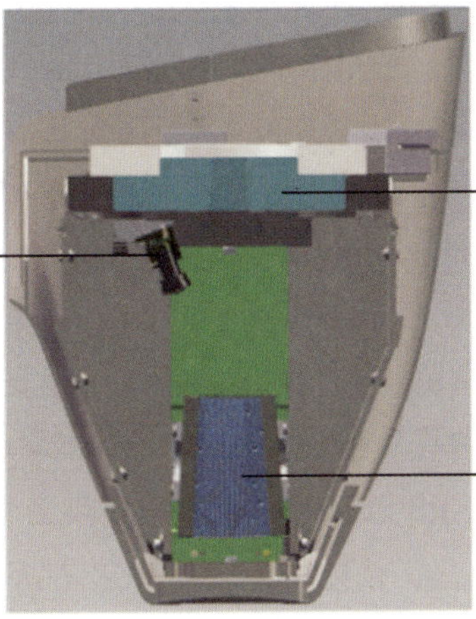

图 6-29　InCise MLC

射波刀机房内设备组成如图 6-30 所示。

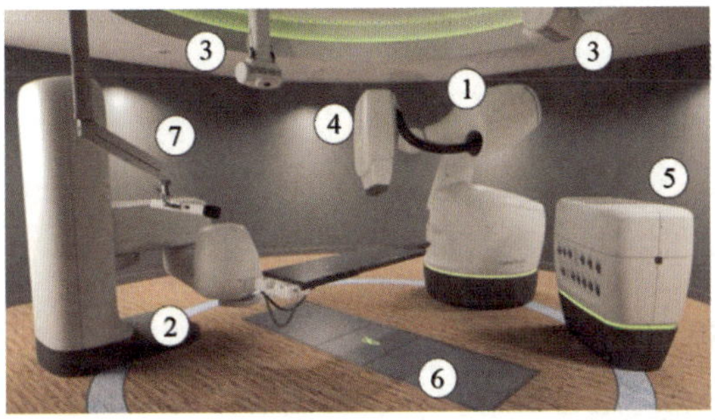

图 6-30　射波刀机房设备

注：1. 治疗机械手；2. 患者定位系统；3. 目标定位系统（TLS）；4. 直线加速器（LINAC）；5. Xchange®机械手准直器更换器（C型）；6. X 射线探测器和地面面板；7. Synchrony 呼吸照相机组（选件）。

射波刀主要追踪技术及其特点如下。

1. 六维颅骨追踪技术(6D skull tracking)　用于治疗第二颈椎以上的头部肿瘤。

2. 脊柱追踪技术　用于治疗脊柱以及脊柱周边 6cm 范围内的肿瘤。

3. 俯卧位动态脊柱追踪技术（synchrony spine tracking prone with respiratory modeling）　用于治疗脊柱周边因危及器官限量不能用仰卧位影像设计计划的肿瘤，或者患者不能耐受较长时间仰卧位的肿瘤。

4. 静态金标追踪技术（fiducial tracking）　用于治疗距离脊柱 6cm 以外，不受呼吸运动影响的肿瘤，在放疗定位前一周，提前在病灶周围植入 3～6 颗金标颗粒（图 6-31）。对于需要金标颗粒植入的患者会有穿刺并发症的风险，而且金标颗粒植入以后需要等待 7 天以上，才能进行 CT 定位，为治疗流程带来不便。

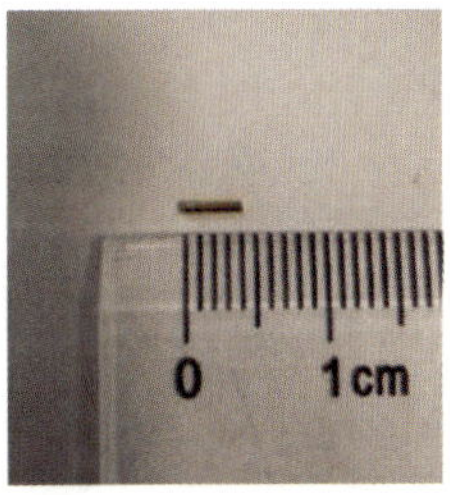

图 6-31　金标颗粒

5. 动态金标追踪技术（synchrony fiducial tracking with respiratory modeling）　用于治疗体部与呼吸运动相关的肿瘤。

6. 动态肺追踪技术（synchrony lung tracking with respiratory modeling and lung 1 view tracking with respiratory modeling） 可以精确地追踪满足以下条件的肺部肿瘤，而不需要在肺部使用金标：①肿瘤在所有方向的直径都大于 15mm；②肿瘤位于肺部的周围区域。动态肺追踪技术精确追踪肺部肿瘤的能力取决于能否在两个投影影像中看到肿瘤，并且在射波刀目标定位系统至少有一幅影像能清晰看到病灶影像，病灶与周围肺组织有明显的密度差别。此系统与脊柱追踪配合使用，以便执行患者定位。在治疗实施期间，可以与同步呼吸追踪系统配合使用，追踪因患者呼吸运动导致的肿瘤移动。使用动态肺追踪技术的患者需要使用肺部优化程序在治疗室进行确认能否执行这一技术。

通过上述技术的实施，可实现全身实体肿瘤的射波刀治疗，通过图像引导和六维体位校正，肿瘤放射治疗精度达到亚毫米级，为肿瘤 SRS 以及 SBRT 治疗提供了更优异的选择。射波刀治疗分次少，一般患者治疗 1~5 次，与传统放疗相比，住院周期短，患者心理与经济压力减轻，有较好的患者获益。在治疗疗效上，射波刀有独特的机械机构和射线照射方式，使肿瘤单次接受更大剂量射线照射，靶区外剂量迅速跌落，正常组织受到更好的保护。

二、 CyberKnife 实施的设备要求

（一）设备启动前状态检查要求

1. 检查（设备室内水冷机柜上压力表）SF6 气体压力值（图 6-32）为 30±2psi。

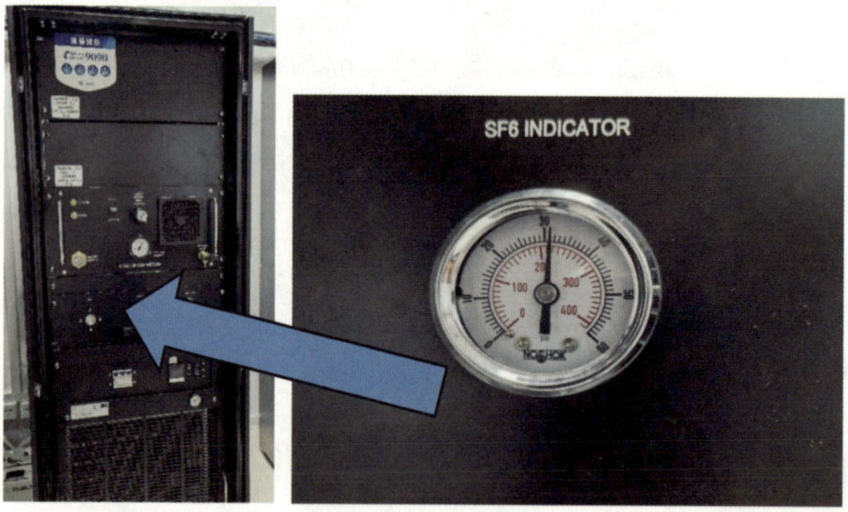

图 6-32　SF6 气体压力值

2. 确认 CyberKnife 系统电源分配单元本地电源面板（图 6-33）上只有 DET1 LOCAL、DET2 LOCAL 和 RCCI STAT LED 灯亮起。

3. 验证 E-Stop（紧急停止）和连锁控制柜（ELCC）上的钥匙开关已转为 TDS MOD（TDS 模式）（图 6-34）。

4. LINAC 电源分配单元（LPDU）上的钥匙开关（图 6-35）已转为 REMORTE MODE（REMOTE 模式）。

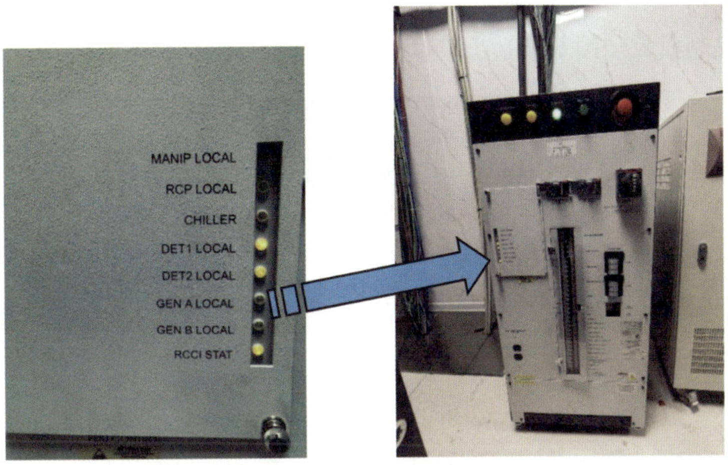

图 6-33 CyberKnife 系统电源分配单元本地电源面板

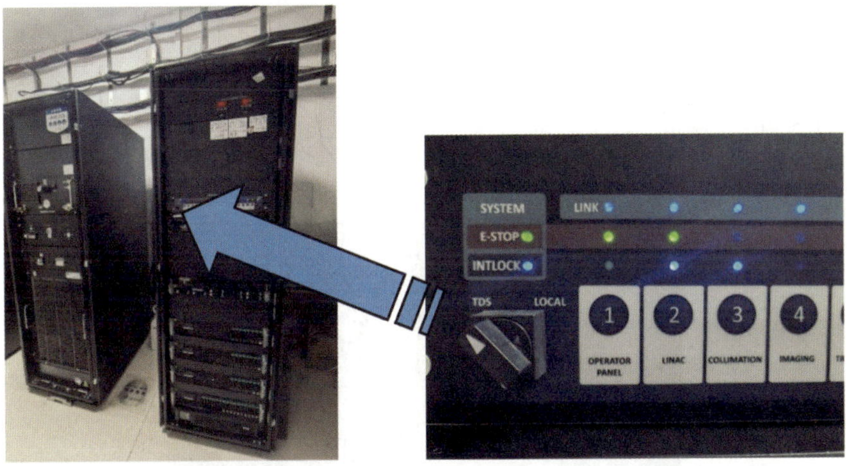

图 6-34 E-Stop（紧急停止)和连锁控制柜（ELCC）

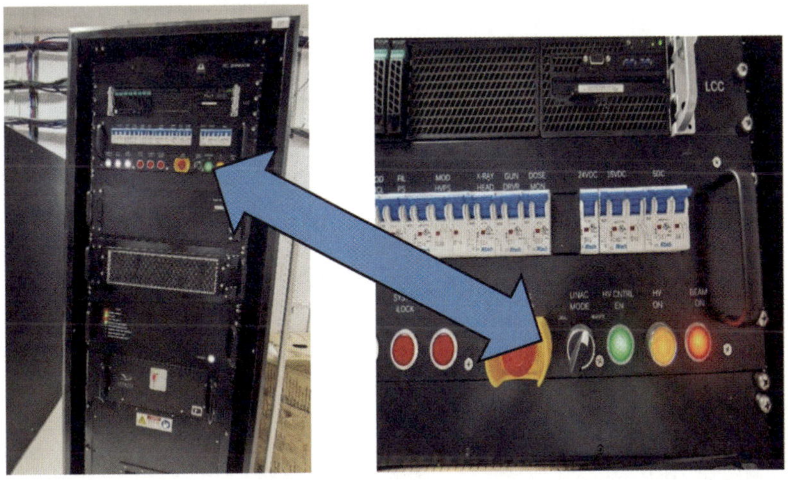

图 6-35 LINAC 电源分配单元（LPDU）上的钥匙开关

5. 检查不间断电源（UPS）的电池电量，确认电池未直接给设备供电，更换电池指示灯未亮起。

6. 检查操作员控制面板（图6-36）上的REMOTE指示灯已亮起。

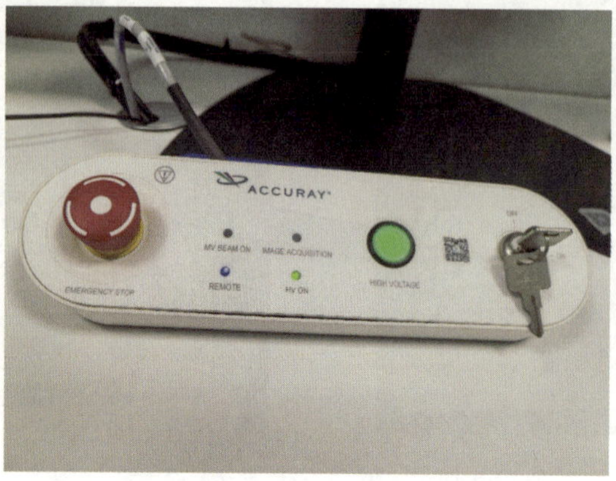

图6-36　控制面板上的REMOTE指示灯

（二）接通电源条件要求

1. Equipment Status（设备状态）屏幕（图6-37）先显示每个设备子系统的电源为OFF，且子系统控制状态为Not Ready（未就绪）。

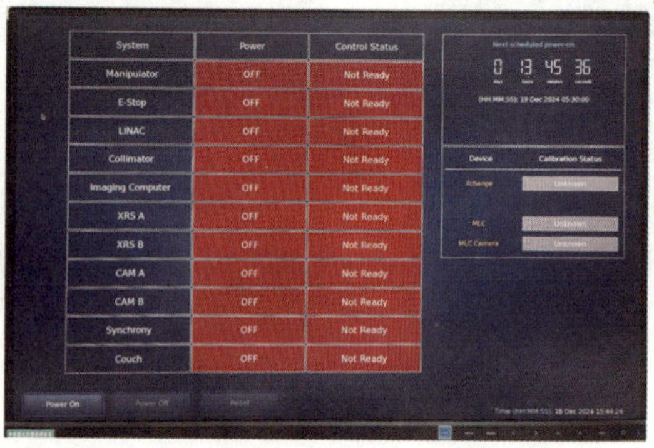

图6-37　Equipment Status（设备状态）屏幕

2. 单击Power On（打开电源）按钮。

（三）启动后检查要求

1. 检查LINAC水冷器上的冷却水温度为19±1℃。

2. 确认机械手定位在休息（perch）位。

3. 确保启用门连锁和紧急停止连锁。

（四）晨检要求

1. 绝对剂量检测，使用Beam check模体（图6-38），每日输出剂量偏差阈值为±2%。

2. 治疗到位精度检测，使用QAStereoChecker模体（图6-39），每日机械精度阈值为0.5mm。

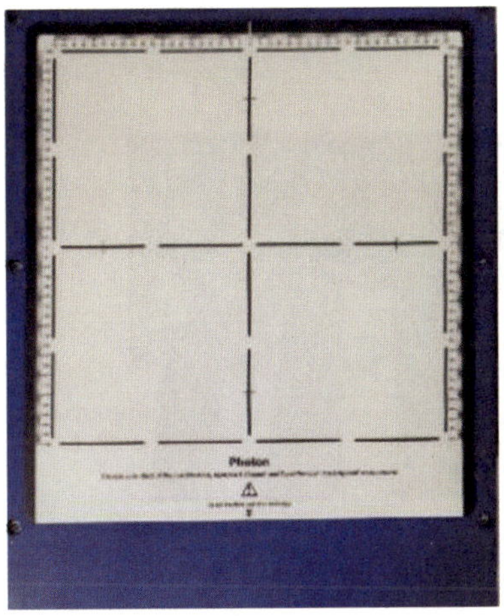

图 6-38 Beam check 模体

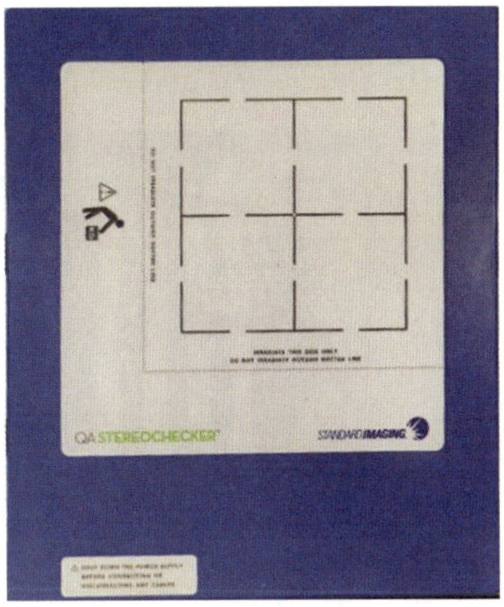

图 6-39 QAStereoChecker 模体

三、CyberKnife 技术摆位的要求

1. 颅骨追踪技术 使用头颈肩固定板、U 形热塑面膜固定，定位时可不做面部摆位标记，不贴 Mark 铅点。治疗前患者面部轮廓和面膜相对固定好以后，将治疗床移动到患者头部位于两影像板中间位置，适当升床至能够拍摄到患者颅脑影像即可，然后通过拍摄影像核对位置，调整摄片曝光条件，使得图像质量和计划系统生成图像一致，然后系统计算并校准位置偏差，准备完全就绪后开始治疗，治疗流程如图 6-40 所示。

微课：射波刀颅骨追踪

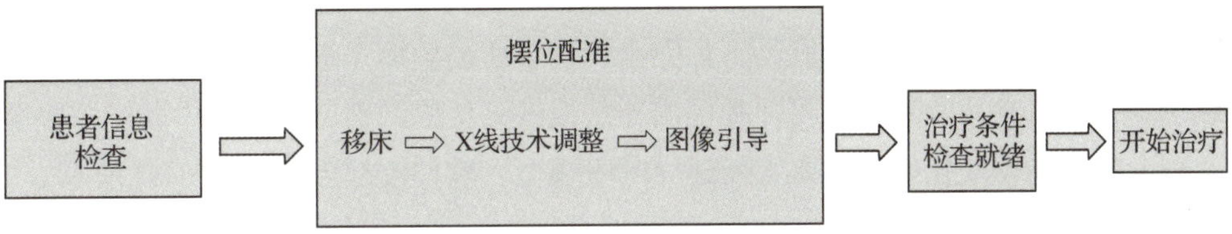

图 6-40 颅骨追踪治疗流程

2. 仰卧位脊柱追踪技术 使用真空负压垫固定患者，双手放于体侧，负压垫长轴平行于治疗床头足方向，根据计划生成的追踪影像，移动治疗床将患者追踪的椎体大致移动到两影像板中间位置，适当升床，拍摄影像获得椎体图像，并核对椎体位置；通过调整曝光参数，获取较低错误节点数量的实时图像，然后系统计算偏移值，校准体位，达到执行条件后开始治疗，治疗过程中时刻注意图像更新后的信息提示，及时纠正体位偏移，完成治疗。治疗流程如图 6-40。

3. 俯卧位动态脊柱追踪技术 患者一般需要真空负压垫固定，身着呼吸追踪背心（图 6-41），双手放于体侧。将三个红光发射器放置于追踪椎体的同一水平面，越靠近越好，调整呼吸照相机组位置，拍摄椎体影像，并将图像与计划影像重合后移床，再次拍片后调整曝光条件，获得更低错误节点数的配准图像，系统正确识别椎体后进行呼吸建模，呼吸建模前确认呼吸照相机组和红光发射器接受信号正常，先拍摄呼吸时相在波峰和波谷的椎体空间位置，系统计算出呼吸运动中心距离机器治疗影像中心的偏移值，移动治疗床让两个中心重合，然后继续拍摄波峰和波谷影像以及剩余的 13 个呼吸

微课：射波刀脊柱追踪

运动模型点，完成拍摄后要检查各个模型点的椎体识别参数是否符合要求，准备就绪后开始治疗，软件治疗流程如图 6-42 所示。

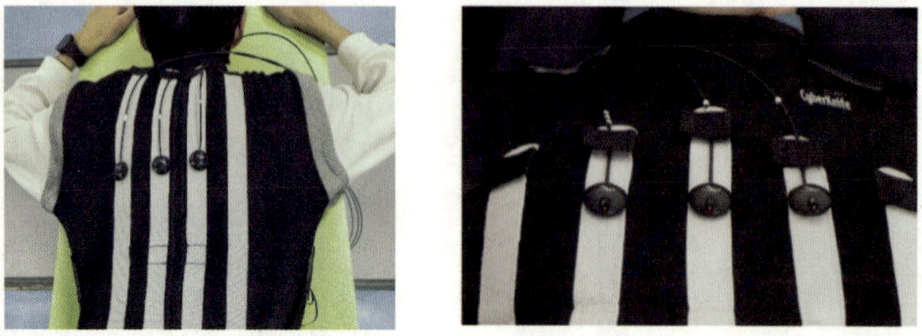

图 6-41　呼吸追踪背心

4. 静态金标追踪技术　根据病灶位置选择体位，使用头颈肩膜或者真空负压垫固定患者，双手放于体侧，摆位时移动治疗床将植入金标部位大体放置于两影像板中间的上方，拍片获取金标位置并将其重合于配准图像的金标上，计算偏移值，校准体位，达到预设条件后开始治疗，流程如图 6-40 所示。

5. 动态金标追踪技术　在静态金标摆位基础上，患者根据体型需要穿戴合适型号的呼吸追踪背心，并将三个红光发射器放置于患者体表呼吸起伏最大的位置上，调整呼吸照相机组的位置，使其能够完全接收到红光发射器的信号；摆位完成后拍片找到金标，将金标与定位片金标重合后移床，因受呼吸运动影响，金标位置是不固定的，只要软件能识别到金标并能计算偏移值，即可进入呼吸建模阶段；呼吸建模时，确认三个红光信号接收正常，首先拍摄呼吸波峰和波谷两个时间点的金标位置，系统会计算这两个位置的中间点距离治疗中心点的偏移值，然后移动治疗床让偏移值趋于 0，再次拍摄呼吸波峰和波谷时金标位置，核对以上偏移值合适后，继续自动拍摄剩余 13 个呼吸时相点的金标位置，拍摄完成后，检查所有呼吸模型点是否都完全识别了所需金标。准备就绪后开始治疗，治疗过程中时刻注意系统提示信息，及时处理因呼吸模型异常或者其他原因引起的治疗中断。呼吸照相机组位置发生改变或者患者体位变化后都需要重新建立呼吸模型，软件治疗流程如图 6-42 所示。

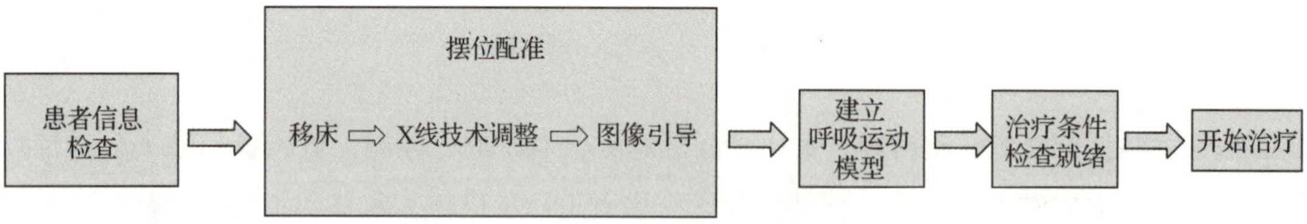

图 6-42　动态金标追踪技术治疗流程

6. 动态肺追踪技术　患者使用真空负压垫固定，身着呼吸背心，双手放于体侧，移动治疗床，把需要追踪的椎体大体放置于影像中心位置，先按照脊柱追踪流程摆正患者，然后再自动移床将肺病灶等中心位置放置于影像中心位置，系统识别正确后，建立呼吸运动模型，准备就绪，开始治疗，治疗流程如图 6-43 所示。

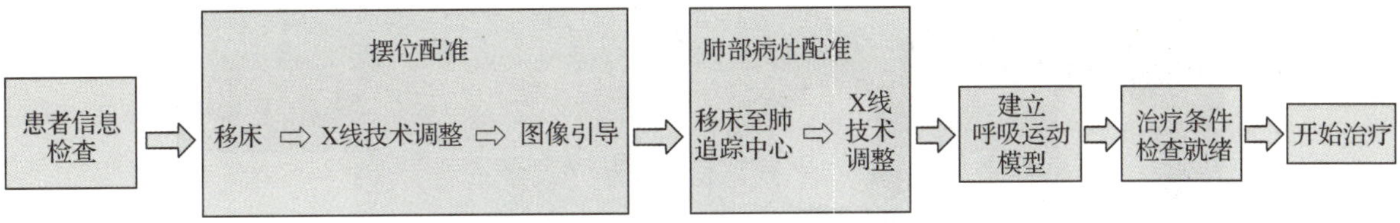

图 6-43 动态肺追踪技术治疗流程

四、 CyberKnife 常见肿瘤的摆位

（一）颅脑肿瘤治疗摆位

1. 两名放射治疗师根据医嘱对患者进行摆位（图 6-44）。

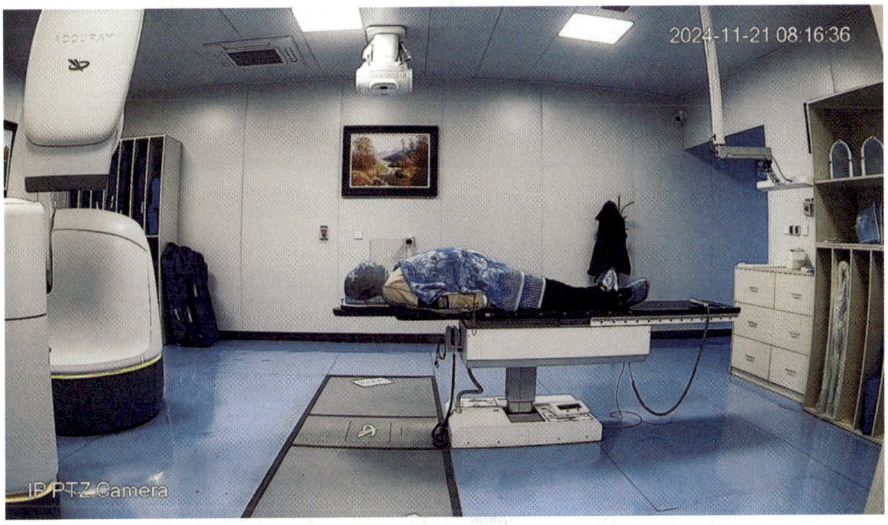

图 6-44 颅脑肿瘤治疗摆位示意

2. 患者信息检查，认真核对各项治疗信息，如患者姓名，治疗次数，机器跳数等（图 6-45）。

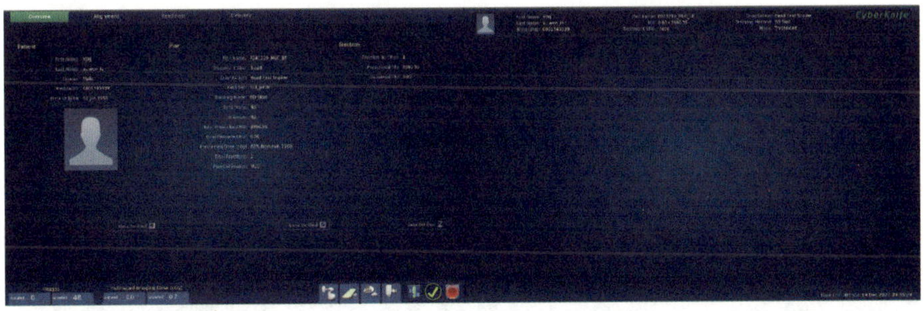

图 6-45 患者信息检查示意

3. 拍摄实时影像，手动配准图像并自动移床至定位位置，如图 6-46 所示。

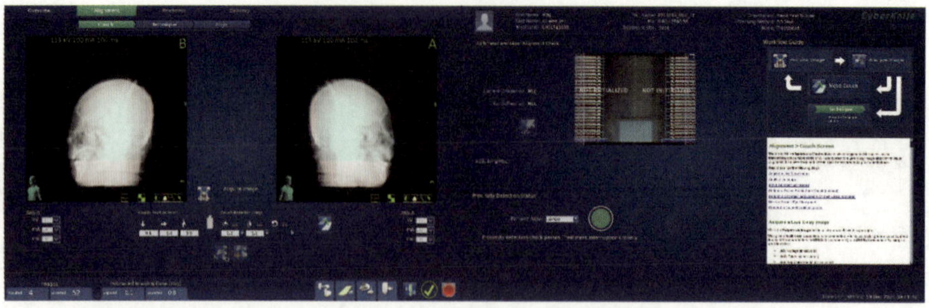

图 6-46　颅脑肿瘤图像配准

4. 调整 X 线曝光参数，实时影像与 DRR 影像质量相同，亮度值趋近 1，如图 6-47 所示。

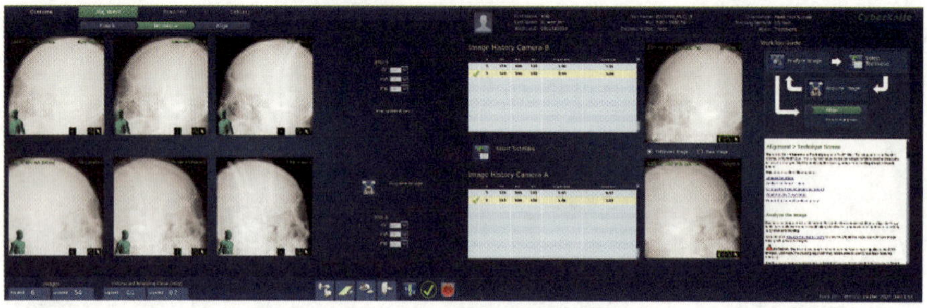

图 6-47　实时影像与 DRR 影像对比

5. 通过图像引导，系统会自动计算当前摆位误差，并自动移床校正，确保六维方向上各摆位误差均低于预设阈值，如图 6-48 所示。

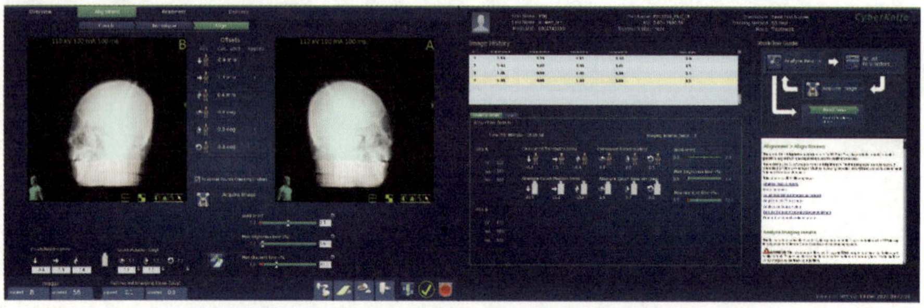

图 6-48　图像引导校正摆位误差

6. 治疗开始前各预设条件就绪阶段，确认没有警示信息，机器运行正常（图 6-49）。

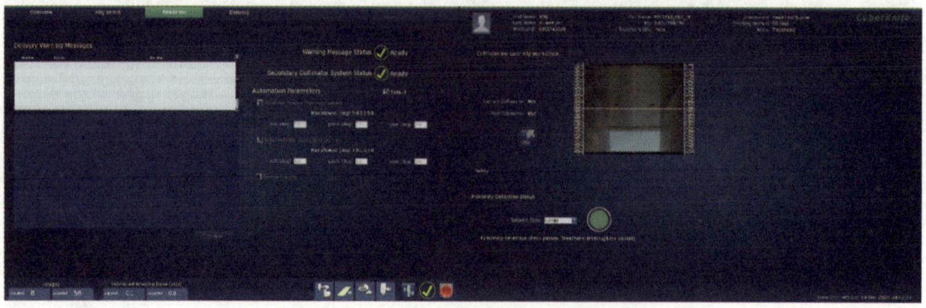

图 6-49　机器运行正常

7. 实施治疗，调整所需拍片验证时间间隔，治疗过程密切观察机器信息提示以及患者治疗过程中身体状态，如图 6-50 所示。

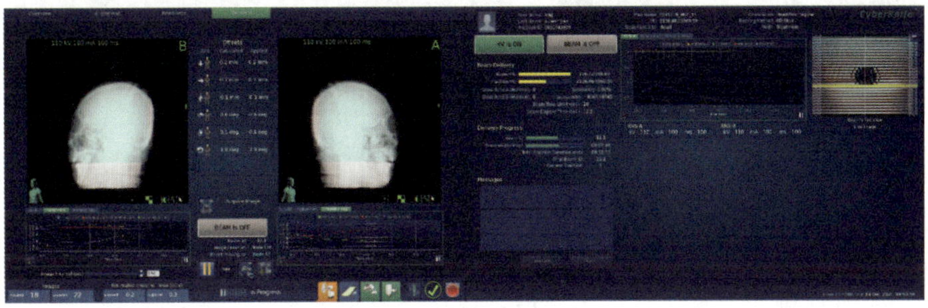

图 6-50　密切观察患者情况

（二）体部肿瘤摆位（金标追踪）

1. 两名治疗师进入机房按医嘱要求摆位（图 6-51）。

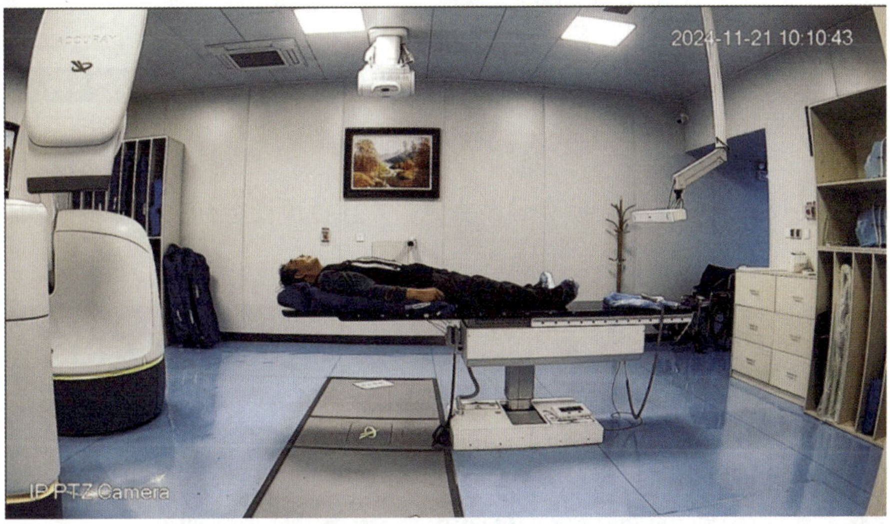

图 6-51　体部肿瘤摆位示意

2. 患者信息检查，认真核对各项治疗信息，如图 6-52。

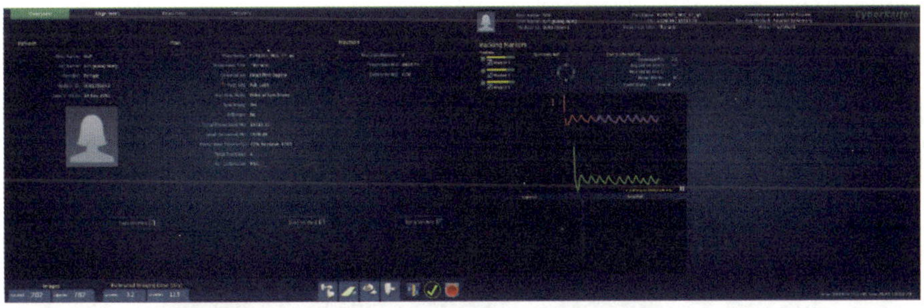

图 6-52　核对患者治疗信息

3. 拍摄实时影像，移床找到金标并重合于 DRR 图像金标位置。受呼吸运动影响，每次拍片金标位置都不同，本步骤只要求一次移床达到金标匹配即可，如图 6-53。

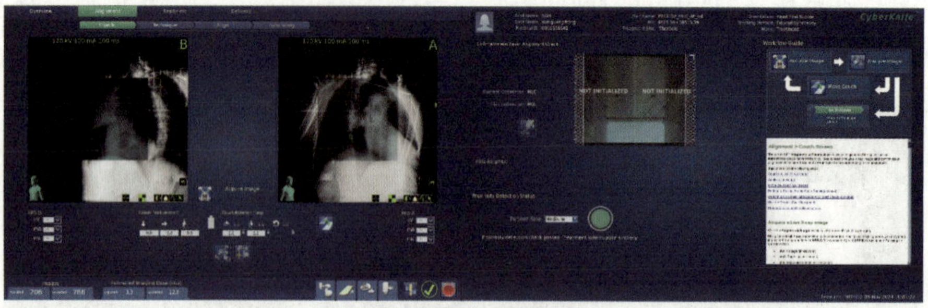

图 6-53　金标与 DRR 图像重合

4. 调整 X 线曝光参数并调整图像灰白度得到最佳的图像质量，如图 6-54。

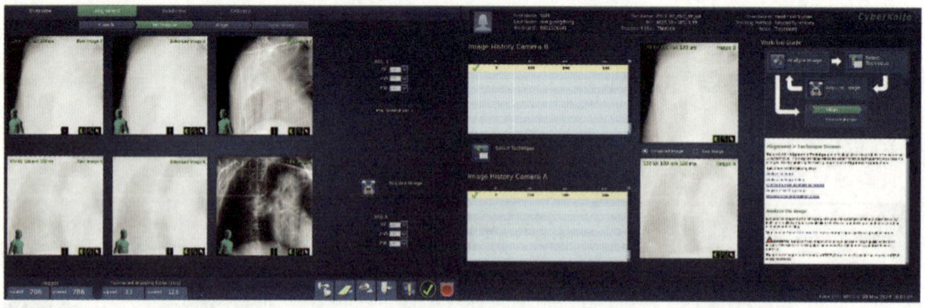

图 6-54　获取最佳的图像质量

5. 通过系统自动计算能够获取金标实时误差值，并且各预设金标关系值低于阈值，如图 6-55 所示。

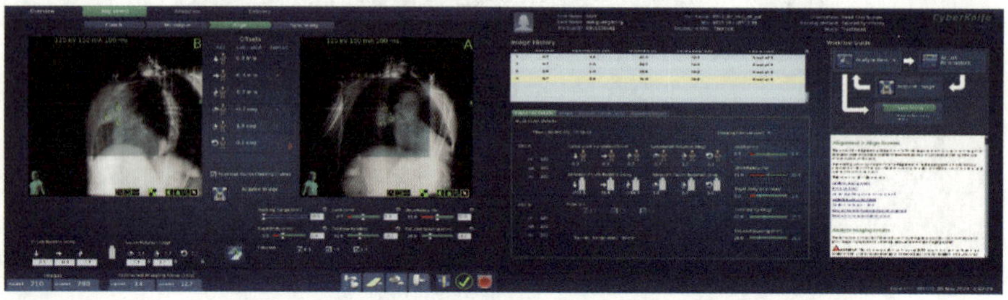

图 6-55　获取金标实时误差值

6. 建立呼吸运动模型，如图 6-56 所示。

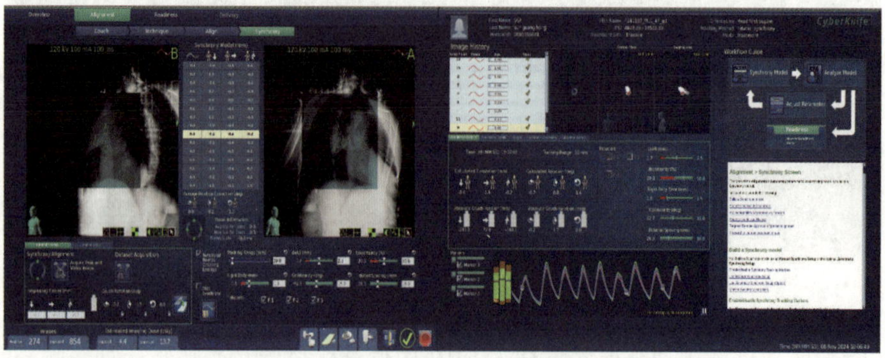

图 6-56　建立呼吸运动模型

7. 查看系统警示信息，机器准备状态，如图 6-57 所示。

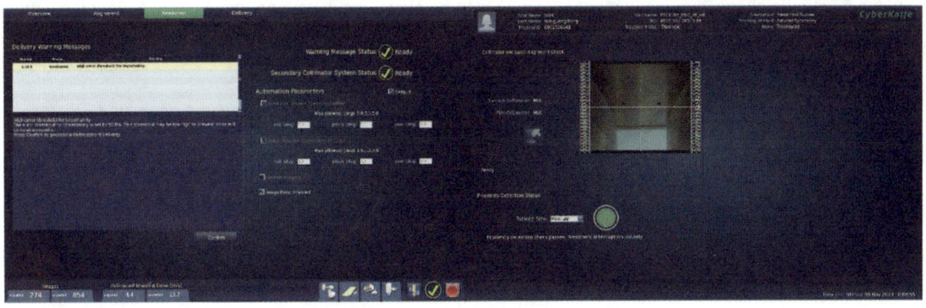

图 6-57　设备正常运行

8. 开始治疗，调整影像脉冲时间间隔，治疗过程中密切观察系统提示以及患者身体状态，如图 6-58 所示。

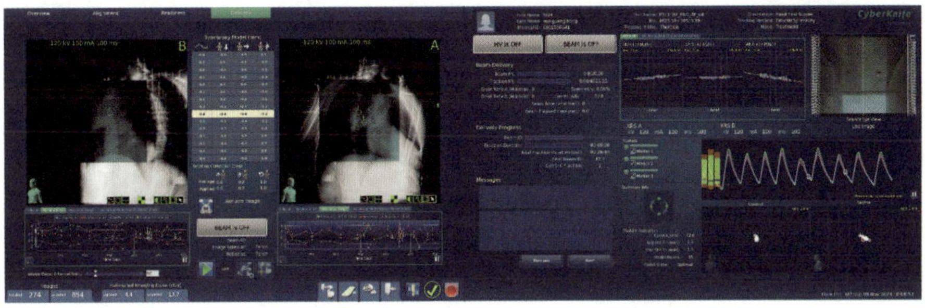

图 6-58　密切观察系统提示以及患者身体状态

五、 CyberKnife 摆位的注意事项

（一）体位固定与装置选择

1. 选择合适的固定装置

（1）对于颅内、头颈部肿瘤患者，常使用热塑性塑料面罩进行固定。面罩上有小孔，不会影响患者呼吸。制作面罩时，患者应尽量摆正头部，下巴稍往上抬，双肩放松，左右对称。颅脑病灶治疗，注意调整曝光参数，获得图像与配准图像 Brightness 数值趋近 1。面膜固定患者贴合张紧程度要较高，防止患者治疗过程中头部晃动，机器默认患者滚动旋转、俯仰旋转、钟摆旋转阈值分别为±1°、±1°、±3°，但是实际治疗过程中钟摆旋转越小越好，必要时需进入机房移动患者。

（2）对于体部、脊柱和软组织肿瘤患者，则使用真空垫固定体位。患者双手放在真空垫内紧贴大腿两侧，双腿平放。为增加舒适度，头枕部分可使用乳胶枕，膝关节下可放置膝掩。

2. 确保体位稳定性　精确的体位固定是实现每次放疗重复性和精确性的关键。制作固定装置时，需做好体位标记，包括患者的姓名、日期、摆位时的体位，以便后续治疗时能够快速、准确地复位。

（二）金标植入与追踪

1. 金标植入

（1）当病灶周围缺乏易识别的骨性结构时，需要在肿瘤附近植入金标以供射波刀影像追踪。金标植入通常在超声或 CT 的引导下进行，属于微创手术，植入过程安全无痛。

（2）金标的数量根据肿瘤情况而定，1~3 个金标可以计算位移追踪病灶移动，而确定位置推荐 4~6 个金标以提高定位精度。金标需提前植入（约一周），以等待金标与组织位置达到相对稳定。

2. 金标要求

（1）金标之间的距离应大于 2cm。

（2）金标与治疗靶区的距离小于 5~6cm。

（3）金标不能在同一条直线上放置，以确保追踪的准确性和稳定性。

（三）呼吸与屏气训练

对于受呼吸动度影响较大的腹部肿瘤，CT 扫描定位时会受到呼吸运动的影响。因此，患者需要在治疗前进行呼吸和屏气的训练，以尽量减少呼吸运动对定位精度的影响。

（四）避免干扰因素

患者定位时，应避免佩戴义齿和金属制品等可能干扰扫描结果的物品。

（五）增强扫描与对比剂使用

为增加正常组织和病变组织密度差异，提高诊断的精确性，部分患者可能需要进行增强扫描。目前常用的对比剂是含碘制剂，对对比剂过敏的患者需提前告知医生。

（六）特殊体位与安全性

对于无法完全平躺的患者，如大腿以下特殊部位的肿瘤患者，需要选择合适的摆位及定位模式。因此，可能需要使用脚先进的模式来进行摆位和定位，以确保治疗的精确性和安全性。同时，要注意避免治疗过程中出现患者跌落床、机械臂与躯体碰撞等安全问题。

（七）治疗过程中的注意事项

在治疗过程中，需要定期通过复位系统来校正治疗靶区的细微移位，以确保治疗的精确性。

对于使用呼吸同步追踪技术的患者，需要密切监测呼吸节律和幅度，以确保追踪的准确性和稳定性。

综上所述，射波刀摆位的注意事项涉及多个方面，包括体位固定、金标植入与追踪、呼吸与屏气训练、避免干扰因素、增强扫描与对比剂使用、特殊体位与安全性以及治疗过程中的注意事项等。这些措施的共同目的是确保射波刀治疗的精确性、安全性和有效性。

▶知识拓展

射波刀技术简介

射波刀作为首台整合图像引导和机器人控制于一体的放射外科手术系统，自 1999 年获美国 FDA 批准以来，已广泛应用于头部及全身实体肿瘤的治疗。该技术通过一系列高精度的追踪技术，如六维颅骨追踪、脊柱追踪、金标追踪、动态肺追踪等，实现了肿瘤治疗过程中的连续验证体位、追踪和校准，保证了精确放疗的实施。

在治疗前，需要进行设备启动前状态检查、接通电源条件确认以及启动后检查等多项准备工作，以确保治疗的顺利进行。在治疗流程中，根据肿瘤部位的不同，选择合适的体位固定装置和追踪技术，并严格遵循摆位要求和注意事项，以确保治疗的精确性和安全性。

总之，CyberKnife 放疗技术以其高精度、高效率的特点，为肿瘤治疗提供了更优异的选择，为患者带来了更好的治疗效果和生活质量。

第四节　伽马刀放疗技术的实施

一、伽马刀放疗技术的简介及优缺点

伽马刀的全称是“伽马射线头部立体定向放射外科治疗系统”。发明人是瑞典卡罗林斯卡学院的神经外科教授拉尔斯·莱克塞尔（Lars Leksell），他被誉为 20 世纪最有创造力的神经外科放疗医生之一。他毕生致力于微创/无创立体定向神经外科和放射神经外科的研究，为神经外科提供精准实用的治疗设备，将手术创伤降至最低。1949 年推出 Leksell 立体定向头架，开启了微创立体定向神经外科的先河。而在此之前的立体定向装置主要作为一种实验工具，Leksell 系统巧妙地结合了笛卡尔坐标和弧中心原理，优点是操作相对简单和适用广泛，通过 Leksell 立体定位头架系统，可以以最小的创伤方式进入任意颅内区域，因此很快获得临床认可和推广。

伽马刀是一种融立体定向技术和放射外科技术为一体，以治疗颅脑疾病为主的立体定向放射治疗设备。根据其使用聚焦后的伽马射线代替手术刀损毁病灶的特点，被形象地称为“伽马刀”。伽马刀利用伽马射线立体定向聚焦原理，将经过剂量计算的大剂量伽马射线，聚焦颅脑内的预选靶点，一次性地损毁靶点内的病灶组织，以达到相似于外科手术切除病灶的治疗效果。由于每一束射线通过颅脑组织的剂量是安全剂量，由若干束射线聚焦到靶点的是致死剂量，靶点区域放射剂量场的分布梯度很大，使被损毁的病灶边缘像刀割一样，而靶点周围正常组织受放射线的损害很小，具有不开颅、不出血、无痛苦的特点。

头部伽马刀有静态式伽马刀和旋转式伽马刀。静态式伽马刀是将多个钴-60 源安装在一个球形头盔内，放射线经准直器后聚焦于颅内的某一点。第一代头部伽马刀采用立体定向的原理，在影像指引下标记患者颅内靶点的坐标位置，将 179 个钴-60 放射源以不同角度排列成半球形，经过准直器使窄条射线束精确地从不同方向对靶点集中照射，在靶区形成直径 3～5mm 的焦点。第二代头部伽马刀，是将钴-60 放射源改为 201 个，经过不同准直器可获得射野处 4mm、8mm、14mm、18mm 的焦点。旋转式伽马刀采用旋转聚焦的原理，装载 30 个可旋转照射的钴-60 放射源围绕靶区中心做锥面旋转聚焦运动，单位体积内受照剂量减少，同时减少了辐射半影，提高了靶区边缘剂量梯度。钴-60 是一种放射性同位素，性能稳定，半衰期 5.27 年，能产生 2 种高能 γ 射线，能量分别为 1.17MeV 和 1.33MeV，平均能量为 1.25MeV。它的优点是射线穿透力强、射线散射小、皮肤剂量低、在骨头和软组织中吸收剂量基本相同，能更好地保护正常组织。

国产伽马刀（图 6-59）安装有 30 个钴源，分成 6 组分布在锥形源体上，纬度范围为 8°~42°，从钴源辐射出的 γ 射线束，经源体的初准直器、开关体、准直体上的次准直器和终准直器准直后会聚于焦点，形成很强的辐射剂量场。准直体上安置有四组共 120 个准直器形成相当于 Φ4、Φ8、Φ14、Φ18 四种规格的准直器形成的焦点，以适合病灶形状大小不同的需要。由于聚焦在焦点处形成很高的剂量，使得伽马刀在治疗病灶的同时，对周围健康组织的损害很小，从而形成类似手术刀切除病灶的效果。

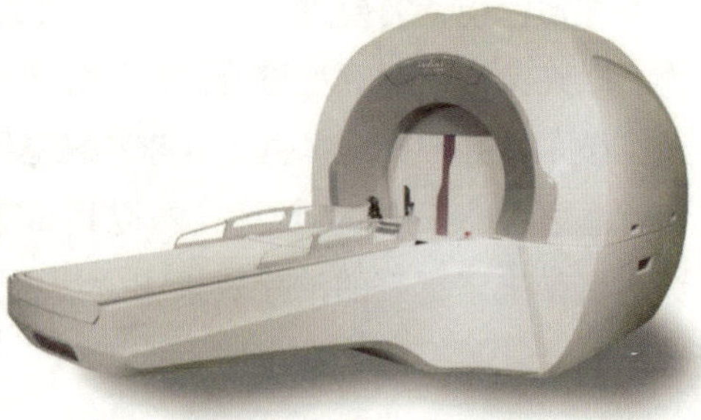

图 6-59　国产伽马刀

经过三十多年的临床应用，目前全世界已有 100 多家著名医院使用伽马刀成功地施行了近 5 万个病例，疗效显著，无一例术中死亡。治疗的适应证已达 20 多种。

二、伽马刀临床治疗适应证和禁忌证

（一）适应证

1. **肿瘤**　垂体瘤、听神经瘤、松果体区肿瘤、颅咽管瘤、三叉神经纤维瘤、脑膜瘤、脑转移瘤、脊索瘤、血管网状细胞瘤、胶质瘤、胚胎瘤、鼻咽癌、视网膜黑色素瘤等。

2. **脑血管疾病**　动静脉畸形、海绵状血管瘤、动脉瘤等。

3. **功能性疾病**　帕金森病、三叉神经痛、癫痫、恶性疼痛等。

4. **其他**　精神疾病等。

（二）禁忌证

1. 直径大于 45mm 的肿瘤。

2. 数目多于 5 个的肿瘤。

以上列举适应证和禁忌证仅供参考，对具体病例，须根据患者情况和病灶位置、大小和性质决定是否采用伽马刀治疗，以及确定具体的治疗计划方案，切忌生搬硬套。

三、伽马刀立体定位框架安装

（一）步骤

1. 让患者坐在检查台或低背座椅上，确保患者感到舒适。如果患者（由于注射大量镇静药或全身麻醉）无法坐着，则让患者躺在手术台上，背部尽可能向上拱起让患者的头部伸出手术台。如果需要，应有医护人员托住患者的头部。

2. 把框架套到患者的头上，框架的前侧连接板必须在患者头前，立杆上部的孔必须在上部。

3. 定位框架安装不能太向后或向前倾斜，否则在患者头颅上向前或前后调整就有困难，不能达到 CT 或 MR 扫描所要求的垂直度。患者的头不能太向前弯曲，最大程度是下巴接触到胸部。

4. 把耳塞的圆头端穿过耳塞座的合适孔中。

5. 按顺序把两侧的耳塞分别插入患者外耳道中，深度适当，从而保证坐标架固定在需要的位置上。

6. 轻轻地旋转耳塞并锁定，此时，坐标架完全由耳塞支撑。可以轻轻绕耳塞旋转坐标架，调整坐标架相对于基面的位置。

7. 选择合适长度的定位头钉，把定位头钉上到立杆上部的螺丝孔中。按顺序，用手小心地向里拧定位头钉，使螺钉尖头刚好接触到患者的头皮上。

8. 定位头钉在头颅上的固定位置不能太低，否则会加大刺穿血管的危险，导致不必要的流血。

9. 将定位头钉旋入患者颅骨时，以拧紧为好，不可用力过大。

10. 定位头钉固定在患者头皮上的部分需要局部麻醉。

11. 四个定位头钉必须刺入头皮中。一个医护人员托住框架时，把内六角套筒扳手套到螺钉头上，然后把另一个内六角套筒扳手套到对角的螺钉头上（图 6-60）。

12. 为减少框架的移动，顺时针同时转动扳手，小心地上紧螺钉。当把两个定位头钉刺入颅骨内适当深度时，取下扳手。

13. 重复上述步骤安装另一对角线的两个头钉。在操作过程中，一定要格外小心，保证定位框架牢固固定在患者头颅上，不能移动。

14. 当确认框架牢固后，小心地从患者耳道中取出耳塞。从框架上取下耳塞座。耳塞拆除程序与安装过程相反，立体定位框架安装完毕（图 6-61）。

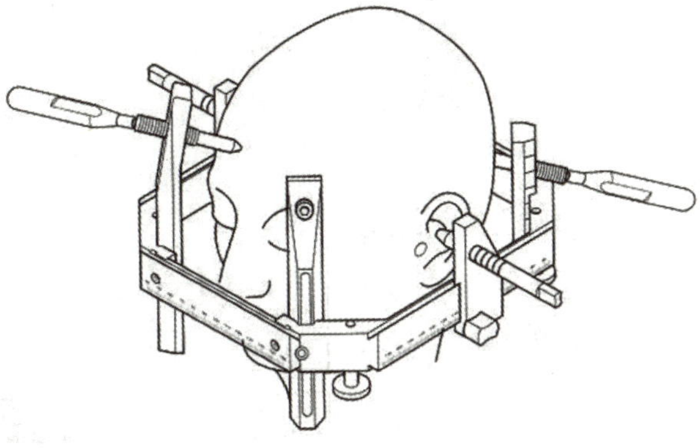

图 6-60　内六角套筒扳手

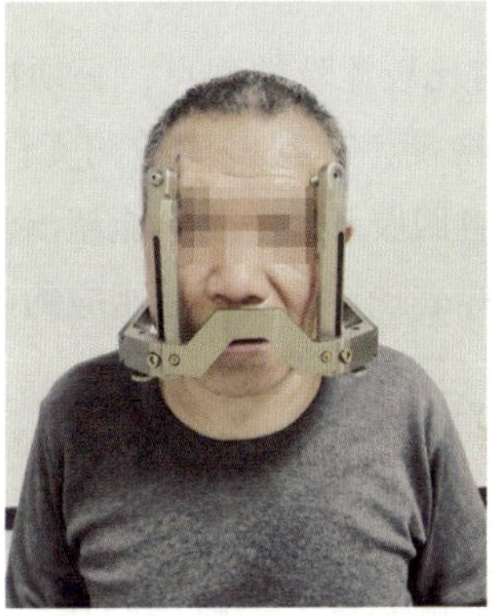

图 6-61　立体定位框架

（二）消毒

用温度为 134±4℃的饱和蒸汽消毒 20 分钟或采用Ⅱ号浸钳液浸泡消毒，以减少对立体定向附件的影响，延长其使用寿命。

四、伽马刀治疗流程

1. 按系统启动程序开机并完成自检。

2. 按立体定位框架使用规程给患者安装立体定位框架。

3. 按治疗计划图像要求带患者进行 MRI 或 CT 扫描，扫描图像传到治疗计划系统。

4. 在治疗计划系统做好治疗计划并生成治疗数据文件。

5. 在控制界面上点击“读治疗计划”命令按钮，选择从治疗主机读取，程序会连接到治疗计划主机进行读取，发现治疗数据后，系统弹出主机治疗数据读取对话框。

6. 选择需要读取的治疗数据，点读取按钮，读取完成后，点退出按钮，系统将弹出本地治疗数据对话框。

7. 选择当前需要治疗的数据，点传送数据按钮，选择当前需要治疗的伽马角，系统将把相应治疗数据发送到控制器。

8. 从下向上将框架适配器套在患者立体定向框架上，转动框架锁定扳手，使框架适配器固定到患者立体定位框架上。

9. 取下治疗床左扶手，把取下的左扶手安全放在治疗床上的扶手保存位。

10. 按压治疗床控制板上解锁按钮，解锁活动床。

11. 根据患者体型及治疗位置、伽马角调整活动床板高度，使患者能舒适地躺在治疗床上。

12. 前后移动活动床，将框架适配器左右支撑轴搭在治疗床支架的支撑轴上。

13. 根据治疗计划规划的伽马角，调整患者头部的俯仰，对准相应伽马角，向左定位框架，适配器到相应位置。

14. 向左推动并顺时针旋转锁紧旋钮，直到锁紧到位。

15. 若有比较危险的靶点，必须按照碰撞检测规程进行碰撞检测，直到碰撞检测无误后才能进行治疗；检查患者四肢及遮盖物不能超出治疗床边，如果患者有烦躁等表现，需要进行相应约束，检查无误后关闭防护门（图 6-62）。

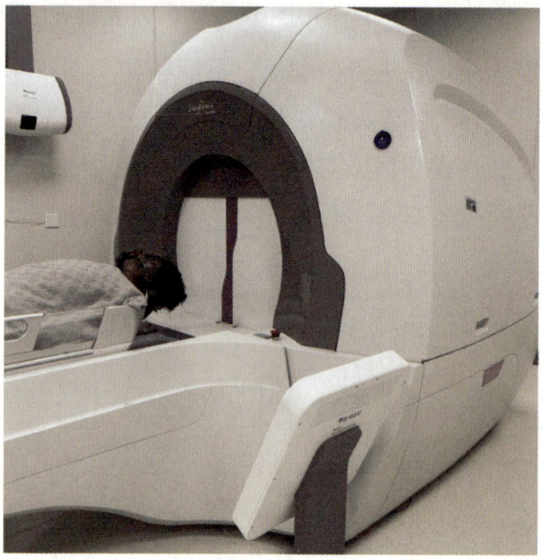

图 6-62　碰撞检测

16. 正常情况下，治疗准备状态应指示显示“已完成”，如果还是显示“未完成”，说明设备还没有达到开始治疗的状态，这时同时按 START、ENABLE 键，系统信息显示区会提示没有准备好的相关信息。

17. 同时按 START、ENABLE 键，系统开始进行治疗。

18. 定位 X、Y 轴到第一个靶点的相应坐标。

19. 然后打开屏蔽门。

20. 定位三维床 Z 轴到第一个靶点。

21. 打开准直体到当前靶点的准直器号。

22. 根据治疗数据及源体当前位置，开始治疗时用两个计时器同步计时。

23. 治疗过程中，开关体会根据治疗计划规划的角度进行打开和关闭。任一计时器到达需要治疗时间时，治疗时间到，治疗结束。

24. 关闭开关体。

25. 准直体到屏蔽位。

26. 三维床 X、Y、Z 轴定位到到下一个靶点的位置。
27. 准直体打开到治疗靶点的准直器号，打开开关体开始治疗。
28. 重复以上过程，直到所有靶点治疗完成。
29. 关闭开关体，准直体到屏蔽位。
30. 治疗床退回零位，放射源退回零位。
31. 关闭屏蔽门，治疗结束。
32. 进入治疗室，在治疗床的右边，按压解锁按钮锁定弹簧片，顺时针转动解锁旋钮，向右并向上使框架适配器离开锁紧位。
33. 取下左扶手。
34. 把患者从治疗床上放下来。
35. 按立体定位框架使用规程把患者的立体定位框架拆除。
36. 最后按关机程序关机。

第五节 粒子放疗技术的实施

一、质子放疗技术的实施

(一) 质子放疗技术简介及优缺点

质子放疗是外照射放疗的一种，不同于传统光子，质子束在人体内有特殊深度剂量分布特征——布拉格峰（Bragg peak）。质子射线到达要治疗肿瘤的深度时，就会停下来，集中释放能量杀死肿瘤细胞，肿瘤后方剂量几乎为 0，肿瘤前方剂量也远低于光子。通过调节质子束能量使质子射程末端落在指定的肿瘤部位，达到对肿瘤的最大杀伤，而在肿瘤前方的正常组织，受到的损伤较小，至于肿瘤后方的正常组织，因为质子能量损失集中在肿瘤部位而不受影响，如图 6-63 所示。

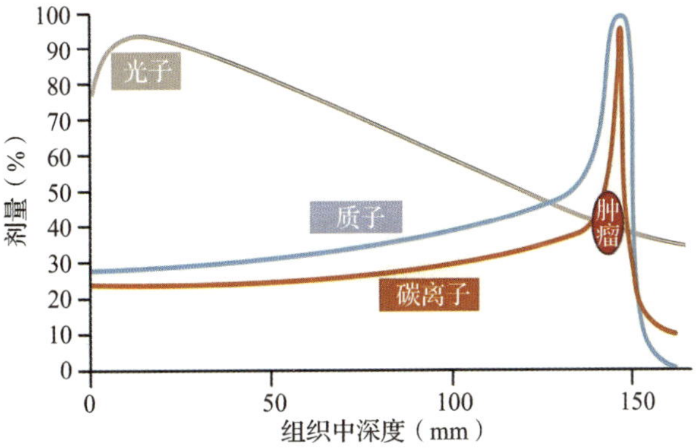

图 6-63 布拉格峰（Bragg peak）

（二）质子束产生机制和过程

1. 质子加速始于离子源。质子放疗系统离子源是由氢气或者甲烷内的氢原子被电离成带负电的电子和带正电的质子提供。

2. 质子经由真空管注入回旋加速器加速，其能量会增至 7000 万～2.5 亿电子伏，可将束流布拉格峰置于患者体内任一深度。

3. 质子离开回旋加速器后，会经过由磁铁组成的一系列束流传输系统，适形、聚集引导到相应治疗室。

4. 为了确保每个患者安全高效地接受放疗医生处方剂量，治疗设施由计算机和安全系统组成的网络控制。机架可 360°旋转，从任意角度发射质子束。

5. 对于散射技术或均匀扫描技术，质子通过机头时，经特制装置（准直器）对质子束进行塑形后，再经另一特制装置（补偿器）对质子进行三维塑形并传输至肿瘤所在深度。

6. 对于调制扫描技术，质子通过机头时，扫描磁铁将质子束在肿瘤区域内扫描，而区域外无质子束扫描，以此进行剂量塑形，同样通过调节质子束能量将剂量传输至肿瘤所在深度。

7. 能量最大时，质子束每秒可移动 125000mile（约 201168km），相当于光速的 2/3。

（三）质子放疗的流程

1. 治疗前宣教 为了让患者更好地配合治疗，首次治疗前需要向患者交代治疗期间的注意事项：包括治疗时间的安排，治疗时遇紧急情况如何向治疗师求助，衣着的要求，标记线的保护，治疗区域皮肤的保护，需要憋尿的患者治疗前用膀胱测尿仪测量尿量，要求与定位时尿量一致，对于长期出现胀气的患者应告知适当增加运动量促进排气，培养良好的排便习惯。宣教完成后，家属或患者本人签署放疗注意事项知情书。

2. 摆位 仔细阅读患者定位信息，包括固定装置、体表标记十字位置、激光灯需要对齐的负压袋或腹盆固定器的刻度数值、是否空腹、是否憋尿、其他的摆位注意事项备注等。核对患者姓名、性别、年龄、科室、床号、CTSIM 号、住院号、治疗部位、治疗次数（总照射次数和已照射次数）、治疗剂量。

治疗师核对患者身份并引领患者进入机房，确保 gantry 位于 0 度，治疗床位于 mobile patient 位置，否则需要使用手控盒上 gantry at zero 旋转 gantry 至 0 度，mobile patient 功能将床降至最低的初始位置。摆放安装所用固定装置，准备好患者本人专用的模具（核对患者信息）。

患者摘去帽子、眼镜、项链和饰品，按照定位时的要求脱去衣物，使照射位置充分暴露。治疗师与家属一起协助患者平躺于固定装置上，身体适当活动调整至最舒适位置，治疗师使用手控盒 table at gantry 功能将治疗床移至预设位置，利用激光灯调整患者位置与定位一致（图 6-64），根据放疗计划单移动治疗床至计划位置，完成摆位（图 6-65）。

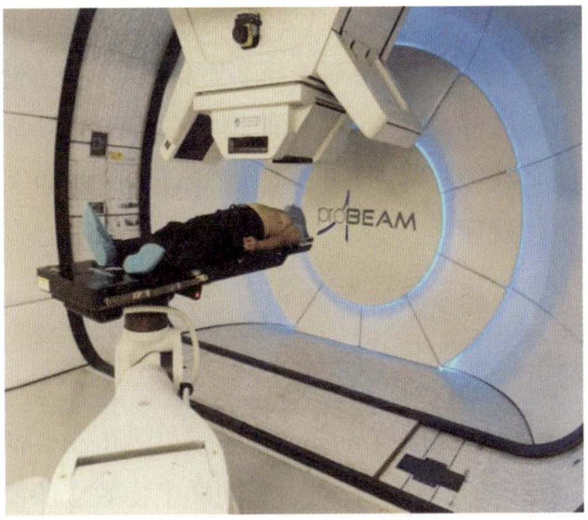

图 6-64　利用激光灯调整患者位置

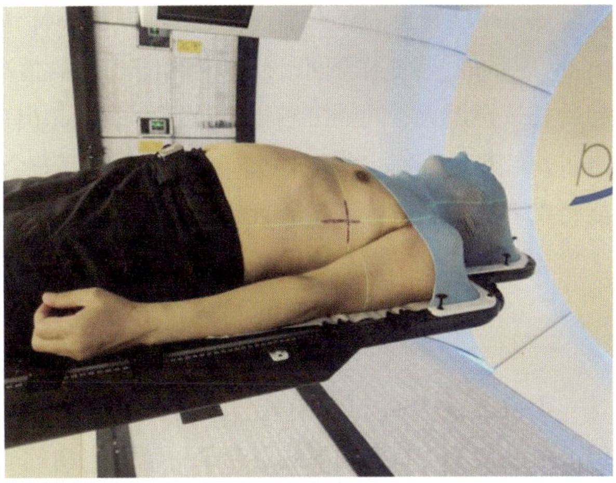

图 6-65　根据放疗计划单移动治疗床至计划位置

3. 图像引导　双击治疗电脑桌面上图标 PTC Application 启动 PTC 软件，点击 Change Task 选择 schedule Mode，点击 Open Patient，登录 Queue，找到并打开患者的放疗计划，点击 Verify→Apply，手动验证患者信息。查看每个治疗野角度、是否有非共面床角及 RS 的有无和厚度，并拖动调整为逆时针治疗顺序。选中第一个治疗野，添加 CBCT（其余治疗野根据需要添加 2D-kV 平片验证位置，如非共面野将床角移动至 Plan 位置后拍摄 2D-kV 平片验证位置）。

拍摄 2D-kV 平片：选择拍摄模式（head，thorax，pelvis 等）、输入 source 角度，依次按下 prepare，all axis 键，然后长按 motion enable 直到按键熄灭，此时 gantry 和影像板已到 plan 位。长按 kv beam on 键，“嘀嘀声”结束后影像拍摄完成，点击 2D-3D match 进行配准，配准结束可选择 apply match 接收误差并移床校正，或 cancle match 取消此次配准直接治疗。

拍摄 CBCT：射野栏中选中所添加的 CBCT，选择拍摄模式（head，thorax，pelvis 等），依次按下 prepare，all axis 键，然后长按 motion enable 直到按键熄灭，此时 gantry 和影像板已到 plan 位。短按 kv beam on 键，“嘀嘀声”结束后影像拍摄完成，点击 3D-3D match 进行配准（图 6-66），配准结束可选择 apply match 接收误差并移床校正，或 cancle match 取消此次配准直接治疗。

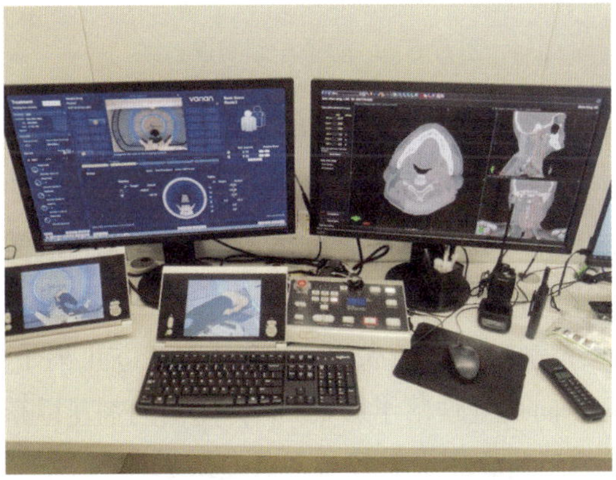

图 6-66　3D-3D match 配准

4. 治疗　配准完成后，记录六维配准结果，点击 apply match，按下 all axis，长按 motion enable 直至熄灭，完成移床校正，切换到第一顺序治疗射野，按下 all axis ，长按 motion enable 直至熄灭。

此时 gantry 旋转至 plan 位置，点击 beam request 请求束流（若有非共面射野或必须进入机房旋转 gantry 伸缩 snout 等使射野间治疗中断时间较长的情况，选择单野请求，否则选择多野请求。ready 键亮起后长按至熄灭，间隔三秒以上按下 beam on 出束。所有射野治疗完成后，使用“GO TO”功能将 gantry 旋转至 0 度。关闭计划。待机房内环境安全后，进入机房，使用手控盒上“mobile patient”功能将患者放下，解除固定装置后，协助家属帮患者起身下治疗床。

二、重离子放疗技术的简介及优缺点

重粒子束为高 LET 射线，具有较高的 RBE。相对生物学效应（relative biological effectiveness，RBE）是指某一特定的射线引起某一特定生物效应所需剂量与所观察的辐射引起同样生物效应所需剂量的比值。重粒子束（如碳离子）为高 LET 射线，具有较高的 RBE，有更大的杀伤乏氧细胞的能力，且能有效地杀灭肿瘤干细胞。线性能量传递（linear energy transfer，LET）是指各类电离辐射作用于生物物质时，以产生电离和激发的形式传递能量，LET 是单位长度上的能量转换。按照 LET 值，可大致将不同辐射分为两类，一类称为低 LET 射线，包括 X 线、γ 射线和 β 射线，LET 值通常小于 10keV/μm；另一类为高 LET 射线，包括快中子和重粒子，LET 值一般大于 100keV/μm，如图 6-67 所示。

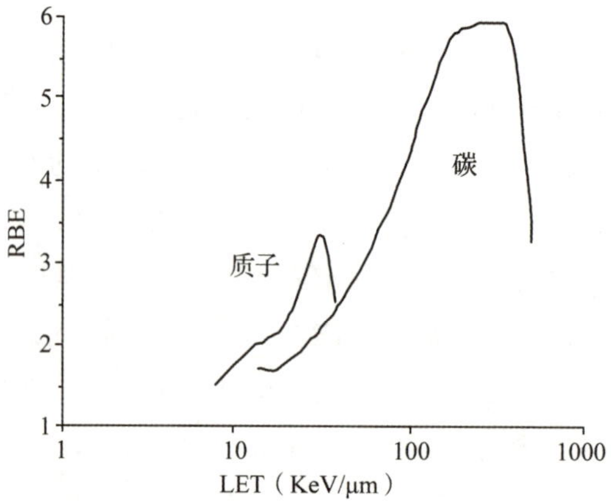

图 6-67　质子与碳离子射线

重离子放疗的基本目标是使得重离子束能够在患者身体内部任意位置处沉积能量，从而使得其能够用于治疗三维形状不规则的肿瘤靶区，并保证正常组织受照射剂量控制在可控水平。射程为 30cm 的重离子束即可用于治疗 95%以上的肿瘤靶区。重离子放疗系统一般需满足以下基本要求：①对于 25cm×25cm 照射野，平均剂量率≥1Gy/min；②重离子束流时间结构具备点扫描调制能力；③剂量传输准确性控制 2%以内；④射程调制能力从最大 30cm 至体表；⑤重离子束流射程精度<1mm；⑥最小照射野不低于 20cm×20cm；⑦纵向剂量跌落半影<1mm；⑧横向剂量跌落半影<2mm。

综上所述，重离子放疗作为当前放疗中工程技术最复杂的技术，已在不同的肿瘤中发挥了重要的作用，而未来小型化旋转治疗系统，带图像引导功能的重离子放疗计划系统将成为肿瘤放疗的重要方式。

第六节　后装放疗技术的实施

后装治疗，即近距离的腔内放射治疗，是指将不带放射源的治疗容器（施源器）置入宫腔或阴道，固定后用放射源输送管将导管与放射源储存库相连接，然后在安全防护条件下遥控操作后装治疗机器，使放射源通过导管进入已经安装在患者体内的施源器进行放射治疗的方法。它具有疗效好、准确性高、照射时间短、患者痛苦小、工作人员在几乎没有放射线的安全条件下进行工作等优点。后装放疗分为二维和三维两种方式，下面逐一介绍后装放疗技术的实施流程（图 6-68）。

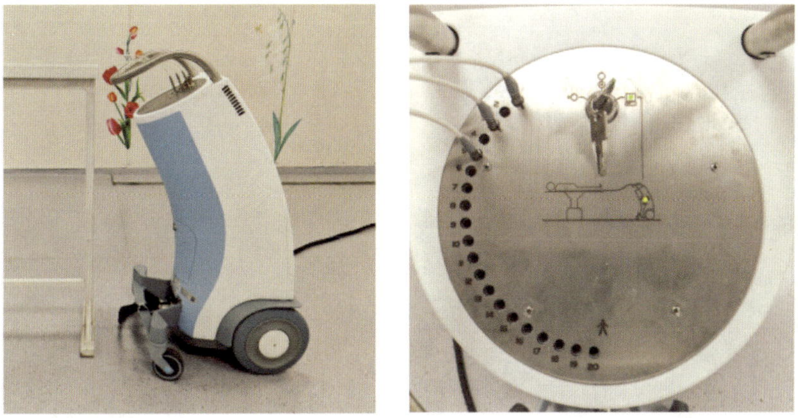

A　　　　B

图 6-68　三维后装治疗机

注：A. 侧面观；B. 通道选择器面板。

一、二维后装技术

二维后装放疗是一种在近距离治疗中常用的技术，主要用于宫颈癌等妇科肿瘤的治疗。

（一）二维后装放疗的基本流程

1. 治疗前评估　放疗医师会对患者进行全面的评估，包括患者的一般状况、肿瘤的初始和治疗后情况、前一阶段的治疗经过等。

2. 知情同意　在治疗前，医生会与患者进行详细的沟通，解释后装治疗的必要性、可能的风险和不良反应及治疗的费用等，并让患者或家属签署相关的知情同意书。

3. 排队等待　患者治疗当天需要进行肠道准备和膀胱充盈控制，在等候区等待叫号。

4. 治疗前准备　被叫到名字的患者进入准备室，更换好治疗裤（图 6-69）。躺在后装治疗转运床上，护士给患者消毒铺巾。打开消毒包，组装施源器（图 6-70）。

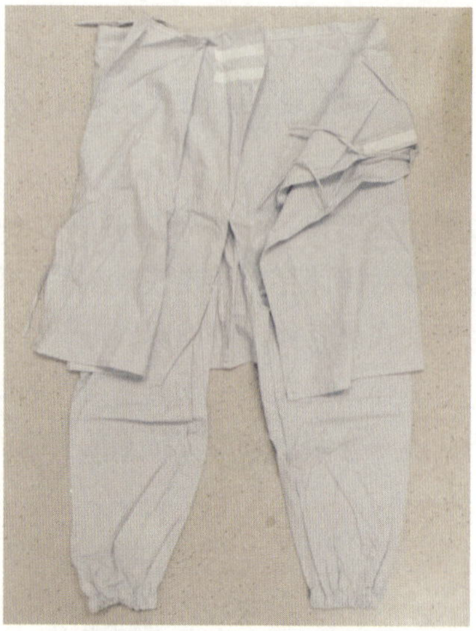

图 6-69　后装治疗裤

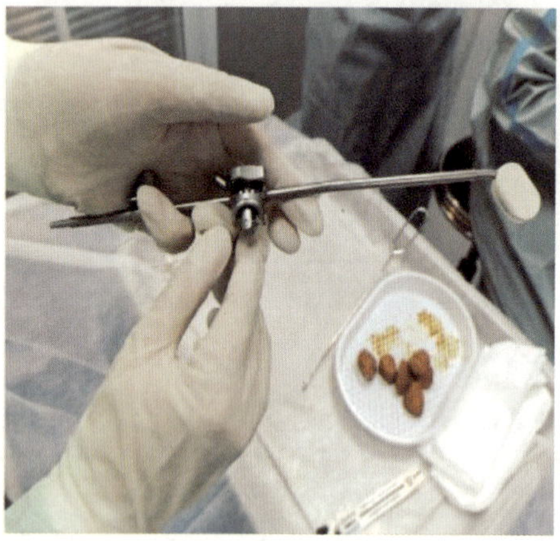

A

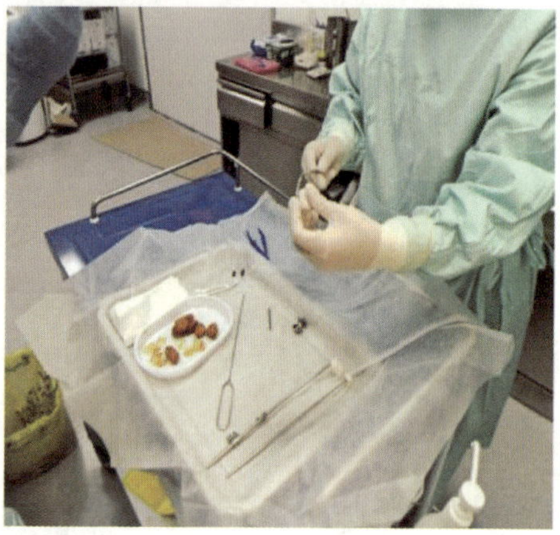

B

图 6-70　组装施源器

注：A. 右侧卵形管；B. 左侧卵形管。

5. 施源器置入　患者采取截石位，医生依次置入阴道窥器、施源器，并用纱条固定施源器的位置，之后拔出阴道窥器（图 6-71）。

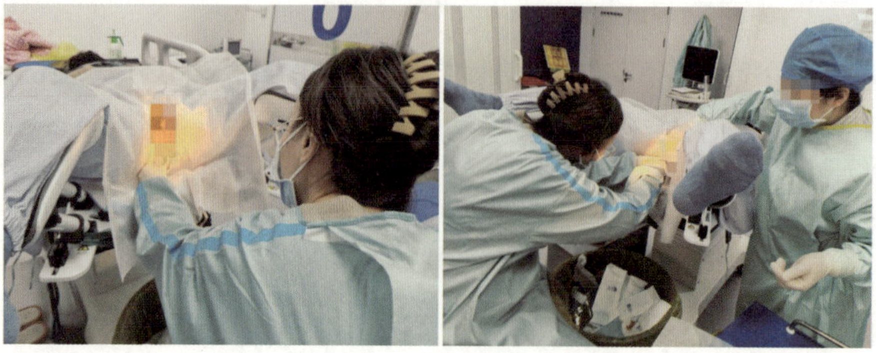

图 6-71　放置施源器

6. 患者转运　完成施源器放置后：①使用后装专用转运车（图 6-72）将患者转运到后装机房进行 C 型臂下进行正负 45°拍片；②部分患者（仅限于未手术的患者）会被转运到 CT 模拟定位机房进行 CT 扫描，以确定施源器的位置和肿瘤的位置。

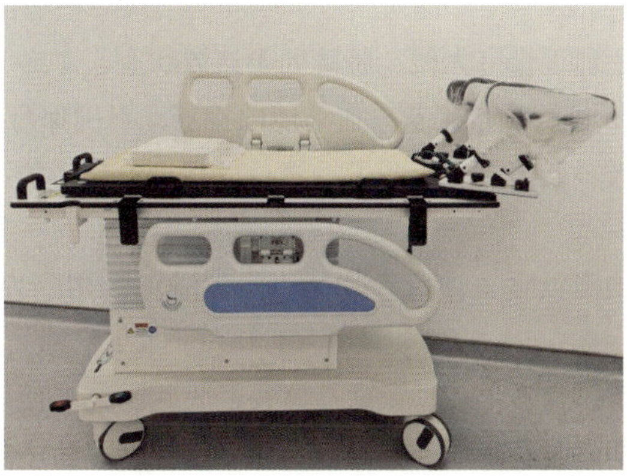

图 6-72　后装专用转运车

7. 计划设计　由物理师或医生做二维后装计划，医生评估合格后执行（图 6-73）。

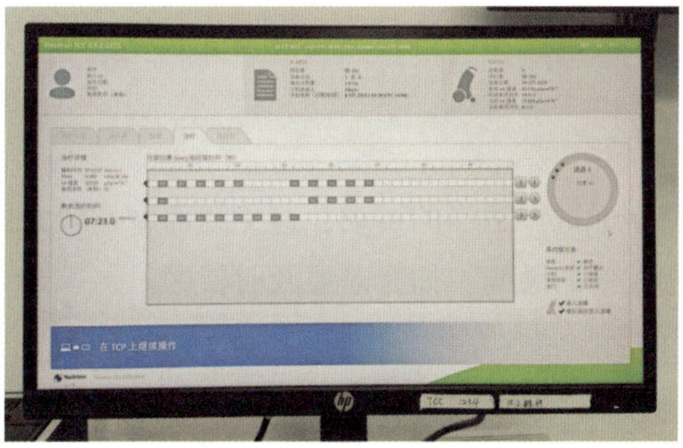

图 6-73　治疗计划实施

8. 治疗　患者推入治疗机房，由放射治疗师连接好施源器与后装机的管道，开始治疗（图 6-74）。

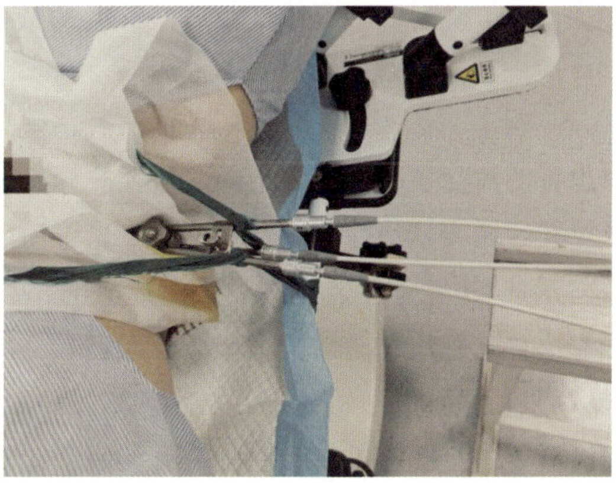

图 6-74　连接施源器与后装机管道

9. 治疗结束后　把患者推至操作间，取出纱布、施源器，观察有无活动性出血，无出血患者更衣后可自行离开；有出血患者医生根据情况做处理，必要时阴道填塞纱条压迫止血，或者视情况遵医嘱用药止血。

（二）注意事项

1. 治疗前注意事项

（1）排空大、小便：治疗当天排空大便，膀胱处于充盈状态。

（2）查血：治疗前1~2天进行血常规及凝血功能的检查，以确保身体状况适合接受治疗。

（3）阴道冲洗：治疗当天早晨需要进行阴道冲洗，以减少治疗后的不适。

2. 治疗期间注意事项

（1）饮食与卫生：保持均衡饮食，注意食物的卫生，避免食用隔夜或过冷食物，多喝水，每天饮水至少2000ml。

（2）保持放射野皮肤清洁：穿着棉质、柔软、宽松的衣物，避免使用刺激性强的清洁剂。

（3）禁止性生活：治疗期间及结束后3个月内禁止性生活，以防止感染和减少盆腔器官的不适。

3. 治疗后注意事项

（1）阴道冲洗：治疗后每日进行阴道冲洗，使用温开水稀释，有助于保持阴道清洁，减少感染风险。

（2）定期复查：治疗后2年内每3个月进行一次复查，2年后如无复发转移每半年复查一次，5年后如无复发转移每年复查一次。

4. 日常生活建议

（1）适当运动：在医生指导下进行适当的运动，避免腿部摩擦较大的运动。

（2）保持大便通畅：注意大便的通畅，如有需要及时就医。

二、三维后装技术

三维后装放疗是一种先进的放射治疗技术，主要用于治疗靠近人体的腔道或组织的肿瘤，如宫颈癌、子宫内膜癌等。以下是三维后装放疗的基本流程。

（一）三维后装放疗的基本流程

1. 治疗前评估和知情同意 基本同二维后装放疗，每次行后装治疗前由高年资医师行妇科检查、结合患者所有影像学资料，对患者的治疗情况做一个全面评估，并初步制订计划治疗范围、施源器放置方式及剂量设计等。向患者及其家属告知治疗获益及其风险，家属知情同意并签字。

2. 前期准备 主管医生提前开具CT定位单，预约后装治疗时间，会在治疗前一天通知患者，并告知必要的准备事项，如①低渣饮食，避免刺激性食物；②适当憋尿、排空大便保护小肠；③阴道冲洗，防止感染；④若大便困难，可灌肠等。

3. 排队等待 患者治疗当天需要进行肠道准备和膀胱充盈控制，在等候区等待叫号。

4. 治疗前准备 被叫到名字的患者进入准备室，更换好治疗裤。躺在后装三维治疗转运床上，护士给患者消毒、铺巾。

5. 施源器置入 患者采取截石位，医生根据治疗前评估计划或预计划依次置入阴道窥器、施源器（插植针），并用纱条固定施源器的位置及相对距离，之后拔出阴道窥器，通过连接杆将施源器与转运床连接，二次固定施源器（图 6-75）。若是 B 超引导全麻状态下插植，需要麻醉师、B 超技师配合，心电监护生命体征、并准备好插尿管。插尿管的目的一是防止患者尿急，因治疗过程时间较长，且患者无法下床；二是治疗时患者应适当憋尿，减少正常器官受照体积及剂量，从而减少毒副反应。如若定位扫描图像显示尿量不足可通过尿管进行膀胱注水。

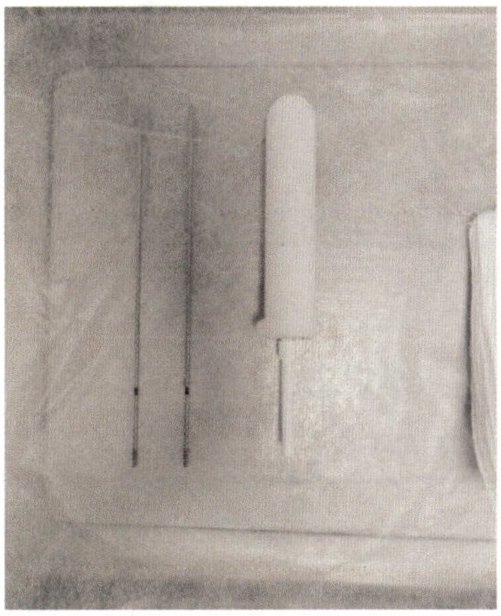

A

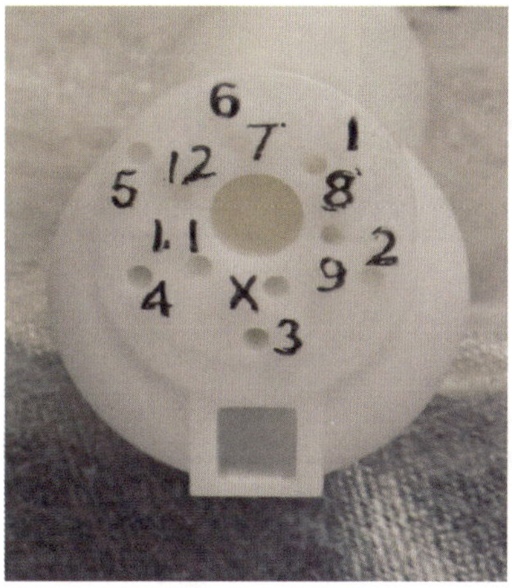

B

图 6-75　插植针联合多通道施源器

注：整体观；B. 通道标识。

6. 患者转运　施源器放置好后，整理患者体位，双腿放平，将患者推入 CT 或 MRI 定位机房进行 CT 或 MRI 模拟定位扫描，完毕将扫描图像传入治疗计划系统。技师把患者推至准备室等待治疗计划完成。由于三维后装治疗计划比较复杂，医生勾画靶区和物理师计划设计都需要较长时间，患者需耐心等待，在此期间嘱托患者有任何不适可举手示意或询问，切记不能随意移动身体。

7. 靶区勾画　医生在定位 CT 或 MRI 图像上，结合治疗前的影像资料，进行肿瘤和危及器官的靶区勾画。根据靶区的位置和大小，医师会给予处方剂量，并选择合适的治疗技术（图 6-76）。

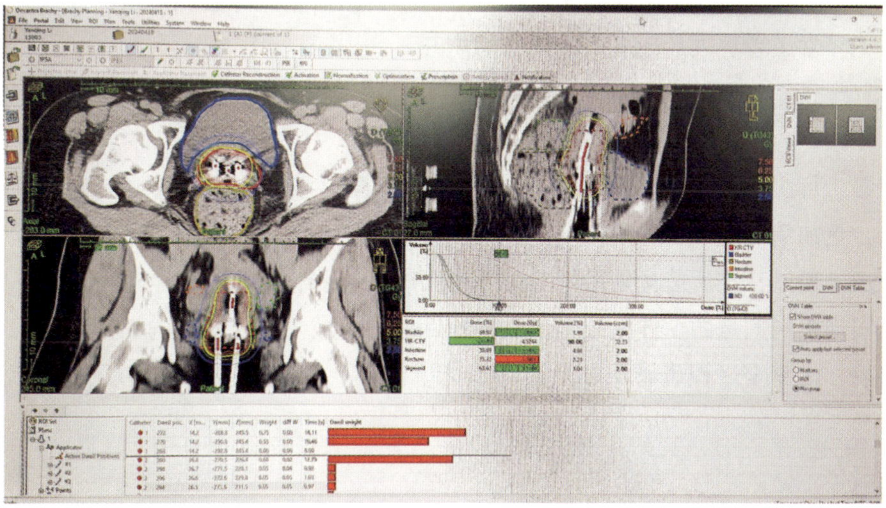

图 6-76　靶区勾画

8. 计划制订　由物理师制订三维后装计划，并与外照射计划相结合对靶区和危及器官剂量进行评估，待医生认可后并传输至后装治疗控制电脑中（图 6-77）。

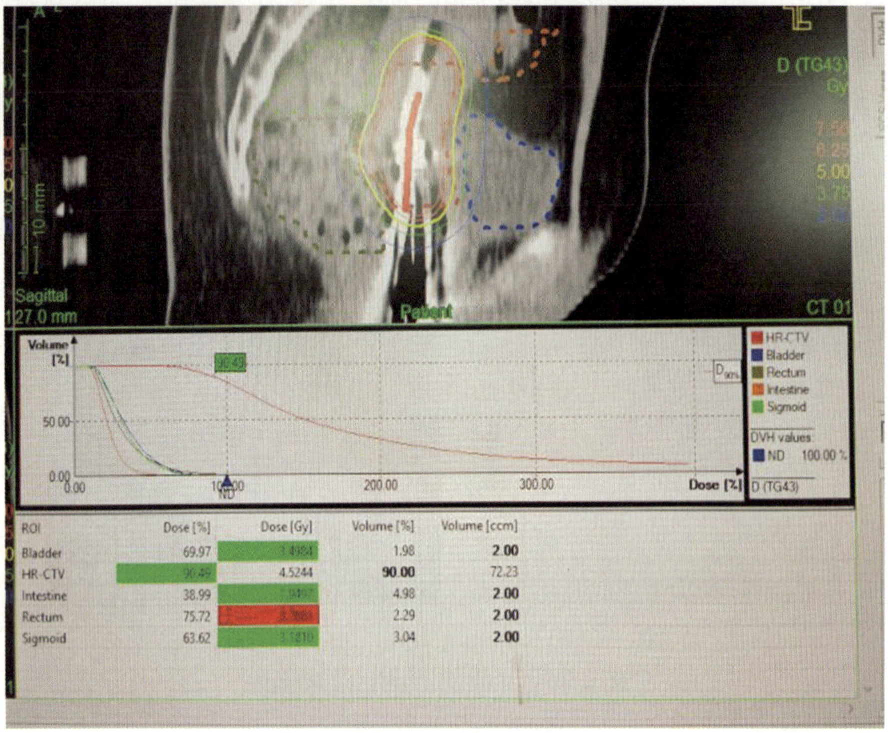

图 6-77　三维计划制订及评估

9. 治疗实施　按照确认的治疗计划进行治疗，将患者推入治疗机房，并按计划要求连接好后装机与患者体内施源器治疗的管道，关闭防护门，开始治疗。此过程 10～30 分钟，照射过程治疗机无响动，患者无任何痛苦，几乎感知不到治疗。患者保持体位不要随意挪动，如有特殊情况，可举手示意，机房有监视器和对讲机可沟通，若无特殊情况不打开机房门，否则治疗中断。

10. 治疗结束后　将患者推至操作间，取出纱布、施源器等器械，并密切观察患者是否有活动性出血等情况发生，如有出血医生将立即采取阴道填塞纱条压迫止血等紧急措施，或遵医嘱给予相应的药物止血；若无异常患者更衣后便可由家属陪同离开。

（二）三维后装放疗的优点

1. 图像引导　每次治疗时都有实时 CT / MRI 进行图像引导定位，可以更加直观地观察到施源器位置是否准确，更加精确地确定肿瘤靶区范围。

2. 毒副反应　通过三维后装计划系统对肿瘤靶区和危及器官的照射剂量进行评估，靶区达到更好的剂量覆盖，实现靶区剂量的个体化分布，改善预后的同时减少危及器官的毒副反应。

3. 治疗精度　治疗全过程患者均在后装转运床上进行，避免了患者的移动，保证了靶区位置的精度。

三、宫颈癌的后装治疗

（一）适应证及禁忌证

1. 适应证

（1）根治性放疗：外照射+后装。

（2）术后辅助性放疗：外照射+后装。

（3）术后阴道残端复发：外照射+后装。

（4）术前新辅助放疗：后装。

2. 禁忌证　盆腔或阴道感染，月经期或凝血功能障碍，恶病质、未能控制的心血管疾病、精神障碍等基础疾病。

（二）不良反应的护理及注意事项

1. 常见不良反应　放射性肠炎、痔疮发作、放射性膀胱炎、会阴部皮肤黏膜反应、感染、出血、骨髓抑制、直肠阴道瘘等。

2. 后装治疗后注意事项　会阴部皮肤贴膜；抗辐喷、比亚芬外用；直肠内银离子凝胶给药；药物灌肠；低渣饮食，避免刺激性食物；阴道冲洗。

3. 会阴部皮肤的护理　腔内治疗期间会阴部皮肤可出现红肿、干燥、瘙痒、脱皮或溃烂，应穿全棉、柔软、宽大透气的内衣，避免粗糙衣物摩擦。可用温水和柔软毛巾轻轻沾洗，禁用肥皂擦洗，或热水浸浴。禁用碘酒、酒精等刺激性消毒剂，局部皮肤不要搔抓，脱屑切忌用手撕剥防止损伤皮肤造成感染。保持外阴、腹股沟清洁干燥。

4. 阴道冲洗的重要性及目的

（1）阴道冲洗的重要性：宫颈癌均有不规则的阴道出血及阴道排液，随着癌组织破溃可产生浆液性分泌物，组织脱落坏死继发感染，可出现大量脓性或米汤样恶臭白带。因此，阴道冲洗是宫颈癌患者在每次腔内放疗前必不可少的。

（2）阴道冲洗的目的：可以清除坏死、脱落的组织，减少感染；促进局部血液循环，改善组织营养状态，避免阴道粘连，以利于炎症的吸收与消退；同时能清除放疗后坏死的组织，提高放疗敏感度，预防盆腔腹膜炎。坚持每日阴道冲洗 1 次，以清除坏死脱落的肿瘤组织，提高放疗的敏感性。

5. 放射性直肠炎的预防　放射性直肠炎是宫颈癌放射治疗的早期并发症之一，其预防与护理措施如下：患者若出现腹痛、腹泻、里急后重等肠道刺激症状，甚至直肠充血、溃疡而导致血便，应配合医生拟定个体放疗计划，通过适当调整，使子宫位置前移。进行腔内治疗时要保持直肠空虚，有利于阴道填塞，减少直肠的辐射受量；对急性直肠炎应立即停止放疗，并遵医嘱给药。

6. 常见不良反应的处理

（1）阴道出血：给予填塞纱布，及时与主管医生联系，进一步处理。

（2）腹痛：嘱患者尽量卧床休息，服温开水，血糖不高者可服用姜红糖水。腹痛较重者联系主管医生处理。

（3）宫腔管治疗者，注意观察有无宫腔穿孔。

（4）线模治疗患者，常出现阴道黏膜溃疡，遵医嘱处理。

（5）插植治疗患者，易出现局部溃疡、坏死、出血、疼痛等，遵医嘱处理。

后装放疗主要包括腔内后装放疗与组织间插植后装放疗，其在妇科肿瘤中运用最为广泛。另外，对于其他实体肿瘤，如食管癌、气管癌、前列腺癌、乳腺癌、肺癌、胆管癌等，也可实施相应的后装近距离放疗。

—• 考试知识点总结 •—

—• 本章小结 •—

—• 协和云课堂…… 拓展练习及参考答案 •—

（王云刚　谢近亮　刘　娟　李　需）

第七章　图像引导放射治疗技术的介绍与实施

教学课件

学习目标

素质目标

（1）具备以患者安全与利益为核心的职业素养，秉持尊重生命、关爱患者的职业道德。

（2）树立科学严谨、实事求是的工作态度，精准处理图像数据与治疗参数。

（3）提升沟通与协作能力，能够与放疗团队成员高效沟通，协同推进治疗进程。

知识目标

（1）掌握：图像引导放射治疗技术的基本概念、原理及常见图像引导设备的成像特点。

（2）熟悉：图像引导放射治疗技术的分类及工作流程。

（3）了解：放射治疗流程中图像引导技术在提高放疗精度、降低副作用方面的作用机制。

能力目标

（1）能够识别并熟悉各类图像引导放射治疗相关设备的用途与功能。

（2）能够熟练操作图像引导放射治疗设备，获取患者图像数据。

（3）能够运用图像处理软件分析校正摆位误差，确保治疗精确性。

（4）能够识别并处理图像引导过程中的异常情况，保障放射治疗的顺利实施。

案例导入

【案例】

患者，男，75 岁。因咳嗽、咯血就诊，经检查确诊为右肺下叶非小细胞肺癌，病理显示为肺腺癌。胸部增强 CT 显示肿瘤大小约 4.0cm×3.5cm，未侵犯胸壁，无淋巴结转移。PET/CT 排除远处转移，临床分期为 $T_2N_0M_0$。经多学科会诊，考虑到患者年龄较大，手术耐受性较差，决定实施根治性放射治疗方案。放疗医嘱如下：总剂量 60Gy 的常规放射治疗，共计 30 次，采用图像引导放射治疗技术。首次放疗前，利用锥形束 CT（CBCT）获取患者肺部实时影像，与模拟定位 CT 图像比较分析，发现肿瘤位置下移了 4mm。随后放射治疗师根据实时图像，调整治疗床位置，修正摆位误差。治疗 2 周后，李大爷出现消瘦，体重减轻了 3kg。再次实施 CBCT 扫描，显示肿瘤位置再次改变，肿瘤体积变小且形状也略有改变。放射肿瘤医师与放射物理师重新评估，调整放疗剂量与照射范围。最终，患者顺利完成治疗，治疗效果明显，副作用不明显。

【问题】

1. 图像引导技术在上述病例中有何价值？
2. 产生放射治疗误差的因素有哪些？如何避免这些误差？
3. 如何减少放射治疗中的误差？

· 核心知识拆解 ·

微课：图像引导放射治疗技术

图像引导放射治疗（image-guided radiation therapy，IGRT）是一种融合影像采集与治疗校正的高精度放疗技术。通过在治疗前、治疗中或治疗后利用各种影像设备获取患者相关影像学资料，有效识别摆位误差和肿瘤运动，并动态调整照射参数，确保肿瘤始终处于治疗计划设定的高剂量区，从而提高治疗精准度与肿瘤控制率，同时降低正常组织的辐射损伤风险。

实现 IGRT 的设备种类较多，可分为电离辐射设备和非电离辐射设备。电离辐射设备包括二维成像（如验证胶片、EPID、数字化 X 线透视和平片成像）和三维成像（如 kV-CBCT、螺旋 CT 及 MV-CBCT 等）；非电离辐射包括超声引导系统、光学表面成像系统和磁共振引导放射治疗系统（MRI-GRT）。本章重点介绍 IGRT 技术的核心要点与临床应用，围绕 IGRT 的技术分类、成像特点、实施流程与临床操作展开，突出图像引导在提升放疗定位精度、减少误差和保障疗效中的关键作用。同时，详细阐述 IGRT 所需设备配置与成像精度要求，结合常见肿瘤类型，提供摆位示意与操作要点，帮助学生建立“成像-分析-纠正-照射”的完整放疗流程。

第一节　二维 X 线成像引导放射治疗技术

二维 X 线成像引导放射治疗作为应用最早、最广泛的图像引导放射治疗，能够利用 X 线平面图像来定位肿瘤和正常组织位置，纠正摆位误差及分次间误差，确保患者在治疗过程中保持精确的位置。常见的成像形式包括验证胶片、电子射野影像验证、数字化 X 线透视系统和平片系统，根据球管功率的差异，分为 kV 级和 MV 级。

一、 kV 级二维图像引导放疗技术

kV 级 X 射线成像引导放疗的历史可以追溯到 1958 年，当时将 X 线成像装置安装于^{60}Co 放射治疗机上，实现了治疗射野的成像验证，标志着 IGRT 的雏形初现。

现代 kV 级二维图像引导设备是在放疗设备上集成 X 线影像系统，通过低能量 X 射线（30～120kV）实时获取二维影像。常见成像方式包括数字化 X 线透视、平片系统（如非晶硅探测器的 EPID 系统）及验证胶片等。X 射线穿透人体后，所获得图像会清晰显示解剖结构，并与治疗计划中的参考影像进行比对，可以精确评估患者体位差异并进行调整。

（一）kV 级 X 线成像的优点

1. 图像质量高　kV 级 X 线成像在软组织分辨和对比方面有优势，能够更清晰地显示患者的解剖结构，尤其是骨结构和金属标记物。

2. 辐射剂量低　kV 级 X 线成像的辐射剂量仅为 MV 级 EPID 成像剂量的 1%，显著降低患者的辐射暴露。

3. 扫描时间短　kV 级 X 线成像通常集成于现代直线加速器上，具备快速图像采集与自动处理能力。

（二）二维 kV 级图像的质量

图像质量受多种因素影响，例如 X 线能量、射线源至探测器的距离、患者体厚度以及高密度物质的存在等等。高能 X 线具有更强的穿透力，但会降低图像的对比度；增大 SDD 可减少几何失真，但图像强度会随距离增大而减弱；患者体厚度增加会产生更多散射线，从而降低图像质量。此外，体内存在或体外穿戴的高密度物质（如牙科填充物、金属植入物）可能产生伪影，影响图像清晰度。kV 级 X 线成像具有较高的空间分辨率和密度分辨率，但对软组织的分辨率相对较低。因此，在缺少骨性标志物的情况下，为实现高精度配准，通常在靶区内植入金属标志物以提高图像引导的准确性。

（三）kV 级 X 线成像系统的分类

1. 安装在加速器机架上的 X 线系统　最常见的集成方式，是将 kV 级 X 线球管和探测器（EPID）安装在直线加速器治疗射束正交的方向上（治疗射束呈 90°角）。常用的系统包括 XVI（图 7-1）系统和 OBI 系统（图 7-2），这些系统能够提供平面成像、透视成像和容积成像。图像配准时一般采用自动配准后手动微调的方法，手动匹配以融合明显骨性标志和靶区位置为依据。

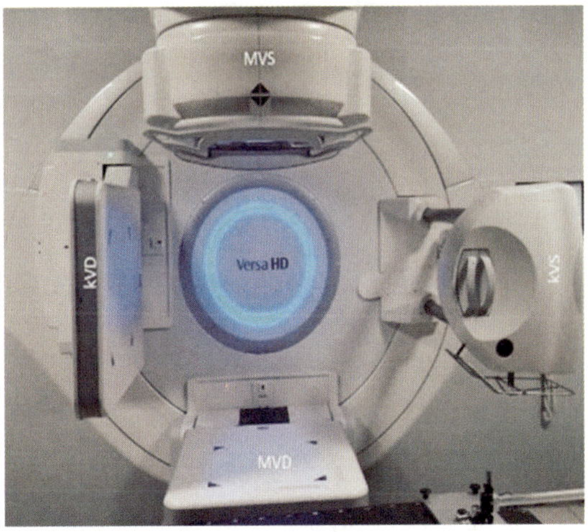

图 7-1　XVI 系统

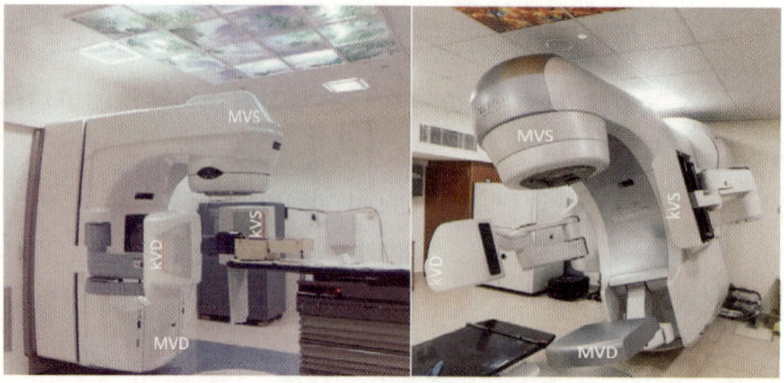

图 7-2 VOBI 系统

2. 治疗室内正交 X 线系统 由安装在天花板和地板上的两对 kV 级 X 线球管和探测器组成，两套装置中心轴线互相垂直并倾斜 45°。该系统可以同时提供两个不同角度的 X 线图像，进行正交图像重建，进而实现 3D 立体坐标定位。若配合植入标记物，还可进行 4D 影像采集，实现三维空间与时间维度的动态追踪。常用的系统包括 ExacTrac 系统（图 7-3）和 CyberKnife 系统。该系统在图像配准过程中，将两组正交的 kV 级 X 线机对治疗靶区进行成像，得到的图像与模拟定位生成的 DRR 进行对比配准，得到患者在空间上的摆位误差，进行自动校准。如果摆位误差较小，系统会自动调整机械臂的位置完成校准；若误差较大，系统通过自动调整治疗床的位置进行校准，移床后，系统再次拍摄图像并与 DRR 进行对比，确保校准的准确。

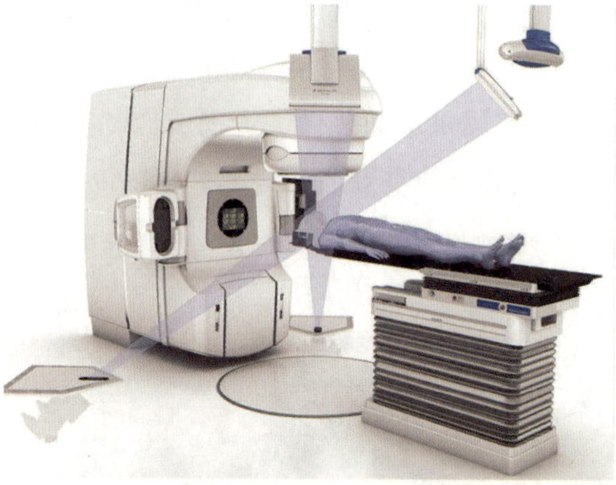

图 7-3 ExacTrac 系统

二、 MV 级二维图像引导放疗技术

MV 级二维成像技术利用直线加速器发射高能量 X 射线进行图像采集，主要用于治疗射野定位验证和治疗计划实时监控。由于高能 X 射以康普顿散射为主，线散射较多，导致图像边缘模糊，软组织对比度低、分辨率较差，更适合骨性结构定位。MV 级图像引导装置与治疗射束位于同一平面，使得成像过程与治疗过程紧密结合，能减少患者位置变化和误差。此外，MV 图像引导能够实时监测射线的分布和剂量传递，提供即时反馈，帮助调整治疗计划和射束形状。根据影像获取方式的不同，MV 级二维射野影像系统主要分为三种类型：射野照相法（胶片法）、光激荧光板影像系统和 EPID。

（一）胶片法

胶片法是早期放射治疗中，进行位置验证和校准摆位误差的方法。高能 X 射线穿透组织后，在感光效应作用下，对胶片进行曝光形成潜影，经过显影处理后在胶片上呈现黑白影像。根据功能和用途将胶片法分为三类。

1. 位置验证 X 线定位片　验证患者摆位精度。

2. 射野验证 X 线定位片　验证治疗射束是否正确覆盖肿瘤区域。

3. 双曝光 X 线定位片　通过两次曝光获得影像，首次曝光记录的射野形状与治疗计划对比，验证治疗野的边界，第二次使用稍大的矩形野进行曝光，以显示患者的解剖结构（如骨骼和软组织），将两次曝光影像叠加，明确治疗射野与患者解剖结构的相对位置。

（二）光激荧光板影像系统

计算机 X 线摄影（computed radiography，CR）是一种采用光激发荧光体板（PSP）作为成像介质的计算机辅助 X 线成像技术。当 X 射线照射 PSP 板后，激发的电子与空穴被晶体结构捕获形成潜影，经特定波长激光照射释放可见光，由探测器接收并转换为数字图像。相较传统胶片成像，CR 系统辐射剂量可降低 50%～70%，图像对比度更高，后处理灵活，便于存储、传输与远程共享，提高了信息管理效率。PSP 板可重复使用，操作简便、成本较低，具备良好经济性。CR 系统广泛应用于放射治疗中的剂量验证和质量保证，是传统胶片向数字化成像过渡的重要平台。

（三）电子射野影像装置（EPID）

EPID 是放射治疗中应用广泛的 MV 级在线成像系统，安装在治疗机头的对面，用于肿瘤放射治疗，能够快速摆位验证和实时剂量监测（图 7-4）。EPID 系统通过实时捕捉治疗射束和患者的影像数据，提供对照射区域的详细分析，确保治疗的精确性和安全性。EPID 有四种不同类型的系统，每种类型的工作原理和技术特点有所不同。

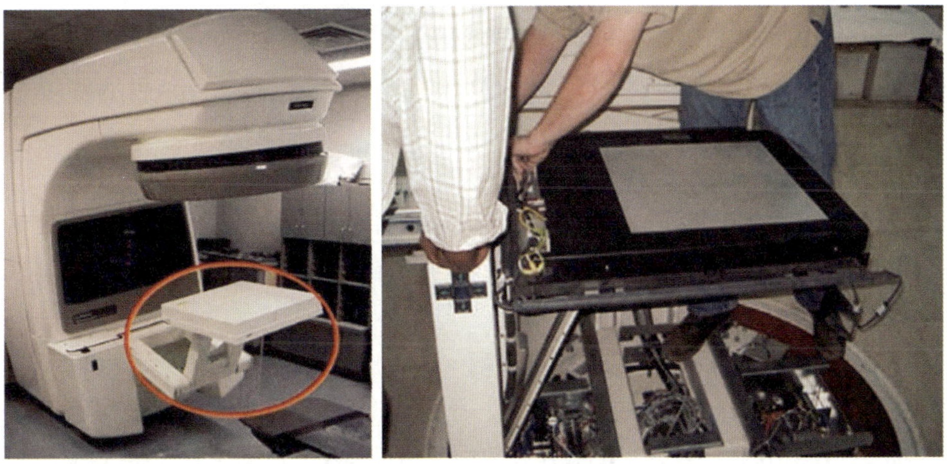

图 7-4　EPID 系统

EPID 的 4 种类型

（1）基于摄影机的 EPID：该系统使用的 X 线转换器，由金属板和硫氧化钆（Gd_2O_2S）荧光屏组成。当高能光子与金属板相互作用时，生成高能电子，进而由 Gd_2O_2S 屏幕转换为可见光收集（图 7-5）。

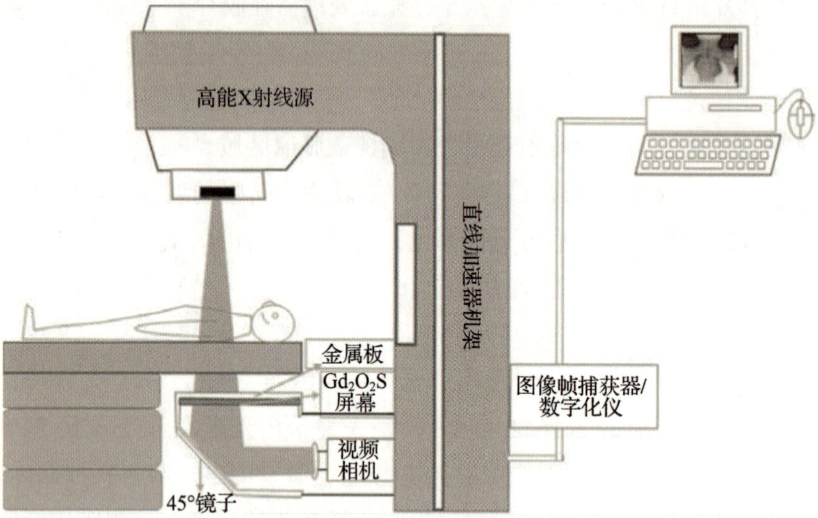

图 7-5　基于摄影机的 EPID

（2）基于光纤的 EPID：该系统采用光纤衰减器取代传统的反射镜，提高了光的传输效率。这种 EPID 系统通常具有较高的图像质量、较少的光散射问题（图 7-6）。

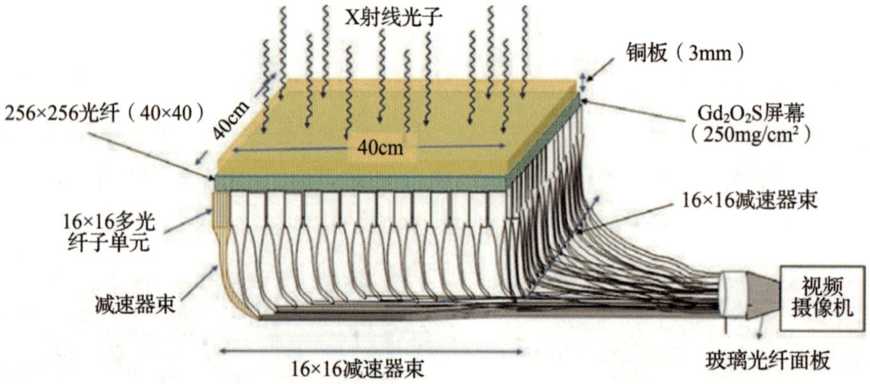

图 7-6　基于光纤的 EPID

（3）矩阵电离室（液体电离室）EPID：该系统通过多个液体电离室，采集射线信号生成影像。这种类型的 EPID 能够较为精准地捕捉放射信号，但需要较长的照射时间，限制了其应用的实时性（图 7-7）。

（4）面积探测器阵列：①使用稳定的非晶态硒（a-Se）涂在有源矩阵阵列上作为主要的检测元件，直接将 X 射线光子转换为可收集的电荷载体，避免了转换为光子的过程。这种类型的 EPID 通常具有较高的空间分辨率和快速图像采集能力。②使用金属板和荧光屏的组合，将 X 射线光子先转换为光子，再通过探测器捕捉图像。具有较好的图像质量，且动态范围较宽，像素分辨率较高（图 7-8）。

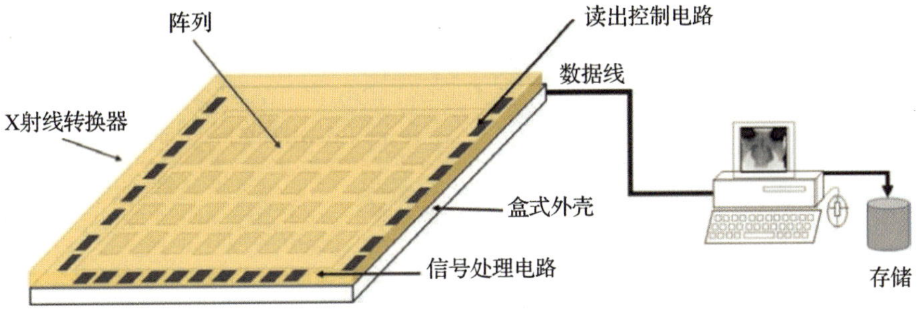

图 7-7　矩阵电离室（液体电离室） EPID

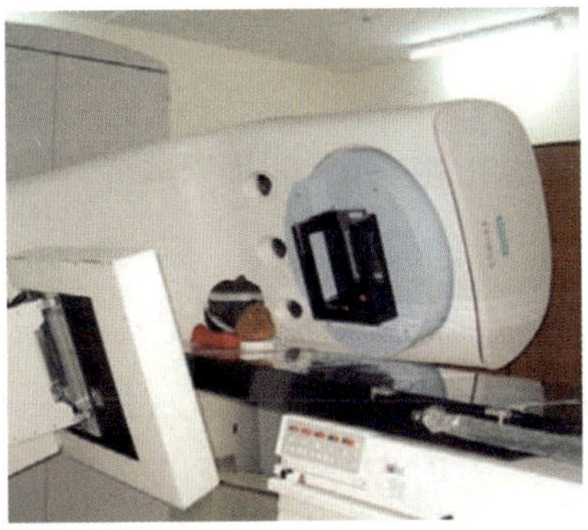

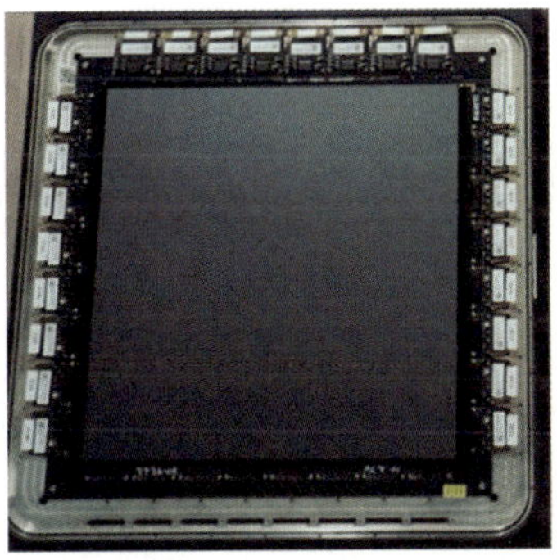

图 7-8　面积探测器阵列

三、二维图像引导放疗技术工作流程

1. 影像获取　患者进行体位固定后，使用影像设备，获取治疗前的影像，为确保影像中心与治疗中心一致，通常会获取两个方向的射野图像，前视图（0°）和侧视图（90°或 270°），射野区域大小为 10cm×10cm。影像图像的获取包括：①单曝光；②验证影像；③双曝光；④电影模式。

2. 图像配准　将获得的射野图像进行影像处理后，与参考图像进行配准，量化患者位移差异。系统可以自动或手动配准，通过标记或勾画影像中的器官或骨骼结构，确保射野图像与参考图像对齐。

3. 校正摆位误差　根据配准后的影像，检查患者体位是否存在左右、上下、前后三个方向的偏差。要求误差在 3mm 以内，如果超过 3mm，需通过调整治疗床位置进行校正。前后和左右方向的校正，使用前视图进行调整；上下方向的校正，使用侧视图进行调整。

4. 治疗床校准　根据测量的误差，自动或手动调整治疗床的位置。如果误差过大，系统可能会禁止从控制台进行调整，并要求重新成像验证偏移是否已正确纠正。

5. 治疗区域形状验证　由于初步的摆位验证仅针对定位区域，为确保治疗区域的精确性，需要单独进行治疗区域成像，并使用数字标尺验证治疗区域的大小和形状。二维图像引导放疗技术工作流程图见图 7-9。

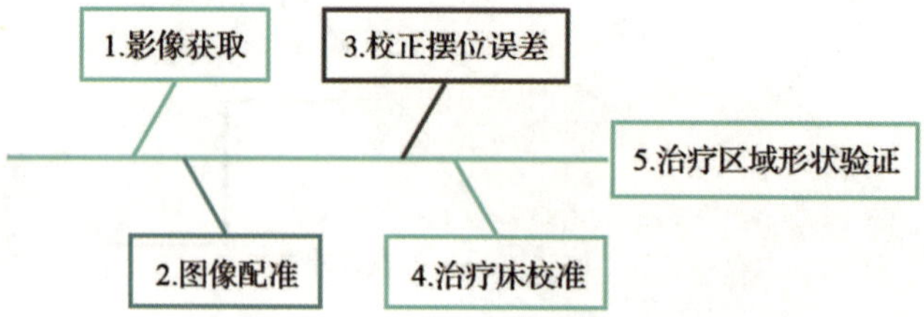

图 7-9　二维图像引导放疗技术工作流程

四、二维图像引导放疗技术临床应用

1. 能够快速验证患者摆位，通过与参考图像（DRR 图像）配准，精准测量摆位误差并进行调整，确保治疗计划的顺利实施。

2. 能在治疗过程中实时监测射野形状和剂量分布，确保治疗按照预定计划进行。

3. 可进行实时剂量监测，评估治疗中的剂量传递是否符合预期，避免不必要的正常组织损伤。

4. 能帮助医生观察治疗过程中器官和靶区的运动，及时进行调整，以确保治疗效果的最佳实现。

第二节　三维 X 线成像引导放疗技术

一、概述

三维 X 线成像引导放疗技术，通过获取三维图像数据，更直观地展示肿瘤的空间位置，具有较高的软组织分辨力，无须植入金属标志物即可实现靶区的精准定位，从而提升摆位精度并优化放疗效果。三维图像引导放疗技术可分为两大类：kV 级技术，主要通过低能量的 X 射线（30～150kV）进行成像，提供较高的软组织分辨率，适用于大多数临床场景；MV 级技术，使用较高能量的 X 射线（1～15MV），适用于深部肿瘤的治疗，虽然其软组织分辨率较低，但对肿瘤的定位和大体轮廓的显示具有明显优势。

（一）kV 级三维图像引导放疗技术

kV 级三维图像引导技术应用广泛，能够实现肿瘤在三维层面的精确定位和实时监测。该技术使用 30～150kV 的 X 射线对患者进行影像扫描，提供高分辨率三维实时影像，用于优化放射治疗的精确度与安全性。kV 级三维图像引导放疗设备，将 kV 级影像技术与放疗设备整合，实现在放疗过程中实时获取影像数据。这些设备通过在放疗设备上增加一套独立的影像系统，使得治疗过程能够更加精准、动态地进行监控和调整。根据设备产生的球管产生的射束不同可分为锥形束 CT（kV-CBCT）和扇形束 CT（螺旋 CT）。根据设备不同可分为 kV-CBCT、室内 CT 机图像引导技术、滑轨 CT 成像技术、CT-加速器一体图像引导技术等。

1. 锥形束 CT（kV-CBCT） 将 kV 级锥形束射线源和探测器安装在直线加速器的 C 形臂上，与治疗射线束呈 90°正交（图 7-10、图 7-11）。kV 级射线源管电压范围为 30～150kV，两组灯丝，对应两个焦点（大焦点 1mm、小焦点 0.5mm），C 形臂旋转驱动 X 射线球管绕患者旋转，对患者进行 180°～360°的环形扫描。探测器采集不同角度的 X 射线投影图像，随后通过计算机图像处理软件将这些投影图像重建为三维断层图像。

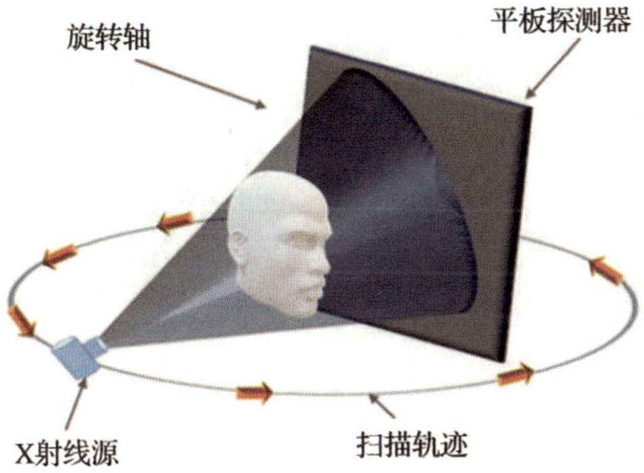

图 7-10 kV 级锥形束射线源

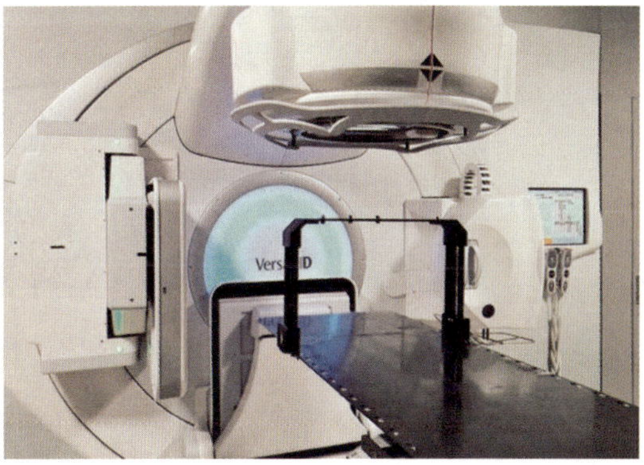

图 7-11 kV 级锥形束设备

2. 扇形束 CT

（1）室内 CT 机图像引导技术：将加速器和扇形束 CT 机安装在治疗床的两侧，共享治疗床面（图 7-12）。加速器的旋转轴与 CT 机共轴，将患者在治疗床上摆位后，可旋转床面将患者送入 CT 机，扫描 CT 图像。

（2）滑轨 CT 成像技术：将加速器和扇形束 CT 机分别安装在治疗床的两侧，加速器和治疗床保持固定，CT 机通过铺设在其下方的滑轨移动完成扫描（图 7-13、图 7-14）。CT 机沿滑轨移动并穿过患者进行扫描，获取 CT 图像。这种技术能有效减少患者移动和摆位误差。

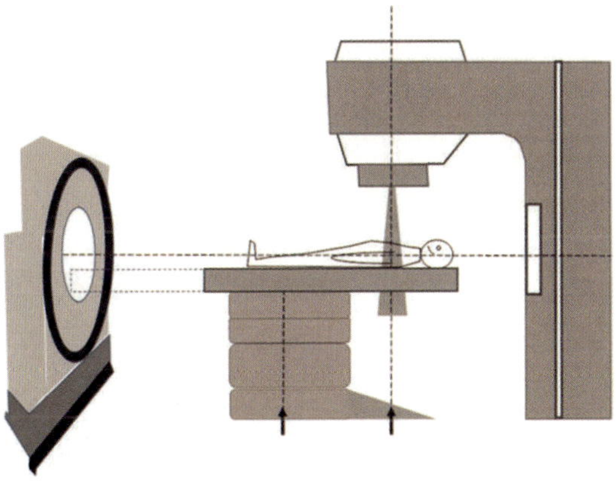

图 7-12 室内 CT 机图像引导设备

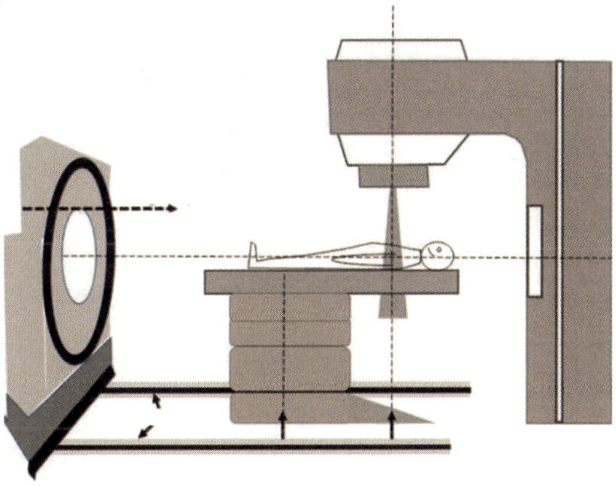

图 7-13 滑轨图像 CT 成像设备

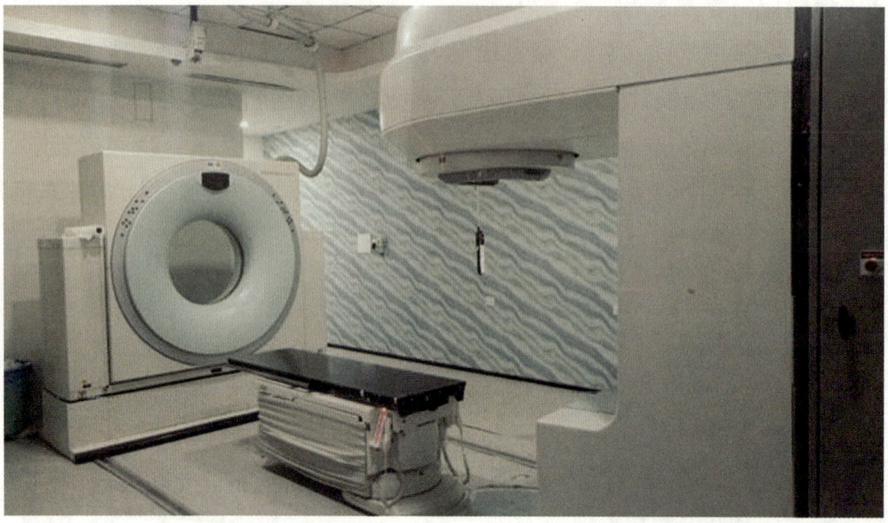

图 7-14　滑轨图像 CT 成像设备

（3）CT-加速器一体图像引导技术：将加速器与扇形束 CT 机集成在治疗床一侧的滚筒机架上，二者共用一张治疗床（图 7-15）。患者在治疗床上完成摆位后，计算机控制床面移动至 CT 扫描区域进行图像采集，扫描完成后，床面返回治疗位置进行放疗。这种技术实现了影像引导与治疗的高效整合，减少了患者移动和摆位误差。

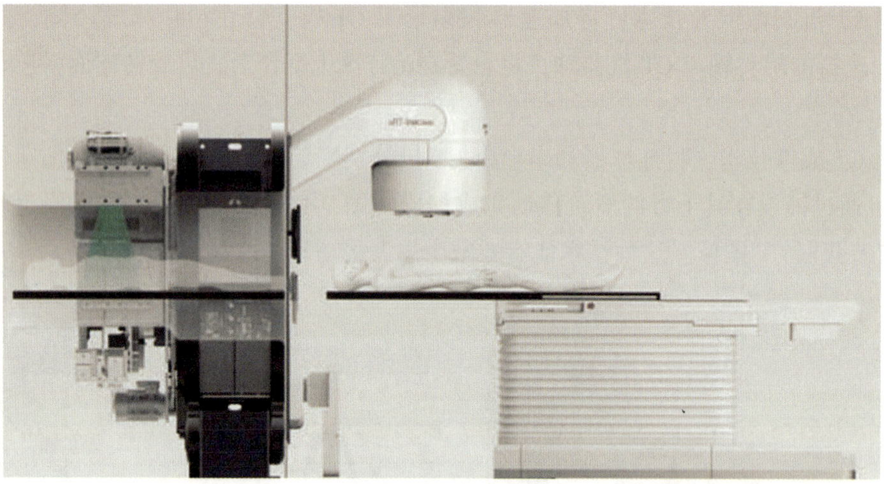

图 7-15　CT-加速器一体图像引导设备

（二）MV 级三维图像引导放疗技术

MV 级三维图像引导放疗，依赖直线加速器产生的高能的 MV 射线（如 3.5、6、10MV 等）进行成像，影像接收设备安装在加速器机头对侧。当治疗射线发射时，系统可同步获取实时影像，用于监测肿瘤位置变化并调整治疗计划，确保肿瘤得到精确照射。MV 级三维图像引导技术优势：①MV 级三维图像引导设备与放射治疗设备使用相同的射线源（即治疗用 X 射线源），无须额外的 kV 级 X 射线管。②MV 级三维图像引导设备与治疗系统（如直线加速器）紧密集成，能直接与治疗计划系统共享数据，在提高效率的同时，优化治疗的精准度。③MV 级射线的穿透力较强，特别适用于体内深部结构的成像，能够提供更高的对比度和分辨率，尤其在处理复杂肿瘤或骨骼结构时，有助于提高图像质量和治疗的准确度。常见技术包括锥形束 CT 和扇形束 CT。

1. 兆伏锥形束计算机断层扫描（MV-CBCT） 是一种基于 C 形臂直线加速器的三维图像引导放疗技术，利用 MV 级高能 X 射线锥形束扫描生成三维影像，用于患者体位验证和精确放疗。成像与治疗共用同一射线源，确保几何位置高度吻合，常用射线能量为 4~6MV。通过 EPID 系统的平板探测器捕获射线影像，生成高分辨率的三维图像，与计划中图像进行配准。MV-CBCT 具有几何精度高、穿透能力强的优势，能清晰显示靶区及骨性标志，尤其适合高精度放疗（如 IMRT、VMAT、SBRT）的体位验证，特别是在金属植入物或高密度组织患者中减少伪影干扰，但其软组织分辨率较低，辐射剂量较高，需结合 kV-CBCT 或 MRI 使用。尽管如此，MV-CBCT 在复杂靶区定位和高精度放疗中的作用仍然不可替代。

2. 螺旋断层放射治疗 在治疗体位下为患者提供 MVCT 扫描，是最早的 3D-IGRT 系统之一，其结合了兆伏级高能 X 射线与扇形束 CT 技术，作为一种先进的影像引导放射治疗系统，能够通过螺旋扫描实时获取患者的三维影像，实现肿瘤和靶区的精准定位。该系统共用治疗球管和成像球管，在不同模式下分别产生 6MV 治疗射线和 3.5MV 成像射线，从而确保治疗与成像位置的一致性，达到精准治疗的效果。在成像模式下，3.5MV 射线可提升软组织对比度，减少射线硬化效应和金属伪影，从而改善影像质量。图像接收系统安装在源对侧的 CT 探测器阵列中，探测器是一种充满 Xe 的气体电离室阵列，能够提供清晰的影像支持。螺旋扫描技术避免了传统放疗中的射野衔接问题，可以提供精准治疗，横断面直径达 60cm，照射全身范围可达 135cm，适用于大照射野治疗，如全脑、全骨髓或全淋巴照射。此外，该技术还能有效解决复杂靶区的剂量均匀性问题。

▶知识拓展

MV-CBCT 与 kV-CBCT 对比见表 7-1。

表 7-1　MV-CBCT 与 kV-CBCT 对比

因素	MV-CBCT	kV-CBCT
射线能量	高能量的 X 射线（1~15MV）	低能 X 射线（30~150 kV）
对比度	对比度较低	对比度较高
几何结构	受到锥形束几何结构的限制	几何失真较少，伪影较少
散射问题	散射较为严重，噪声和分辨率下降	散射效应较轻，图像质量更高
分辨率	分辨率较低	分辨率较高
适用性	定位和治疗计划，不足以支持精细治疗	定位和实时监控，精确治疗引导

二、kV-CBCT 图像引导放疗临床应用

在放射治疗中，现今图像引导放疗已成为精确放疗技术中不可或缺的辅助手段，其中因 kV-CBCT 具有设备相对较小，可以与放疗设备直接结合，且可以低剂量快速实时扫描等优势，在临床应用中的使用占有率最高。在 kV-CBCT 的放疗引导过程中，各角色共同协作，以最优的流程去解决患者放疗

过程中实际的临床问题（图 7-16）。

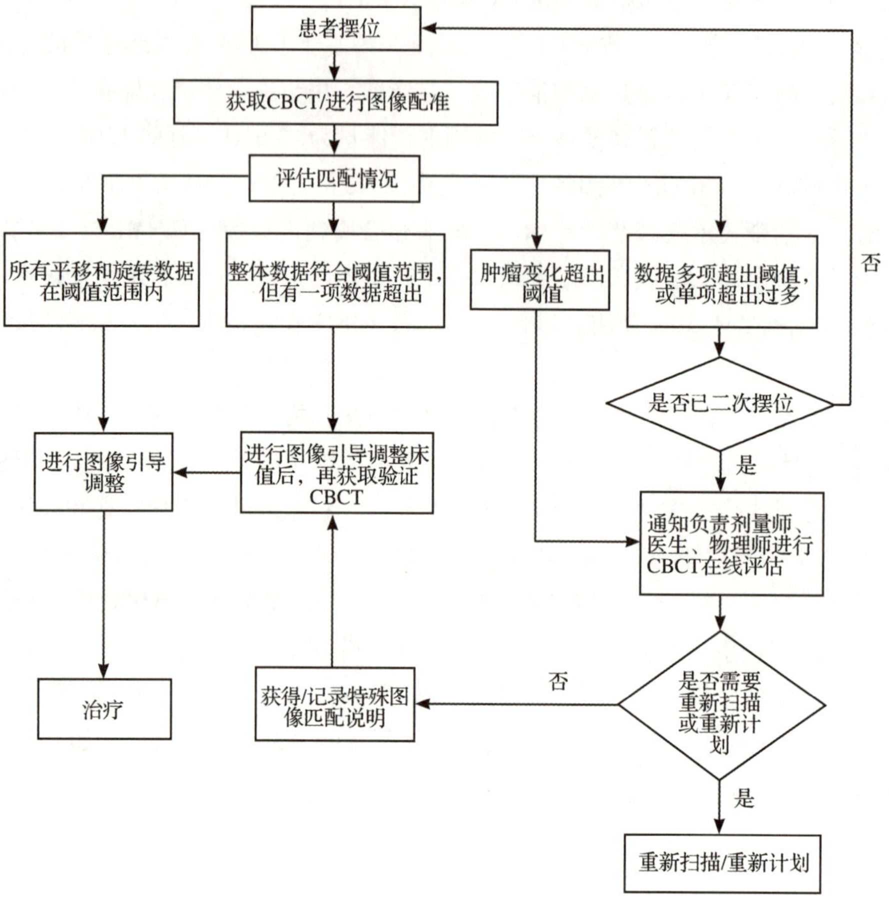

图 7-16　kV-CBCT 引导放疗操作技术路线

（一）CBCT 图像获取及配准

1. 获取图像的步骤

（1）患者准备：患者按放疗计划要求，仰卧或俯卧于治疗床上，利用激光灯校准，通过热塑膜或真空垫等固定，确保每次位置一致。

（2）设备预热与参数设定：开机预热使设备达稳定工作状态，放疗医师、物理师依患者放疗部位、目的设定参数，如管电压、管电流、扫描时间、重建层厚等。

（3）CBCT 系统初始化：机械臂环绕患者运动前，检查其运动范围无阻挡，探测器校准保证数据准确，系统复位到初始位置。

（4）扫描数据采集：治疗床移至扫描区域，X 射线球管发射锥形束 X 射线穿透患者，探测器接收衰减后的射线信号，机械臂环绕患者旋转 360°，全方位采集数据。

（5）图像重建：采集的数据传输至计算机，重建算法将其重建成横断面图像，重建过程中，可调整窗宽、窗位优化图像显示。

（6）图像评估与存储：重建后，医师评估图像质量，如清晰度、伪影等，不合格则重扫。合格图像存储于放疗信息系统，供后续放疗计划制订、靶区勾画和摆位验证使用。

2. 使用注意　在 CBCT 使用过程中，考虑到放疗中的辐射剂量和图像质量，有几个重要事项需要注意。

（1）选择合适的曝光条件：不同的患者部位需要不同的曝光设置。例如，头颈部与腹部的曝光需求差异大，如果使用腹部的曝光条件扫描头颈部，患者会接收到过高的辐射剂量，这不仅对图像质量无益，还可能产生负面影响。现今主流的放疗图像引导用 CBCT 系统分为 XVI®和 OBI®系统，其分别带有自身厂商的预设扫描参数（表 7-2），预设方案的目的便是达到图像质量与所扫描部位有效剂量的平衡。

表 7-2　厂商预设的扫描参数

扫描条件	头颈部	胸部	腹部	盆腔部	四肢
管电压/kVp	100	110~120	120	120	100
电流/mA	10	25	25	25~40	10~20
矩阵	512	512	512	512	512
过滤器/XVIR	空	全蝶形	全蝶形	全蝶形	空
过滤器/OBIR	全蝶形	半蝶形	半蝶形	半蝶形	半蝶形
FOV 宽度/cm	25~27	40~45	40~45	40~45	25~27
FOV 长度/cm	18~26	16~26	12.5~16	12.5~16	25
旋转角度/XVIR	半弧扫描	首选全弧扫描，偏中心肿瘤采用对侧半弧扫描	全弧扫描	全弧扫描	首选全弧扫描，偏中心肿瘤采用对侧半弧扫描
探测板位置/XVIR	S	M 或 L	M 或 L	M	S
扫描选择/OBIR	锐利	标准	锐利	锐利	锐利

（2）选择合适的成像范围（FOV）：成像范围越小，散射线越少，图像质量也越高，同时患者接受的剂量也会较低。小范围成像还可以减少扫描时间，尤其是在使用 180°旋转扫描时。根据患者的具体情况和肿瘤所在的部位，选择合适的成像范围非常重要，要确保获得清晰的图像同时不增加不必要的辐射剂量。

（3）选择合适的 CBCT 扫描频率：频繁的 CBCT 扫描会增加患者的累计辐射剂量，这不仅会增加继发癌症的风险，还可能导致危及器官的剂量超过其耐受限度。因此，需要根据具体情况来确定扫描频率。对于常规剂量分割的患者，可以在治疗初期进行 CBCT 扫描，基于几次扫描的数据调整患者的定位标记，之后只需定期扫描一次。对于特殊情况的患者，例如肿瘤与危及器官相近，或者存在超量照射的风险，扫描频率可能需要相应调整。对于大分割患者，可以每次治疗时都进行 CBCT 扫描。

（4）配准策略：治疗前的体位验证可以有效地纠正平移与旋转误差，保证治疗的准确性。常用的配准技术包括自动配准和手动配准（表 7-3）。首次做 kV-CBCT 验证时建议放射肿瘤医师、放射物理师和放射治疗师三方到场确认，后续治疗的图像配准与决策可以由治疗师独立完成。虽然不同商家的系统操作并不相同，但是配准的策略基本一致，在自动配准的基础上，还要再进行人工复核。治疗师要在矢状、冠状、横断位逐层查看配准情况并微调，重点关注 PTV 靶区内的重合程度。

表 7-3 配准方法对比

	自动骨配准	自动灰度配准	手动配准
适用范围	静止靶区、骨组织较多的区域（与骨骼结构位置相对固定）	静止靶区、运动靶区、骨性组织较少的区域	静止、运动靶区
适用部位	头颈、椎体等	肺癌、肝胆部肿瘤等	不做首选，只做自动配准之后的微调

在配准过程中，需确保患者扫描前状态与定位时一致，通过 CBCT 影像发现患者状态与定位时不一致（如胃部未排空、膀胱充盈差等），一经发现应立即暂停治疗，等待一致后继续治疗。超过 3 次无法重复定位时的状态，经物理师剂量学评价建议需重新定位。

在配准过程中，发现靶区轮廓出现明显变化，如肿瘤进展（自然进展）超越 PTV 或肿瘤发生移位超越 PTV 控制范围，患者外轮廓（体重）的变化导致的与固定装置的稳定性偏差等情况需要请主管医生确认是否继续治疗。

（二）kV-CBCT 临床配准

1. 鼻咽癌的临床配准

（1）扫描条件：鼻咽部 CBCT 扫描常采用半弧低剂量扫描模式，扫描层厚建议尽可能的小或者等于定位 CT 扫描层厚，重建参数 512×512 分辨率，完成图像重建后进行配准。

（2）配准感兴趣区的确定：鼻咽癌图像引导配准以大靶区配准，包括鼻咽部和颈部，往上包含鼻咽顶部，下至第 7 颈椎下缘，往前包含额窦前缘和下颌骨前缘，后至枕骨后缘（图 7-17）。

（3）配准方法：鼻咽癌配准采用灰度自动配准加治疗师复核配准，骨窗观察整体配准情况，重点观察有指导意义的组织部位如斜坡、颈椎等（图 7-18）。软组织窗观察鼻咽靶区和淋巴区的配准情况，重点观察 PTV 包裹程度，以及是否脱靶。

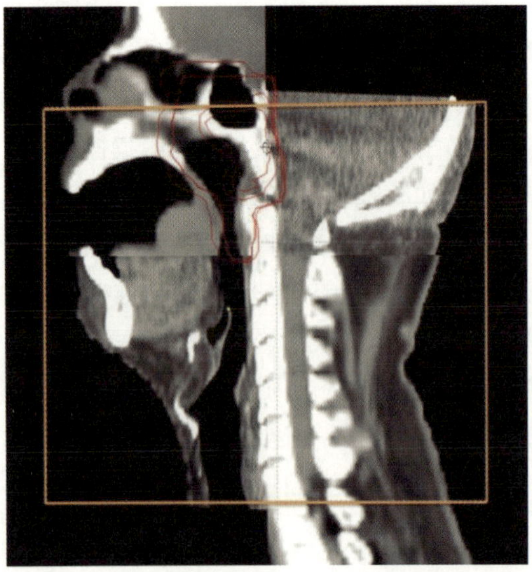

图 7-17 鼻咽癌配准感兴趣区

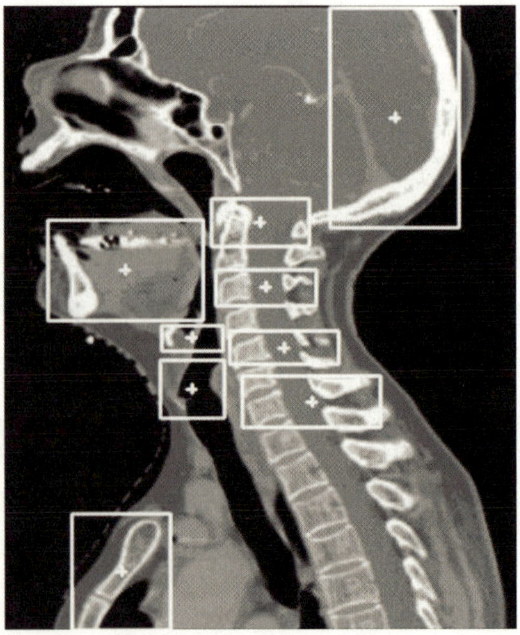

图 7-18 鼻咽癌观察区

（4）注意事项：鼻咽癌图像引导配准以鼻咽部靶区为准，但是不能忽略颈部的旋转误差，因为颈部旋转误差与脊髓的受照量偏差呈中等相关；在配准过程中，应注意靶区大小形态的变化，靶区轮廓出现明显变化时，应当及时向医师反馈，经决策后决定是否修改靶区及计划。同时还需注意患者外轮廓变化导致的与固定装置的稳定性偏差。

2. 食管癌的临床配准

（1）扫描条件：胸部扫描一般采用全蝶形或半蝶形过滤器进行一个完整的旋转扫描，重建参数512×512分辨率，完成图像重建后进行配准，对于偏中心的肿瘤，可以根据具体情况采用半圈扫描。FOV在长轴位的较大宽度能够导致范围内一些重要器官的剂量增高，如果可以从较窄的光束宽度获得必要的信息，建议使用40~45cm的FOV，以避免不必要的照射目标体积以外的器官。

（2）配准感兴趣区（ROI）的确定：食管癌的感兴趣区应包括但不限于包括以下。①PTV边界外放2~3cm，并包括相邻的脊椎；②由于CBCT扫描范围在轴向上范围有限，食管癌PTV的上下长度有时会超出这个范围，当超出时，上下界以CBCT图像的上下非失真边界为准，必要时行拼接重建（软件允许的情况下）。

（3）配准方法：食管位于胸廓内，毗邻、伴行于颈椎、胸椎等骨性结构，位置较为固定，在模拟定位时也常使用椎体作为食管癌的定位标记。因此基于骨性特征结构的骨性算法更适合食管癌配准。配准前选择需要照射的PTV以及需要保护的危及器官等感兴趣区，通过三个解剖层面判断在进出、左右、升降方向的摆位误差。首先考虑骨性观察，食管PTV边界外放2~3cm，包括相邻的椎骨，配准时需包括PTV及周围椎体、部分胸骨并以骨性结构为参照。在自动骨性配准之后，需对PTV附近的骨性解剖标志进行检查确认。

（4）注意事项：食管CBCT影像临床变化不大，注意观察患者毒副反应，以便及时调整放疗计划。食管的靶区较长，需要考虑食管靶区的整体位置的误差。

3. 乳腺癌的临床配准

（1）扫描条件：扫描模式推荐选择胸部扫描模式。范围需涵盖整个乳腺区域，包括乳房和淋巴结区域。由于乳腺放疗靶区为偏侧靶区（相对于中央型靶区），并且通常由乳房托架辅助固定，可能会限制CBCT机架的旋转范围。若全周扫描条件不允许，可行半周扫描，如左侧乳腺设置范围310°~180°，右侧设置为-180°~50°。重建时，分辨率一般设为512×512。

（2）配准感兴趣区（ROI）的确定：应根据每位患者靶区的具体情况来确定。通常包括乳腺的全部靶区及胸骨，并视椎体的旋转程度作适当扩大。具体范围包括PTV外扩2~3cm和PTV+骨组织（包括PTV和邻近胸骨，通常还需要辅以患侧肺的边界和乳腺外轮廓作为参考，见图7-19）。当靶区包含腋窝和/或锁骨时，ROI的选取应包括所有的乳房组织和部分胸骨，并尽量避开肱骨、肩胛骨（图7-20、图7-21）。一般不推荐加入椎骨进行决策。对于同步推量的患者应特别注意CTV外扩5mm内的适形程度。

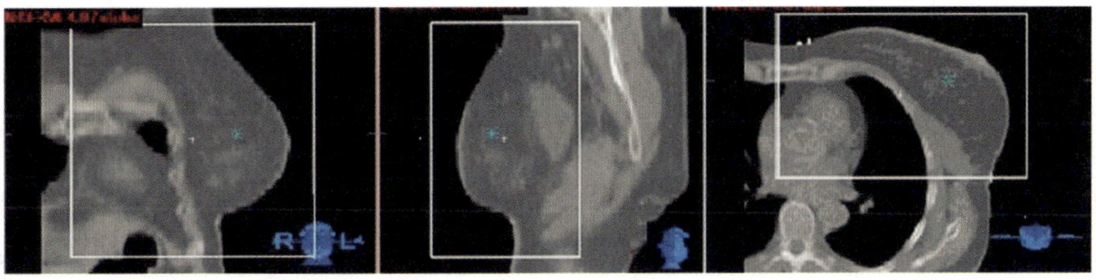

图7-19　乳腺癌放疗ROI选取

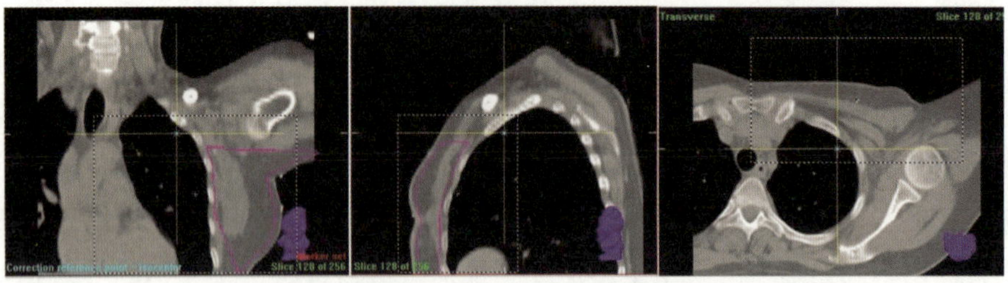

图 7-20　乳腺癌放疗（包含腋窝照射） ROI 选取

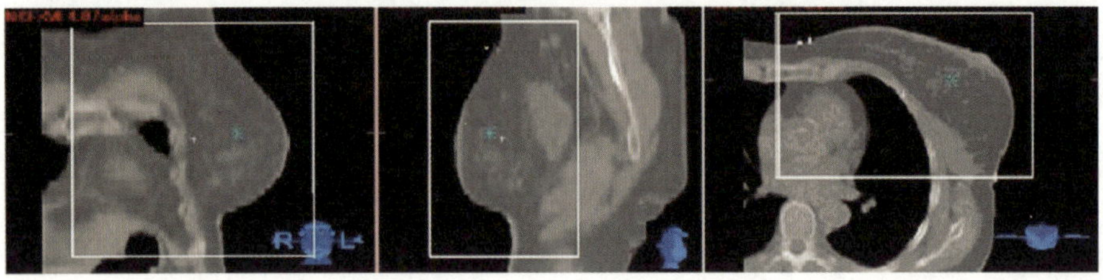

图 7-21　乳腺癌放疗（包含锁骨照射） ROI 选取

（3）配准方法：乳腺是一种低密度的软组织。乳腺癌放疗中，靶区与骨性标记间存在较多的乳腺软组织，尤其是在保乳放疗中。因此难以通过配准骨性标记来获取高精度的乳腺癌靶区配准。建议：①对于根治术或改良根治术后放疗，重点关注 PTV 及其周围胸骨和肺组织的配准情况；②对于保乳术后放疗，需要特别关注乳房的整体是否与定位 CT 一致。如患者乳房悬垂状态与参考体位存在较大差别，建议重新调整乳房位置，以确保放疗的准确性。配准时，一般选择基于软组织的配准模式，通过自动配准结合人工审核的方法，逐层查看乳腺靶区以及附近骨性结构的配准情况。

（4）注意事项：配准完成后，建议关注对应的胸椎及下颌关节，并评估头颈旋转程度作为辅助。金标植入者可在软组织灰度配准的基础下加入外扩范围，兼顾乳房轮廓和标记周围的腺体组织。重建层厚应视情况而定，尽量与参考 CT 保持一致。肥胖、体厚者，可适当提高电压、电流等扫描参数，以获取高分辨率的 CBCT 影像。行呼吸门控辅助时，应提前进行呼吸训练，确保患者能准确控制吸气量和节奏，屏气时间一般可设为 25 秒左右，可根据患者肺功能情况适当延长。配准过程中若发现乳房轮廓与定位 CT 中乳房位置差异较大，如横断面最大横径超过 2cm 时，应考虑患者可能因淋巴回流受阻、血肿、浆液肿等原因导致的乳腺肿胀，此时应通知放疗医师进行干预。

4. 宫颈癌的临床配准

（1）扫描条件：按照患者体型与临床需求设置有盆腔常规模式、盆腔加大模式和快速扫描模式。CBCT 盆腔扫描模式一般设置管电压 125kV 左右，管电流 25～80mAs，机架旋转 360°进行扫描，重建参数 512×512 分辨率，层厚尽量与 CT 模拟定位时保持一致，一般为 3～5mm，FOV 的宽度不小于 40cm，需包全人体外轮廓。盆腔加大模式管电压会提高到 140kV 左右，并且适当增加 mAs 来提高软组织分辨率，但也需要关注扫描剂量的增加。临床实践应用中扫描范围应尽量包全靶区。如靶区长度超过 CBCT 最大扫描长度时，扫描范围应至少覆盖上段阴道+宫颈+子宫体；对于盆腔+腹主动脉旁淋巴结延伸野的患者，扫描范围上界还至少需要包括 L4 椎体；腹股沟淋巴结照射的患者扫描下界应包全腹股沟淋巴结区。必要时应调整扫描中心或采取扩展扫描的模式来获取足够的图像信息。

（2）配准感兴趣区（ROI）的确定：感兴趣区域应包括骨盆区域周围的刚性骨骼解剖结构（股骨头和小转子可不做优先考虑）。前界：耻骨联合前缘；后界：骶尾骨后缘；左右边界：髋臼外缘；

上下界包全靶区，但不要超过扫描范围（图 7-22）。

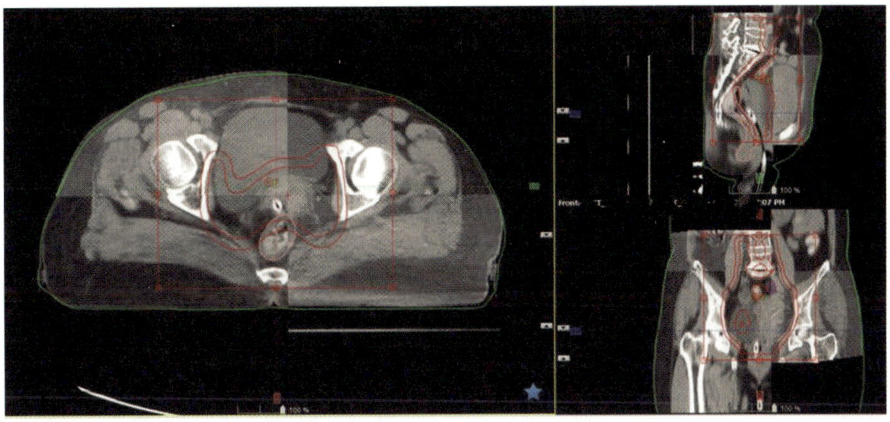

图 7-22 宫颈癌配准感兴趣区

（3）配准方法：采用骨性配准，进出床方向建议冠状面以髋骨和髋关节为参考，矢状面以腰椎和骶骨为参考；左右方向建议冠状位和横断面以骨盆为参考；升降方向建议横断面以腰骶椎和骨盆为参考，矢状面以腰骶椎为参考。骨性配准后应逐层观察靶区是否有脱靶的情况，膀胱和直肠的充盈是否合适。

（4）注意事项：配准过程中注意观察骨盆是否存在左右转动；腰骶椎的曲度是否与定位时一致；下肢旋转导致股骨头的位置是否与定位时一致；膀胱和直肠充盈是否与定位时相当，由此导致阴道、宫颈和子宫底的位置是否超出 PTV 的范围；是否有宫腔积液以及积液的体积是否发生大幅度的变化；转移淋巴结的位置和体积变化是否超过 PTV；患者外轮廓是否发生较大范围的变化。

（5）问题情况流程：①以下情况需患者重新准备后继续治疗：膀胱充盈不够或过多导致肿瘤、宫颈和宫体超出 PTV 范围；膀胱尿量过少导致膀胱或小肠受照体积增加；直肠过度充盈导致直肠受照体积增加；由于摆位原因导致的患者骨盆扭转或腰骶椎曲度变化。②以下情况需要主管医生确认是否继续治疗或重新定位：宫颈、宫体和子宫超出 PTV，转移淋巴结超出 PGTV 且无法通过改变膀胱与直肠充盈度获得改善的情况；超过 3 次膀胱和直肠无法重复定位时的状态；患者肿瘤体积、宫腔积液量或体重的变化较大，经放射物理师剂量学评价建议重新定位的。③如果盆腔脏器体积与位置稳定性差，建议每次治疗前均采用 CBCT 进行图像引导。如没有条件每次治疗均进行图像引导，前三次治疗的图像引导均需要保证平移误差控制在 5mm 以内，旋转误差控制在 3°以内。

5. 肺癌的临床配准

（1）扫描条件：胸部扫描一般采用全蝶形或半蝶形过滤器进行一个完整的旋转扫描，扫描层厚建议尽可能的小或者等于定位 CT 扫描层厚，重建参数 512×512 分辨率，完成图像重建后进行配准，对于偏中心的肿瘤，可以根据具体情况采用半圈扫描。FOV 在长轴位的较大宽度能够导致范围内一些重要器官的剂量增高，如果可以从较窄的光束宽度获得必要的信息，建议使用 40～45cm 的 FOV 以避免照射目标体积以外的器官。

（2）配准感兴趣区（ROI）的确定：感兴趣区域应包括但不限于①PTV+2cm，建议接受 SBRT 治疗的根治性肺癌患者考虑此范围。②PTV+Bone，包括 PTV 加上邻近肺部肿瘤（椎骨、肋骨、肩胛骨或锁骨，取决于肿瘤的定位）的最近的骨解剖结构，在 PTV 的上下边界具有 2cm 的边缘。③同侧半胸：侧缘包括胸壁和纵隔；前缘包括胸骨，后缘包括椎骨；上缘和下缘受到以等中心为中心的准直器最大长度（13cm、18cm 和 26cm）的限制。④胸骨隆突：包括上-下/前-后/侧缘为 3cm 的隆突。常用于中央型肺癌的配准。

（3）配准方法：肺部放疗的 CBCT 图像中，常用的配准范围应包括 PTV，中央型肺癌应将 PTV 及气管、周围椎体、胸骨隆突包括在配准范围内。周围型肺癌直接配准肿瘤，如果肿瘤贴近前胸壁，应将胸骨包括在配准注意范围内。如果肿瘤贴近后胸壁，则应将相应邻近肋骨包括在内。如无特殊无需过多关注上段范围内的如肩胛骨和肱骨头等骨性标记。首先，配准过程中需观察体位是否旋转，并判断图像中肿瘤、椎体、血管、隆突等活动度大小且相对位置固定的组织器官与定位 CT 图像层面是否一致。当出现旋转误差过大（超出阈值）时，需重新进行摆位调整。肺部肿瘤受呼吸运动影响较大，在肿瘤靶区配准良好的情况下注意邻近的 OAR 是否有明显偏移（如椎体、大血管、支气管等）。其次，调整完旋转角度后，重点关注 PTV 靶区内的重合程度，矢状、冠状、横断位需逐层观察并微调。

（4）注意事项：①在治疗疗程内，肿瘤进展（自然进展）超越 PTV 时需重新考虑计划适应性；②疗程内肿瘤发生移动且非由于呼吸运动过大超越 PTV 控制范围时，也需重新考虑计划是否适应；③肺不张导致纵隔移位和/或原来肺不张经照射一定次数后恢复通气的，需要重新计划；④肺部积液与肺部炎症（伴随发热、咳嗽），需考虑是否暂停治疗。

第三节　四维图像引导放疗技术

一、概述

4D-CBCT 的图像引导放疗技术，是放射治疗领域的一项重要进展，其结合了四维计算机断层扫描（4D-CT）和锥形束 CT（CBCT）技术的优势，能够有效应对肿瘤在治疗过程中由于呼吸等生理运动带来的变化，从而提高放疗的准确性和靶区的覆盖率，减少对正常组织的损伤。

（一）4D-CBCT 图像引导放疗的优势

4D-CBCT 技术在传统三维图像引导放疗（3D-IGRT）的基础上增加了时间维度，具有以下几个显著优势。

1. 肿瘤靶区追踪　4D-CBCT 能够精准地捕捉肿瘤在不同呼吸相位中的位置变化，尤其适用于胸部和腹部肿瘤（如肺癌、肝癌等）放疗，有助于弥补由于肿瘤运动引起的治疗偏差，确保靶区的准确照射。

2. 优化靶区和剂量分布　根据肿瘤在呼吸过程中或其他生理运动下的变化，优化靶区的勾画和剂量分布，减少正常组织的照射。在呼吸频率较高或不规则的情况下，4D-CBCT 的应用能更好地处理运动伪影，保证靶区的高精度照射。

3. 提高治疗精度　通过实时观察肿瘤和正常组织的运动，能在治疗过程中提供精准的图像引导，确保治疗位置的准确性，能够减少由于患者体位变化、呼吸引起的误差，从而提高治疗的靶向性和有效性。

4. 减少副作用 由于4D-CBCT能够精确地控制放疗的剂量分布，减少了对周围正常组织（如心脏、肺、胃等）的辐射暴露，降低了治疗的副作用，提高了患者的生活质量。

（二）4D-CBCT技术的步骤

1. 四维图像采集 4D-CBCT技术通过在不同呼吸周期（如吸气、呼气和呼吸暂停阶段）下采集一系列CBCT图像。这些图像会在时间轴上进行排列，每个阶段的图像叠加起来形成一个完整的四维图像数据集，提供肿瘤和周围组织的动态表现。

2. 运动分析 通过对这些图像序列进行分析，医生可以观察并量化肿瘤及其周围正常组织在呼吸周期或其他生理运动中的移动情况。这使得治疗团队能够精确地了解肿瘤的三维运动模式，并识别潜在的定位误差。

3. 治疗计划优化 基于4D图像数据，治疗计划系统能够调整靶区的定义，考虑肿瘤在不同呼吸相位下的位置变化。这样，放疗计划就可以被优化，以确保治疗时能够更准确地照射到肿瘤区域，同时减少对周围正常组织的辐射损伤。

（三）4D-CBCT的临床应用

4D-CBCT已被广泛应用于多种临床放疗中，特别是在以下几种肿瘤的治疗中发挥了重要作用。

1. 肺癌 肺癌患者的呼吸过程中肿瘤位置可能会有明显的移动，4D-CBCT能够捕捉呼吸运动带来的影响，并实时调整治疗位置。

2. 肝癌 肝脏肿瘤治疗同样受到呼吸引起的肿瘤运动的影响，4D-CBCT通过精确的影像引导可以确保肿瘤的准确靶向。

3. 前列腺癌 前列腺位于盆腔，受膀胱和直肠等器官的影响，可能会出现一定的位移。4D-CBCT可以监测这些微小的位移，并进行有效校正。

4. 头颈部肿瘤 尽管头颈部肿瘤的运动相对较小，但4D-CBCT同样能提供高精度的影像引导，确保治疗过程中的精准定位。

二、基于超声的图像引导放疗技术

超声成像技术，具有无电离辐射和软组织分辨率高的特点，能提供二维、三维、四维的成像，非常适合监测软组织器官分次间和分次内器官的运动。超声成像利用超声波扫描人体，通过接收和处理反射与折射信号获得体内器官的图像，常用频率范围为2～12 MHz。与诊断超声成像不同，超声引导系统的探头上装有光学追踪点，通过外置的红外光学追踪系统定位探头的位置和方向。

超声引导放疗技术自20世纪90年代后期应用于临床，并迅速成为放射治疗的重要辅助工具。它通过实时、非侵入性、安全、低成本技术，实现软组织结构的可视化，帮助医生精确定位肿瘤位置，从而提高治疗精度。

（一）根据图像引导方式分类

1. 2D超声引导系统 二维超声图像引导（2D USG）在放射治疗中用于治疗前患者体位调整，通过采集两个正交平面的超声图像并与 CT 图像配准，定位精度通常可达 3~5mm，确保治疗靶区与计划一致，从而提高治疗精度和效果。其优势包括实时影像获取、较高的定位精度和无辐射，减少了患者和医护人员的辐射暴露。同时，二维超声也存在分辨率和穿透深度有限、深部肿瘤可视化差以及受患者体型和配合度影响等局限性。

2. 3D 超声引导系统 三维超声图像引导技术能有效监测靶区在不同治疗分次之间的运动，并精确测量靶区体积，提升治疗精度。它通过在超声探头上安装反射标记点并进行图像配准，提供更精确的三维定位，能够适应肿瘤的三维重建和定位需求。随着多模态图像融合技术的发展，超声与 CT 模拟图像的结合进一步优化了定位精度。部分先进系统还配备相机和校准板进行空间配准，尤其在复杂解剖区域如头颈部和骨盆，能够显著提高定位准确性（图 7-23）。

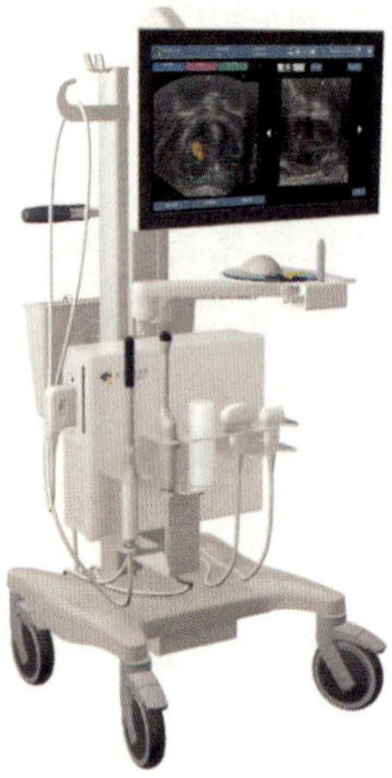

图 7-23　三维超声图像引导

3. 4D 超声引导系统 4D 超声引导系统将时间轴与三维超声技术结合，能够实时监测靶区在治疗过程中分次内的运动，并提供动态的三维影像。这有助于医生精确调整治疗计划和定位，确保靶区始终保持在预定位置，从而提高放疗的准确性和效果。4D 超声特别适用于持续跟踪腹盆部器官（如肝脏和前列腺）的运动，能够实时监测器官的动态变化，帮助医生应对器官运动带来的挑战。评估器官运动的方法主要有两种：直接法和间接法。直接法通过测量回波运动评估器官运动，而间接法通过估算器官分割边界的位移来评估其运动。常见的 4D 超声引导系统如 Glarity 系统（图 7-24）。

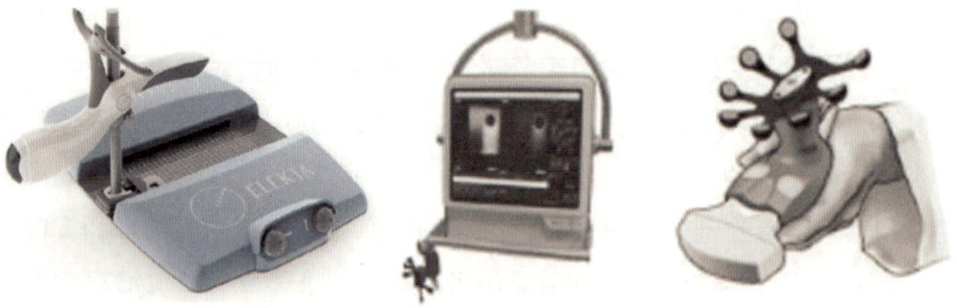

图 7-24　4D 超声引导系统

（二）超声图像引导技术在放疗中的应用

超声系统可以用于外照射模拟定位中，肿瘤靶区参考标记物（fiducial markers，FMs）的植入，辅助确定靶区轮廓。在放射治疗实施阶段，超声系统可以提供肿瘤靶区位置信息，并且监测靶区摆动；超声的分子成像和功能成像，可以对治疗效果进行评价。

超声图像引导技术可用于前列腺癌、乳腺癌和妇科肿瘤，每个肿瘤部位的超声图像引导都有其独特的临床应用价值。

1. 前列腺靶区　位置变化随机，位置变化几毫米至几厘米，非常有必要对治疗期间的前列腺及邻近危及器官进行准确定位和运动监测，同时超声成像对前列腺优势明显。

工作流程：①在模拟定位阶段依次进行 CT 扫描和超声扫描；②靶区勾画、计划设计和审核，由物理师将 CT 图像、靶区和危及器官结构、治疗计划等数据传送到 AFC（automated fusion and contouring）工作站；③超声图像自动配准到 CT 图像，并确定前列腺的参考靶区（reference positioning volume，RPV）；④治疗实施之前，扫描并重建 3D 超声图像，与模拟定位阶段获取的参考超声图像进行比较，可以获取所需治疗床的位移值，用于纠正前列腺分次间摆位误差；⑤治疗实施期间，使用自动扫描探头行实时前列腺 3D 体积成像，并将其配准到前列腺参考靶区 RPV，用于分次内靶区运动监测。一旦前列腺运动超过设置的干预阈值，治疗师可以中断治疗并对患者进行重新摆位。

2. 乳腺癌超声、CT 和 MRI　是目前可用于识别乳腺癌保乳术后瘤床（手术腔）区域的技术，该区域由于周围组织中血清肿腔的清晰度较差，很难在 CT 图像中准确勾画。超声具有良好的软组织分辨率，能够将血清肿腔与周围组织区分开，有助于准确地勾画瘤床区域。治疗前，用超声探头在靶区附件扫描，扫描图像与靶区 RPV 进行比较，根据结果进行位移。

3. 妇科肿瘤　妇科肿瘤（子宫内膜癌或宫颈癌）的临床靶区（CTV）定义更为复杂。因为 CTV 由多种结构组成、相对移动以及在放射治疗过程中的形变，使得定义精确的 PTV 外扩边界充满挑战。另外，邻近的正常组织每天会随机性移动，为了保证每日摆位的重复性，在获取定位 CT 和放射治疗前应嘱咐患者排空直肠并充盈膀胱。超声成像的目的是可视化阴道（子宫切除术患者）或子宫和子宫颈的运动，以了解膀胱充盈量和直肠运动的变化，并相应地调整器官运动的外扩边界，以避免危及器官受到不必要的照射。

4. 其他肿瘤部位　肝脏、胆囊、胰腺、膀胱和肾脏等腹部、盆腔恶性肿瘤的图像引导流程与前列腺癌没有明显差别，但需要注意的是，由于超声成像系统的视野有限，可能只能观察感兴趣的靶区解剖结构，难以确定完整的靶区边界。超声图像引导技术，无电离辐射，对于儿童肿瘤患者特别受益。

超声引导在影像引导放疗（IGRT）中具有很大的优势，特别适用于分次间和分次内成像，尤其是在前列腺治疗中，超声能提供有用的功能性信息。然而，超声成像仍有一些不足之处。首先，它高度依赖操作者，不同操作者之间存在差异，可能影响图像质量和定位精度。其次，经腹超声扫描时，探头的压力可能导致前列腺等器官的位移，尤其在探头移除后，器官可能重新定位，进而引起治疗中的位置误差。最后，超声设备通常假设所有组织的声速相同，但不同组织的声速实际上不同，这种假设可能导致误差，影响器官位置的准确性。

第四节　表面容积成像引导放疗技术

表面容积成像引导放疗技术（surface-guided radiation therapy，SGRT）是一种无创、无辐射的先进图像引导技术，通过患者表面三维轮廓成像实现精确定位和实时监控。SGRT 在患者摆位、分次内运动管理及呼吸门控中发挥重要作用，能够实时监测和调整患者位置，特别适用于儿童等需减少辐射暴露的群体。其已广泛应用于颅内、头颈、胸腹部、乳腺及四肢肿瘤的放疗，显著提升了治疗的精确性与安全性。

一、工作原理

SGRT 系统使用一个光投影仪和一个或多个摄像机来实时记录患者的 3D 体表，通过配准方法将相对于治疗位置的参考体表和 SGRT 系统生成的 3D 体表进行匹配，以确定患者在六个自由度坐标系中的位置误差信息。放疗中使用的光学体表扫描技术有四种不同的实现方法，即激光扫描、时间飞行法系统、立体视觉系统和结构光系统。目前有三种常用 SGRT 系统，即 AlignRT 系统、Catalyst 和 Sentinel 系统及 Identify 系统。

1. 立体视觉成像 由安装在天花板上的两套摄像机吊舱组成，每个吊舱包含以下组件：两台用于立体视觉的电荷耦合设备（CCD）摄像机、一台用于采集纹理图像的摄像机、配备可调焦镜头的斑点闪光灯、不带镜头的透明闪光灯，以及一台用于动态成像的连续斑点投影仪。通过对空间物体从不同角度进行拍摄，根据物体在不同图像平面坐标系中对应匹配以及摄像机之间的空间标定关系，基于三角变换原理对空间物体进行三维重构。这些图像与放疗计划中的参考图像进行配准，分析当前治疗位置与定位参考位置之间的偏差。监测初始摆位的分次误差及治疗中的分次内位置移动，精度达到亚毫米级别（如图 7-25）。

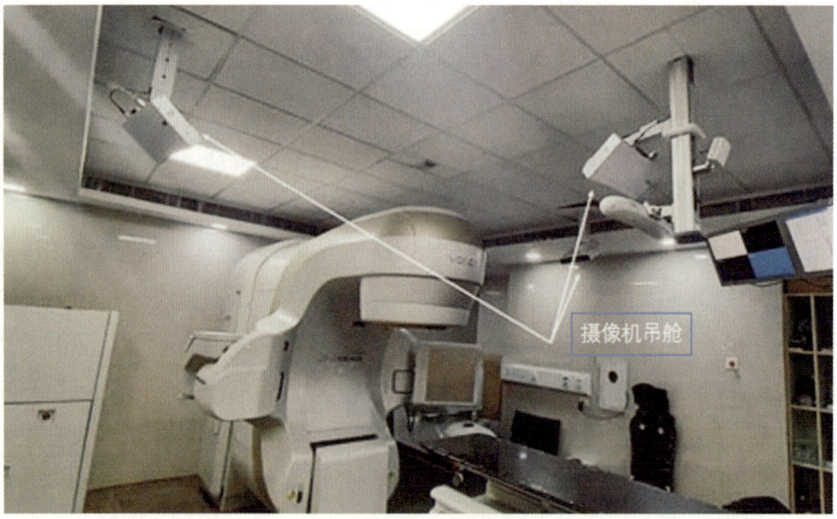

图 7-25 立体视觉成像系统

2. 结构光系统成像 由一个光源发生器（如投影仪）和一个摄像机组成（图 7-26）。光源发生器向被测物体进行投影图像，形成主动式三维形态测量。通过对拍摄到的投影图像进行解码，建立相机平面和投影平面中点的对应关系，利用已标定好的相机和投影仪光学内、外部参数，即可求出图像中所有点的深度信息。光学扫描提取的体表与计划 CT 的体表进行配准，用于验证患者的摆位。该系统不仅可用于患者的初始摆位，还能实时监控治疗过程中患者的移动，并记录摆位误差（与原始位置的偏差）供后续参考。

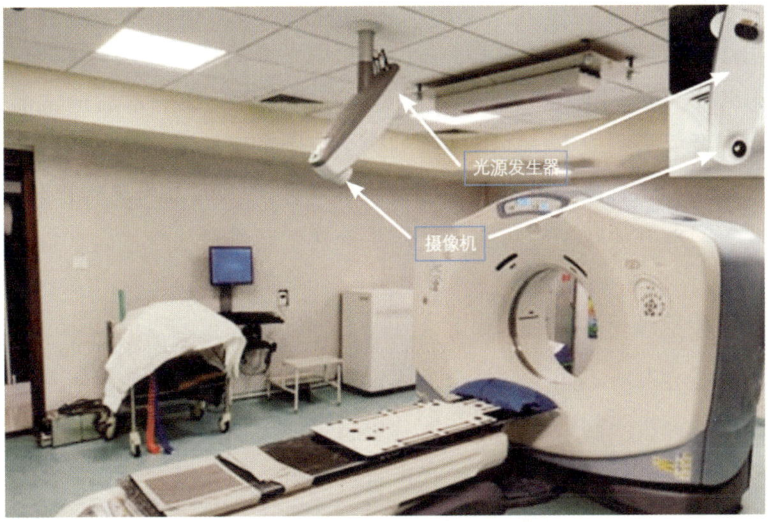

图 7-26　结构光系统成像系统

二、 SGRT 系统特点

1. 高精度定位与实时监测　X 、Y 、Z 轴方向位移误差小于 1mm，旋转误差小于 1°，满足亚毫米级定位需求。在治疗过程中动态追踪患者体位变化、呼吸运动导致的动态变化，提升靶区治疗精度，优化治疗效果。

2. 非侵入性无电离辐射　无须传统体位固定装置，实现高精度定位，尤其适合对固定装置不耐受的患者（如儿童、老人等）。不依赖电离辐射影像技术，降低辐射累计剂量，对于儿童和需要长期接受放疗的患者尤为适用，显著提升了治疗的安全性和舒适度。

3. 实时影像显示与对比功能　实时患者表面影像采集，并与参考图像进行直观对比，显示偏差并及时校正。同时，系统具备实时偏差预警功能，能够在治疗过程中快速检测异常情况，提供及时反馈，有效提升治疗的安全性和可靠性。

4. 分次间与分次内位置校正　支持高精度的分次间定位与分次内监测。在每次治疗开始前，通过表面成像对患者位置进行校正，提高治疗靶区定位的一致性和重复性。在治疗过程中，系统可实时追踪患者位置变化，及时发现并修正体位漂移，避免因位置偏差导致的剂量分布异常，进一步确保治疗的精确性与安全性。

5. SGRT 技术局限性与注意事项　SGRT 技术主要监测体表运动，假定体表轮廓与内部组织及肿瘤运动一致，但两者匹配关系非线性，位移可能存在差异，单纯依赖体表监测难以准确追踪肿瘤位移。此外，由于 SGRT 需直接探测皮肤表面，固定装置不能过多遮挡患者皮肤，限制了体位固定的选择。在进行图像采集时，应避免采集路径被异物（如治疗机架、验证装置、衣物等）遮挡，以确保监测精度。

三、 SGRT 的临床应用

用于无热塑膜或开放热塑膜体位固定的引导与监测，对于伴有中重度幽闭恐惧症、儿童、老年人或不能仰卧的患者，SGRT 系统可用于治疗前后体位固定、定位、摆位监测以及治疗过程中的位置监控。通过实时提示治疗部位的体表位置误差，帮助调整患者或治疗床使误差为零。

1. 头颈部肿瘤 SGRT 适用于喉部肿瘤术后需要放疗的患者。喉癌术后通常需要置管来保障呼吸功能，在放疗过程中，置管需要取下，此时传统的热塑膜固定可能对喉部产生压迫，导致部分患者不适，甚至拒绝治疗。采用 SGRT 技术进行体表位置引导与监测，可以为患者提供个体化的固定方案，如使用头颈肩热塑膜、喉部开放热塑膜，或仅使用头部热塑膜进行头部固定，确保治疗过程中的舒适性和定位精度。

2. 胸部肿瘤 在胸腹部肿瘤放疗中，呼吸运动对治疗靶区的影响需要特别关注。放疗时间通常较长，患者的呼吸运动可能会有所不同。选择合适固定装置，进行体位固定后，还需对患者进行呼吸训练。训练患者进行胸式呼吸，限制腹式呼吸，配合束腹带加压辅助。训练方法包括深吸气后屏气，保持 30 秒以上。常采用深吸气屏气（DIBH）模式来管理呼吸运动，结合 SGRT 技术进行靶区体表引导与监测。

3. 腹部肿瘤 肝脏原发或转移癌治疗通常采用体部立体定向放射治疗（SBRT），体位固定常使用个体化头胸腹体垫，双手臂上举交叉置于头顶。治疗过程中，可采用深吸气屏气（DIBH）模式或自由呼吸运动管理模式，并结合 SGRT 技术进行靶区体表引导与位置监测。呼吸运动训练患者以胸式呼吸为主，结合束腹带进行腹部加压，限制腹式呼吸。训练过程中，强调呼吸幅度、周期间隔的平稳与均匀。结合 SGRT 技术进行靶区体表引导与监测。

4. 盆腔肿瘤 盆腔肿瘤放疗受膀胱容量和直肠内容物的影响，治疗前需排空直肠并保持膀胱容量约 300ml。使用真空垫进行胸腹盆腔一体化固定，并对四肢进行相应固定，特别是下肢，同时耻骨联合附近需进行备皮。在此过程中，采用 SGRT 技术进行引导和监测。SGRT 的选择应尽量集中在盆腔较为稳定且刚性的区域。具体范围为：上界为髂前上棘附近，下界为股骨头下 3cm，涵盖耻骨联合及部分阔筋膜张肌和股外侧肌。此区域确保稳定性，有助于提高治疗精度。

第五节　磁共振引导放射治疗技术

一、概述

磁共振引导放疗（MR-guided radiotherapy，MRgRT）技术在放射治疗设备基础上，结合 MR 技术获取靶区位置图像，用于治疗计划设计或与计划系统中的图像进行比对配准，实时监测靶区位置及形状变化。通过这种方式，能够及时调整治疗方案或指导位置校正，确保放疗的精准实施。MRgRT 系统可用于自适应放疗，通过获取 MR 图像并进行对比，结合计算机处理系统进行快速剂量重建，根据靶区变化及时调整治疗计划，优化治疗方案。MR 引导的图像实时追踪能够提高靶区的目标剂量覆盖精度，减少照射到正常组织的剂量，从而有效缩小 PTV 范围，减少危及器官的辐射暴露。

二、 MRgRT 技术特点

（一） 高软组织对比度

磁共振成像（MRI）具备更高的软组织对比度，能够更清晰地区分肿瘤靶区和周围正常组织。在用于摆位误差修正时，MRgRT 的三维成像功能可显著提高定位的准确性和可靠性；在在线自适应放疗中，可更精准地识别靶区及危及器官的位置和边界，提升解剖结构勾画的精度。

（二） 实时成像与运动管理

MRgRT 具备实时断层成像和正在研发的实时三维成像功能，可在治疗过程中实时监控靶区位置及管理运动。这一功能对胸腹部等易受分次内运动影响的部位尤为重要，显著提高了治疗的精准性。

（三） 功能成像能力

MRgRT 的功能成像可在细胞或分子水平识别病灶及周围危及器官的状态，为精准个体化治疗提供科学依据，并能对疗效进行预测。

（四） 无电离辐射剂量

磁共振成像不产生电离辐射，因此成像次数不受累积剂量限制，更加安全，尤其适用于需要频繁成像的患者。

MRgRT 不足之处，MR 的磁场可能干扰直线加速器，影响多叶准直器（MLC）叶片的开合精度，导致电子束流损失，并对 X 射线的剂量分布产生影响。MR 图像可能存在几何失真、组织形变和位移，在与 CT 定位图像配准时可能产生不确定性。MR 图像扫描时间相对较长，且技术和设备要求较高。

三、 MR-Linac 系统设备

详见第二章第四节 MR-Linac 放射治疗设备和第六章第二节中的基于 MR-Linac 的放疗技术实施。

四、临床应用

MRgRT 通过实时磁共振成像，提供更精准的肿瘤定位和治疗监控，尤其在软组织肿瘤的治疗中具有明显优势。如颅内肿瘤，MRgRT 能够清晰显示肿瘤及其周围神经结构，减少对健康组织的辐射损伤；肺癌治疗中，通过实时影像和呼吸管理技术，有效减少呼吸运动引起的定位误差，确保治疗精度；在食管癌中，MRgRT 可以监测肿瘤及其周围器官的变化，实时调整治疗位置以保证精准照射。对于胰腺癌，该技术帮助精准定位胰腺肿瘤并管理胃肠道和呼吸引起的运动误差；在直肠癌治疗中，MRgRT 提供高质量的软组织成像，优化肿瘤靶区规划并实时调整治疗计划；而在前列腺癌中，它精确定位前列腺及其周围组织，提升靶区剂量覆盖的同时，保护邻近的正常组织，如膀胱和直肠。

五、磁共振引导技术工作流程

（一）体位固定

使用热塑膜、发泡胶、真空负压垫、固定头枕等对治疗部位进行体位固定，确保患者体位的稳定性、重复性及准确性。

（二）图像采集

使用专用线圈进行图像采集，如头颈肩、体部及特殊部位线圈，能减少对射线的影响，确保治疗精度。

（三）靶区勾画与计划设计

在重建的三维图像中进行靶区勾画，将勾画结果与计划系统中的参考图像进行比对，根据需要调整或优化治疗计划。配准靶区图像与参考图像，执行在线或离线位置校正，确保治疗准确性。

（四）治疗过程中的位置监控与在线校正

在治疗中启动相应的序列扫描，实时监控靶区位置变化。当发现靶区位置变化超过预设阈值时，及时停止放射治疗，并进行位置校正。

（五）离线校正

对扫描重建的图像进行回顾性分析，提出位置校正方案并记录，用于实现后续的离线校正。

（六）功能引导

在治疗结束后，启动相应的功能扫描序列，监控相关组织器官的功能变化。根据功能变化评估治疗对相关器官的影响程度，为后续治疗优化提供参考。

第六节　自适应放射治疗技术

一、概述

自适应放射治疗（adaptive radiation therapy，ART）是一种动态闭环系统，将放疗的各个环节（模拟定位、计划设计、治疗实施和验证）整合为一个自我响应与自我修正的体系，以实现更加精准和个体化的肿瘤治疗。该技术在 1997 年首次提出，其核心理念是通过实时监测患者解剖结构和肿瘤变化，实现动态调整治疗计划，优化治疗效果。

二、原理

自适应放射治疗是一种动态放疗技术，旨在解决放疗过程中由于患者解剖结构变化（如器官充盈、呼吸运动、体位变化等）及生理和生物学特性变化对初始治疗计划的影响。通过实时调整治疗计划，ART 确保靶区剂量精准覆盖，同时尽量减少对周围正常组织的损伤。

ART 的基本流程

1. 体位固定　使用符合临床要求的固定装置，确保患者在治疗过程中体位一致，避免因体位变化引起的治疗误差。

2. 影像引导放疗　①在线影像获取：利用影像引导放疗（IGRT）技术，实时采集患者治疗期间的影像数据。②多模态图像（MRI 和/或 PET/CT）融合：获取多模态影像并通过配准融合，优化靶区定位。

3. 影像配准　将治疗过程中获取的影像与初始治疗计划影像进行配准分析，评估解剖结构和肿瘤位置的变化。

4. 治疗响应的评估　根据影像对比，分析靶区和周围解剖结构的变化，量化治疗响应和偏差情况。

5. 靶区和危及器官勾画　基于最新影像重新定义靶区和危及器官范围，以适应当前解剖学变化。

6. 自适应治疗计划的设计　根据当前患者情况，重新优化治疗计划，调整放射剂量分布，确保靶区覆盖率和正常组织保护。

7. 在线自适应计划的质量控制　对调整后的治疗计划进行质量评估和验证，确保符合剂量分布及安全要求，并实施治疗。

三、开展自适应放疗的条件

高质量的在线影像和准确的电子密度信息是自适应放射治疗中确保精确治疗的关键。常用影像技术包括磁共振（MR）、CT、锥形束 CT（CBCT）和兆伏 CT（MVCT）。其中，CT 提供电子密度的金标准，直接将 HU 值转换为电子密度，适合剂量计算；MVCT 适用于治疗剂量评估，提供剂量分布验证信息；CBCT 能实时提供电子密度信息，但需校正散射伪影的影响；MR 无法直接提供电子密度信息，需与 CT 配准或通过合成 CT 技术转换。ART 要求快速完成靶区和危及器官的重新勾画及治疗计划的设计与验证，主要流程包括图像配准、自动或辅助勾画、自动或辅助优化治疗计划，以及快速剂量计算。此外，ART 对计划精度和安全性有严格要求，需要系统的质控流程，包括在线验证计划、几何学验证（确保靶区和危及器官的位置一致）和剂量学验证（通过剂量计算软件或体内剂量验证工具确认剂量分布的准确性）。最终，使用实时影像结合剂量验证系统或第三方软件，确保患者实际接受的剂量与计划一致。

四、自适应放射治疗的反馈机制

（一）对摆位误差和靶区/危及器官改变的修正

ART 通过实时影像指导和图像配准技术，实时检测患者的体位变化及靶区或危及器官的位置变化。当检测到位置误差或靶区/危及器官的变化时，治疗计划可以进行相应的调整，以确保剂量精确地覆盖靶区，同时保护周围的正常组织。

（二）对实际受照剂量/累加剂量的修正

ART 通过实时剂量监测和累积剂量计算，实时评估患者实际接受的剂量。如果发现实际照射剂量与计划剂量有偏差，系统可以及时进行修正。累加剂量评估可以确保在多次治疗中，患者累计剂量与预期剂量相符，从而避免过度或不足的照射。

（三）基于疗效反馈的处方剂量修正

ART 根据治疗过程中获取的疗效反馈（如影像学检查结果或生物标志物变化），调整治疗处方剂量。如果治疗效果不如预期，可能会对处方剂量进行调整，以提高疗效或减少副作用。此机制能够根据患者的临床反应动态优化治疗方案。

五、分类

根据计划设计与放疗出束的关系，ART 可分为离线自适应放疗（Offline ART）和在线自适应放疗（Online ART）。

（一）离线自适应放疗

离线自适应放疗是在每次治疗后，通过影像学手段（如 CT、MRI 等）评估患者的解剖学或肿瘤位置变化，并对治疗计划进行更新，以在下次治疗时调整靶区和摆位。其优点包括充足的时间进行复杂计划优化、易于质量控制和独立验证、不受治疗时间限制以及无须专用设备，适用于经济条件有限的中心。缺点是无法实时响应治疗中的快速变化、反馈周期较长，适用于肿瘤体积逐渐缩小或器官缓慢位移的情况。离线 ART 特别适合常规分割放疗和肿瘤位置变化较慢的患者，能有效优化剂量分布和保护高风险组织。

（二）在线自适应放疗

在线自适应放疗是一种高精度放疗技术，通过在每次治疗前实时采集患者影像，依据当天的解剖变化和肿瘤运动即时更新治疗计划并实施。它利用 CBCT、MR、PET/CT 等先进影像技术和高效剂量计算算法（如蒙特卡洛算法）来优化治疗方案，能迅速响应体位、肿瘤位置或形态的变化，减少靶区边界扩展所需余量，更好地保护周围正常组织。然而，这一技术也有其局限，例如治疗前需要额外时间进行计划更新，可能延长治疗时长，并且对设备性能、计划设计速度和团队协作要求较高。

在线 ART 的技术路径包括基于扇形束 CT、CBCT、MVCT 和 MRI 的不同方案。扇形束 CT 适用于高精度剂量计算，CBCT 因其设备普及性而广泛应用，MVCT 在含金属植入物患者中表现优异，而 MRI 凭借其无辐射和高质量影像成为在线 ART 的重要发展方向，但也需解决电子密度和磁场影响等技术难题。

六、临床应用

自适应放射治疗在临床治疗中的应用日益广泛，尤其在以下肿瘤领域中展现出显著优势。

（一）头颈部肿瘤

头颈部肿瘤患者在治疗过程中常出现解剖结构的变化，例如因体重减轻或肿瘤缩小导致的组织位移，这些变化可能影响靶区定位和正常组织的保护。ART 能够在每次治疗前实时采集影像，调整治疗计划，精确应对这些解剖结构变化，从而提高治疗的精准度，减少对周围健康组织（如脊髓、脑干、口腔等）的辐射损伤。对于如鼻咽癌、喉癌和口腔癌等头颈部肿瘤，ART 通过精确的剂量分布和调整，能够确保肿瘤区域得到充分治疗，同时最大限度地避免辐射对重要结构的损害。

（二）胸部肿瘤

胸部肿瘤（如肺癌、纵隔肿瘤）由于患者在治疗期间的呼吸、体位等因素，肿瘤及其周围正常组织的位置变化较大。例如，肺部肿瘤受呼吸运动的影响较大，ART 能够实时监测肿瘤和正常组织的位置，并根据变化迅速调整治疗计划，优化照射野和剂量分布，确保肿瘤区域获得足够的治疗剂量，同时有效保护肺组织、心脏、食管等周围重要器官。对于非小细胞肺癌、肺腺癌等，ART 通过动态调整确保治疗精度，减少不必要的辐射损伤。

（三）盆腔肿瘤

盆腔肿瘤（如前列腺癌、宫颈癌、直肠癌等）由于组织柔软且容易受膀胱、直肠充盈状态变化的影响，ART 能够根据这些变化动态调整治疗计划，确保靶区定位精确，减少对邻近正常组织（如膀胱、直肠、骨盆内神经等）的辐射暴露。尤其在前列腺癌治疗中，ART 能够实时调整治疗计划，考虑前列腺的体积变化和位置变化，确保肿瘤区域得到充分治疗，同时避免对周围组织（如膀胱、直肠）的不必要辐射。在宫颈癌治疗中，ART 能够应对子宫及周围组织的体积和位置变化，优化辐射分布，提高治疗的靶向性和精确度。

—• 考试知识点总结 •—

—• 本章小结 •—

—• 协和云课堂…… 拓展练习及参考答案 •—

（李金刚 吴 强）

第八章　典型肿瘤放射治疗计划实施

教学课件

学习目标

素质目标

（1）具有良好的职业道德和职业操守，尊重患者隐私，注重人文关怀。

（2）具备协作精神和团队意识，能够在团队中发挥自己的优势，尊重他人意见，共同完成任务，实现精准放射治疗目标。

（3）树立终身学习的理念，保持对新技术和新方法的持续关注和学习。

知识目标

（1）掌握：临床常见放射治疗设备的操作流程。

（2）熟悉：临床常见肿瘤的特点，解剖结构和放射治疗原则。

（3）了解：常见肿瘤的综合治疗原则。

能力目标

（1）能够熟练操作常见放射治疗设备治疗临床常见肿瘤。

（2）能够及时发现患者在放射治疗过程中出现的意外情况并配合相关人员解决问题。

案例导入

【案例】

患者，男，45 岁，初诊时间 2021 年 3 月，反复鼻塞、回吸性血痰 3 个月、左侧耳鸣、听力下降 1 个月；体格检查：鼻咽部可见新生物，表面不光滑，左侧颈部可触及一肿大淋巴结，约 2cm×2cm，质地较硬，活动度差；鼻咽镜检查：鼻咽部后壁可见一菜花样新生物，表面有出血点；病理活检：非角化型未分化癌；颈部超声：左侧颈部淋巴结肿大；CT 和 MRI：鼻咽部肿块，左侧颈部淋巴结转移；诊断：鼻咽癌（$T_2N_1M_0$，Ⅱ期）；计划进行放射治疗，治疗方案为外照射放疗：采用调强放疗，总剂量 70Gy，分 35 次，每周 5 次；同步化疗：TP 方案（紫杉醇+顺铂），每 3 周 1 次，共 3 个周期。完善放射治疗前准备，排除放射治疗禁忌证，予以放射治疗。

【问题】

1. 该患者放射治疗中应考虑选择怎样的体位？
2. 该患者可选择何种放射治疗技术，简述其操作流程。

·核心知识拆解·

放射治疗计划实施是指放射治疗师将医师和物理师为患者设计的虚拟的剂量分布如实地传递到患者身上，确保在杀灭肿瘤的同时能有效地保护危及器官。放射治疗师作为放疗计划的最终执行者，需熟悉常见肿瘤的解剖学特点和治疗原则，规范地操作放疗设备，达到精准放疗的目的。因此，本章内容聚焦于4种常见肿瘤的流行病学、解剖学要点和治疗原则，详细描述了基于放疗设备的放射治疗计划实施操作流程。

第一节　鼻咽癌放射治疗计划实施

一、概述

鼻咽癌是原发于鼻咽黏膜上皮组织的恶性肿瘤，其病因目前尚未完全明确，流行病调查提示其发生主要与EB病毒感染、遗传因素和环境因素有关。具有明显的地区聚集性、种族易感性和家族高发的特点。鼻咽癌好发部位为咽隐窝和侧壁，其次是鼻咽顶后壁。鼻咽癌以鳞状细胞癌最为常见，占95%以上，病理类型分为：非角化型癌、角化型鳞状细胞癌和基底细胞样鳞状细胞癌三类。临床最常见的是非角化型癌，又分为分化型和未分化型两个亚型，其中以未分化型比较常见，偶见鼻咽腺癌。鼻咽癌常见的临床症状包括鼻塞、回吸性血涕、耳鸣或听力减退、头痛及面部麻木、张口困难等；常见体征有鼻咽肿物、颈部淋巴结肿大和脑神经受侵所致体征及远处转移引发的相关体征等。

（一）鼻咽的解剖

1. 鼻咽部　鼻咽位于鼻腔后方，蝶骨体的下方，颅底和软腭之间，连接鼻腔和口咽，呈不规则的立方形状（图8-1）。被顶壁、底壁、前壁、后壁及双侧壁包绕。

鼻咽顶壁：由蝶骨体和枕骨斜坡构成，上方邻接颅底。

鼻咽侧壁：由翼突、翼板和咽鼓管咽口组成，两侧有咽鼓管咽口，连接中耳。

鼻咽后壁：由枕骨斜坡和颈椎椎体构成，下方与软腭相连。

鼻咽前壁：由鼻中隔后缘构成，与鼻腔相通。

鼻咽底壁：由软腭和悬雍垂构成，与口咽相连。

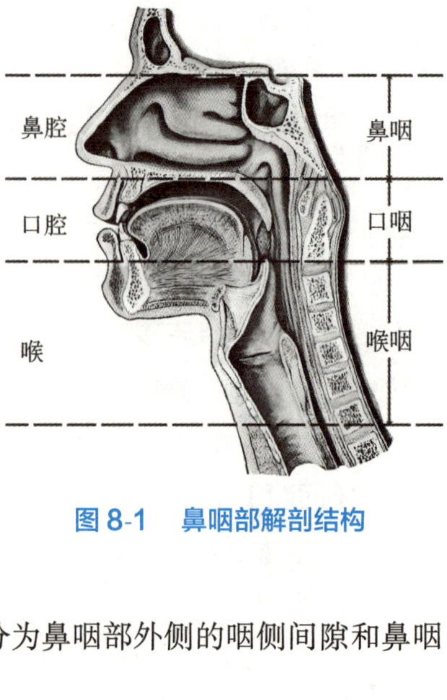

图8-1　鼻咽部解剖结构

2. 咽筋膜及咽旁间隙

咽筋膜：包括鼻咽顶壁及顶后壁黏膜下内侧的咽颅底筋膜、外侧的颊咽筋膜及分割咽旁组织结构的筋膜。

咽旁间隙：以咽筋膜、茎突和咽旁的肌肉为界，把咽旁间隙划分为鼻咽部外侧的咽侧间隙和鼻咽部后方的咽后间隙。咽侧间隙又以茎突为界分为茎突前间隙和茎突后间隙。

3. 颅底及海绵窦

颅底：位于鼻咽顶部和顶侧壁，是鼻咽常见的侵犯部位。其中线结构有蝶骨基底部和斜坡。中线旁结构有破裂孔、蝶骨大翼的卵圆孔和棘孔、岩骨内的岩尖和颈动脉管、颈静脉孔、舌下神经孔等重要结构。中线旁结构颅底的受侵常伴有第Ⅴ、Ⅸ、Ⅹ、Ⅺ、Ⅻ对脑神经的损伤。

海绵窦：位于颅内蝶窦两旁，自上而下有颈内动脉和第Ⅲ、Ⅳ、Ⅴ1、Ⅴ2、Ⅵ对脑神经穿行。当鼻咽侵犯海绵窦时，临床上可表现为第Ⅲ、Ⅳ、Ⅴ1、Ⅴ2、Ⅵ对脑神经受损的表现。

（二）鼻咽的淋巴引流

鼻咽的淋巴引流十分丰富，在黏膜下有较致密的淋巴管网。经咽后壁引流至咽后内、外侧淋巴结，然后再引流至颈部；或咽侧壁直接引流至颈内动、静脉出入颅底处的淋巴结及乳突尖深部淋巴结，然后再引流至颈部的淋巴结。颈淋巴结转移的常见部位：

1. 颈深上淋巴结、二腹肌下淋巴结、颈深中淋巴结和颈深下淋巴结。
2. 颈后三角区斜方肌前的副神经链上、下淋巴结。
3. 颌下淋巴结、颏下淋巴结和颈前淋巴结。

上述三组转移途径最终均可转移至锁骨上淋巴结。鼻咽癌发生跳跃式淋巴结转移的概率极小。

（三）治疗原则

1. 综合治疗原则　鼻咽癌治疗以个体化的分层治疗为原则。Ⅰ期、Ⅱ期鼻咽癌可给予单纯根治性放射治疗；Ⅲ期、Ⅳ期患者可采用放化疗为主的综合治疗；对于已有远处转移的患者应采取化疗为主的多学科综合治疗；根治性放疗后残存或复发病例在符合手术治疗条件时，可酌情考虑手术治疗。

2. 放射治疗原则

（1）首程放射治疗患者以外照射为主，必要时辅以腔内近距离放射治疗，不能单独行腔内照射。

（2）放射源首选 4~6MV 的 X 线。

（3）放射治疗靶区包括肿瘤侵犯范围、亚临床病灶及颈部淋巴引流区。

（4）尽可能采用多野照射或适形调强放疗技术保护周围正常组织器官。

（5）遵循个体化分层治疗原则。放疗前根据患者个体情况制订放疗计划，治疗中根据局部肿瘤退缩或患者体型轮廓变化等情况及时修改放疗计划。

二、基于 TOMO-C 系统的鼻咽癌精准放射治疗计划实施

（一）患者信息核对

微课：基于 TOMO-C 系统的鼻咽癌精准放疗计划实施

1. 依据电子治疗单，按“三查十对”审核患者治疗单信息。

（1）“三查”：①查看患者基本信息（放疗号、姓名、性别、年龄、科室、床位、治疗部位）；②查看患者摆位信息；③查看患者治疗信息。

（2）“十对”：①核对患者放疗号。②核对患者姓名、性别、年龄、科室、主管医生、疾病诊断。③核对治疗设备。④核对治疗部位。⑤核对固定方式（固定器、固定膜）、头枕型号。⑥核对患者体

位。⑦核对患者双手位置、足踏。⑧核对医嘱信息（喝水、憋尿、辅助设备）、注意事项。⑨核对计划名称、治疗分次。⑩核对射野名称及机器跳数（MU）。

2. 完成“三查十对”工作后，将放射治疗单内容与患者治疗计划进行核对，治疗单需注明患者电话及住址，方便联系，确认以上各项正确无误后实施放射治疗师签名制度。

3. 首次治疗要求提前联系主管医生和放射物理师到场参与摆位，确认图像引导配比结果，交代注意事项等。治疗前的位置验证结果，医生确认签字后才能实施放疗。后续治疗按照医嘱要求的分割方式及图像引导方案进行，精确摆位，保证治疗的重复性和精确性。

4. 打开患者列表，使用扫码枪扫描电子治疗单页中患者条码，载入放疗计划。

5. 在弹出对话框的患者信息列表中仔细核对电子治疗单页与系统治疗计划中的患者住院号、计划号、治疗数据等信息是否相符。

（二）CBCT 扫描准备

选中患者信息后自动进入“scan”程序，根据患者所治疗部位选取 MV 或 kV 拍摄模式与参数（常规选取扫描类型为 kV-CT，扫描模式为“head”，参数条件：100kV，192.0mAs，FOV 为 440mm）。CBCT 的扫描范围一般选择在 PTV 上下各增加 2cm。若靶区长度接近或≥25cm，则使用机器最大的 CBCT 扫描范围。若患者靶区为 2 个及以上，根据靶区选择扫描范围，CBCT 扫描范围应尽可能多地包括所有靶区，或咨询主管医生并按其要求以某一个或几个靶区为主要扫描对象。点击“accept slices”后再点击“prepare scan”按钮，做好图像扫描准备。

（三）患者宣教

参见第十章第三节患者宣教内容。

（四）患者摆位

1. 患者准备好后同两名放射治疗师遵循“一人在前，一人在后，患者在中间”的原则进入治疗室。

2. 放射治疗师协助患者找到体位固定装置，并核对患者身份信息、体位要求、固定装置位置参数、有无辅助材料等信息，并嘱患者摘除耳环、项链、发夹、眼镜等所有饰品，上身裸露，下身着单件薄款长裤（每次放疗时着装应一致）。

3. 放射治疗师协助患者上治疗床，辅助患者正躺于固定装置中间，激光灯对准体中线，并覆盖头颈肩大网膜，固定患者，仔细检查头顶、额头、鼻梁、下颌、颈部、肩部的贴合情况，适时提醒患者挪动，达到完美贴合。点击设备操作屏幕“setup”按钮，将治疗床自动移到上一次载入床值处（首次治疗则移至系统初始床值处）。

4. 放射治疗师手动调整患者位置，操作机器按钮调整治疗床位置，使患者身体或固定装置上的“十”字线与红色激光灯完全重合（图 8-2）。

5. 两名放射治疗师站在治疗床两侧共同确认摆位是否准确。点击“ready”按钮，弹出“yes”或“no”，点击“yes”进床，患者自动移床至治疗等中心，完成精确摆位。

6. 摆位过程中嘱患者放松，保持治疗体位和定位时体位一致，不要随意移动。并告知患者治疗中如遇不适可随时招手示意或对讲交流。

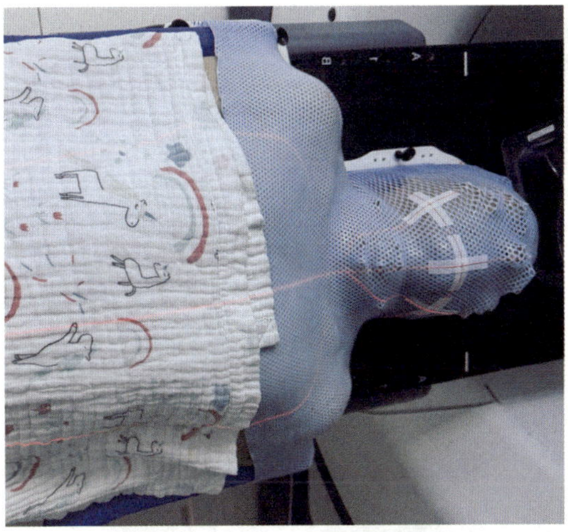

图 8-2　鼻咽癌患者摆位示意

7. 放射治疗师为患者盖上纯棉浴巾，保暖并保护其隐私。

8. 摆位完成后，让其余人员先退出治疗室，放射治疗师走在最后，确保治疗室内无非治疗人员后关闭防护门再离开。

（五）CBCT 扫描及配准

1. 放射治疗师再次确定患者信息无误后，将主控台的钥匙拧到左边“成像”的位置，待绿色“start”按钮变亮，然后按之。

2. 待“scan progress time”进度条完成 100%并由黄变绿时，将操作按钮拧到“program”位置。

3. kV-CT 图像重建完成后，点击电脑主界面的“register”。

4. 根据对话框所显示“automatic registration”内容选择“bone technique”“standard resolution”等信息，点击“start”按钮。

5. 放射治疗师滑动鼠标将本次拍摄的 kV-CT 与患者模拟定位时拍摄的 CT 图像进行配准后对比。图 8-5 所示患者参考骨性配准，先选择“translations+pitch+yaw+roll”六维配准，查看 pitch、yaw 及 roll 的角度及其他断面，确认误差可接受，目前，由于 Tomo-C 设备无法实现自动纠正 pitch 和 yaw 的摆位误差，所以再重新选择“translastions+roll”配准，逐一审查横断面、矢状面和冠状面的配准结果（图 8-3）。在审查骨性配准情况时，一般以 GTV 附近的椎体作为主要参考。之后分别在 3 个切面单视图下，再次详细审查配准结果，确保肿瘤未脱靶。观察升降方向（vrt）、进出方向（lng）、左右方向（lat）及 roll 的线性配准偏差，确定患者摆位误差在允许范围内（CBCT 平移误差≤5mm）。

6. 若摆位误差在可接收的范围内，选择“accept registration”，确认摆位误差。

7. 若放射治疗师发现患者靶区超出 PTV 范围、靶区或靶区临近器官发生较大范围的相对位移时，放射治疗师则需要分析摆位误差较大的原因，并进入治疗室重新进行摆位。再次拍摄 kV-CT 进行配准后，若摆位误差依然较大，则需要主管医生查看图像做决策，进行位置校正或重新定位。

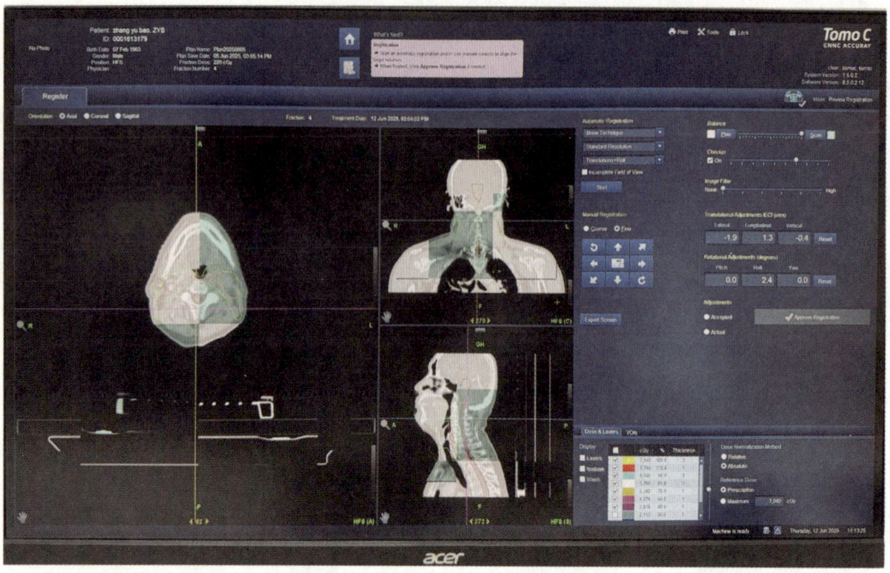

图 8-3　鼻咽癌 CBCT 图像配准

（六）放射治疗实施

1. 点击电脑主界面的“treat”按钮，选中将要进行治疗的患者信息后显示“prapare treatment”准备进行治疗操作，点击弹出的对话框“set up ”进行自动校准摆位误差，点击“ready”进床之后，等待弹出的对话框提示可以将控制台的钥匙拧到“治疗”时，此时将控制台钥匙拧到“治疗”，再点绿色按钮进行出束（图 8-4），开始治疗。

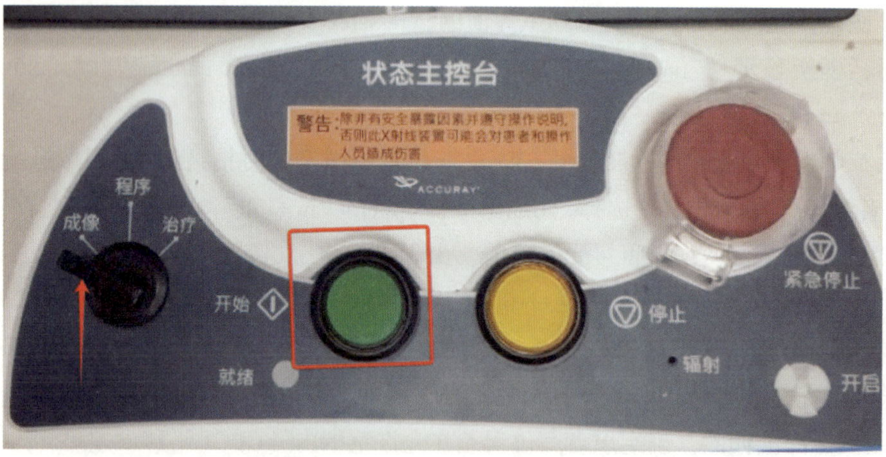

图 8-4　Tomo-C 系统操作按钮

2. 放射治疗师全程须密切观察监视器内患者状态及机器运行状况。

（七）放射治疗结束后

1. 待治疗黄色进度条完成 100%并变绿时，治疗结束，将主控台的钥匙拧到中间“程序”的位置，关闭患者放疗计划。放射治疗师进入治疗室，点击设备面板上“unload”按钮，退出治疗床并将之降至最低。放射治疗师做好当天当次治疗记录。

2. 协助患者下床并确保其安全离开治疗室。防止意外跌倒，并嘱咐后续治疗时间及其他注意事项。

第二节 食管癌放射治疗计划实施

一、概述

食管癌是一种发生在食管黏膜上的恶性肿瘤，主要分为鳞状细胞癌和腺癌两种类型。常见症状包括吞咽困难、体重下降、胸痛等。治疗方式包括手术、放疗和化疗，早期发现和治疗可显著提高生存率。

（一）应用解剖

1. 解剖结构 食管是一个管状的、连接咽部和胃的肌性器官，食管上接咽起于环状软骨，相当第6颈椎下缘，沿气管后缘经上纵隔，后纵隔通过横膈的食管裂孔，相当于第11胸椎水平止于胃的贲门。成人的食管长度一般为25~40cm，但随人体身高和胸部的长度不同有所差别。食管正常有3个生理性狭窄：第1个狭窄位于食管入口处，即由环咽肌和环状软骨所围成；第2个狭窄位于主动脉弓处，由主动脉弓从其左壁越过和左支气管从食管前方越过而形成；第3个狭窄位于膈肌入口处，即食管穿经膈的食管裂孔。成人食管分为颈部、胸部和腹部3部分（图8-5）。

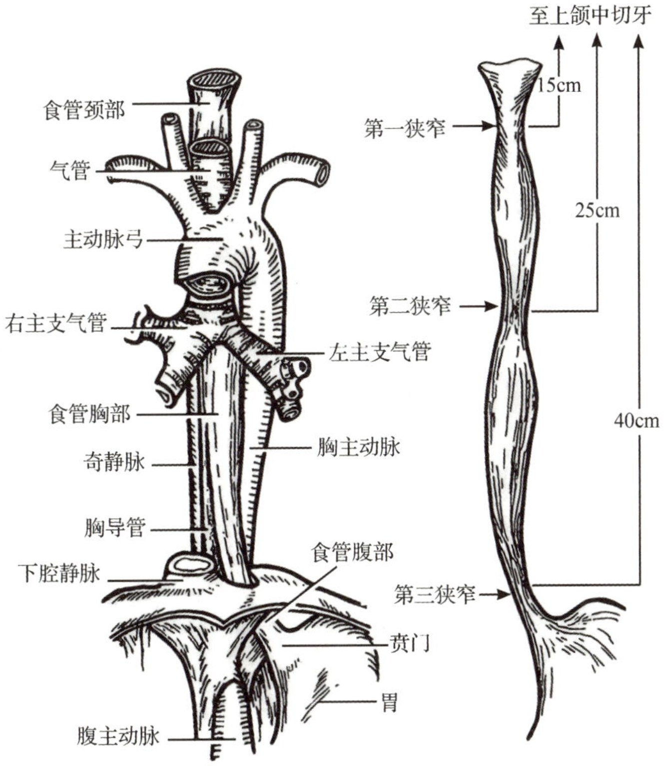

图8-5 食管解剖结构

（1）颈部食管：自食管人口或环状软骨下缘起至胸骨柄上缘平面，前邻气管，两侧与颈血管鞘毗邻，后邻颈椎，内镜检查距上门齿15~20cm。

（2）胸部食管：分为上、中、下3段。

1）胸上段：自胸骨柄上缘平面至奇静脉弓下缘水平，其前方由气管、主动脉弓及分支和大静脉包绕，后为胸椎。内镜检查距上门齿20~25cm。

2）胸中段：自奇静脉弓下缘水平至下肺静脉水平，其前方是两个肺门之间的结构，左邻胸降主动脉，右侧是胸膜，后为胸椎。内镜检查距上门齿25~30cm。

3）胸下段及食管胃交界：自下肺静脉水平至膈肌裂孔，其前邻心包，后邻脊椎，左邻胸降主动脉，右侧是胸膜。该段食管穿越膈肌，在胸腔内走行距离长短不一。

（3）腹部食管：从膈肌裂孔至胃贲门，长2~3cm。由于这是食管的末节，故包括食管-胃交界。在某些情况下腹段食管可能消失，因此腹段食管包括在胸下段食管中。

2. 组织结构 食管壁由4层组成（图8-6）。

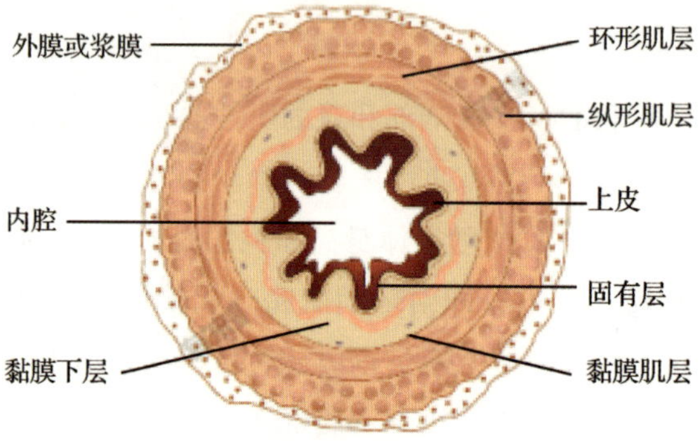

图8-6 食管壁解剖结构图

（1）黏膜层：内层，由上皮细胞构成，主要为鳞状上皮或柱状上皮。食管癌主要发生在食管的黏膜层，尤其是鳞状上皮细胞，最常见的部位是中段食管。

（2）黏膜下层：含有血管、淋巴管和神经丛。

（3）肌层：由内环外纵两层平滑肌构成，负责食管的蠕动运动。

（4）外膜：最外层，由疏松结缔组织构成。

3. 淋巴蔓延 食管肿瘤首先进入黏膜下淋巴管，通过肌层到达与肿瘤部位相应区域的淋巴结。颈段肿瘤可转移至喉后、颈深和锁骨上淋巴结；胸段肿瘤转移至食管旁淋巴结后，可向上转移至纵隔淋巴结，向下累及贲门周围的膈下及胃周淋巴结，或沿着气管、支气管至气管权淋巴结及肺门淋巴结。中下段肿瘤亦可向远处转移至锁骨上淋巴结、腹主动脉旁和腹腔淋巴结。

（二）治疗方式

食管癌的治疗主要分为手术治疗、化学治疗和放射治疗。食管癌以鳞状细胞癌为主，对放射线较敏感，且放疗对机体影响较小，受各种因素的限制相对较少，故放射治疗是目前食管癌主要的、有效的、安全的手段之一。

具体治疗方法选择原则如下。

1. 早期食管癌因内科疾病不能手术时，可常规行根治性放射治疗，Ⅲ期以上患者姑息性放射治疗为主。

2. 颈段及上胸段食管癌，由于手术比较困难，且发生合并症的危险性大，5 年生存率较低，而放射治疗的效果与手术基本相同，故应首选放射治疗。

3. 中段食管癌因手术和放射治疗的疗效接近，则应根据患者的具体情况选择手术或放射治疗。

4. 下段食管癌由于易发生腹腔等处淋巴结转移，而且手术切除率较高，5 年生存率也高，应首选手术。

5. 对中晚期患者单纯手术切除困难者可行术前放射治疗。

6. 内照射放疗：将放射源直接放置在肿瘤附近或内部，如食管内置入放射性粒子。

（三）放射治疗在食管癌治疗中的重要性

放射治疗是食管癌综合治疗的重要手段之一。对于某些早期食管癌患者，放射治疗可以作为单独的治疗手段，达到与手术相似的治疗效果，同时避免了手术带来的创伤和风险。对于中晚期食管癌患者，放射治疗可以与化疗、手术等治疗方法相结合，提高治疗效果，缓解症状，延长患者的生存时间。此外，放射治疗还可以用于缓解食管癌患者的梗阻症状，改善患者的生活质量。放射治疗在食管癌的治疗中具有重要的地位，能够为患者提供有效的治疗选择，提高患者的生存率和生活质量。同时，随着放射治疗技术的不断发展，如调强放射治疗（IMRT）、容积旋转调强放射治疗（VMAT）等的应用，使得放射治疗的精度和疗效不断提高，同时减少了对正常组织的损伤，降低了治疗的副作用。

二、基于 Halcyon 系统的食管癌精准放射治疗计划实施

微课：基于 Halcyon 系统的食管癌精准放射治疗计划实施

（一）患者信息核对

食管癌的信息核对与鼻咽癌有许多相似之处，其内容详见鼻咽癌部分。

（二）CBCT 扫描参数选择

根据患者所治疗部位选择相对应的拍摄模式与参数（常规选取 CBCT 扫描模式为“thorax”，参数条件：125kV，300.65mAs 等）。

CBCT 的扫描范围一般选择在 PTV 上下各增加 2cm。若靶区长度接近或≥28cm，则使用机器最大的 CBCT 扫描范围。若患者靶区为两个及以上，CBCT 扫描范围应尽可能多地包括所有靶区，或咨询主管医生并按其要求以某一个或几个靶区为主要扫描对象。

（三）患者宣教

参见第十章第三节患者宣教内容。

（四）治疗师摆位

1. 患者准备好后同两名放射治疗师遵循“一人在前，一人在后，患者在中间”的原则进入治疗室。

2. 放射治疗师协助患者找到体位固定装置，并核对患者身份信息、体位要求、固定装置位置参

数、有无辅助材料等信息，并嘱患者摘除耳环、项链、发夹、眼镜等所有饰品，上身裸露，下身着单件薄款长裤（每次放疗时着装应一致）。

3. 放射治疗师协助患者上治疗床并固定患者，按住“align”按钮，将治疗床自动移到上一次载入床值处（首次治疗则移至系统初始床值处）。

4. 放射治疗师手动调整患者位置，操作机器按钮调整治疗床位置，使患者身体或固定装置上的“十”字线与激光灯完全重合（图 8-7）。患者身体上的“十”字线与激光灯完全重合。

5. 两名放射治疗师站在治疗床两侧共同确认摆位是否准确。

6. 按住“load”按钮直至其不再亮起，患者自动移床至治疗等中心，系统记录床值，完成精确摆位。

7. 摆位过程中嘱患者放松，保持治疗体位和定位时体位一致，不要随意移动。并告知患者治疗中如遇不适可随时举手示意或对讲交流。

8. 放射治疗师为患者盖上纯棉浴巾，保暖并保护其隐私。

9. 摆位完成后，让其余人员先退出治疗室，放射治疗师走在最后，确保治疗室内无非治疗人员后关闭防护门。

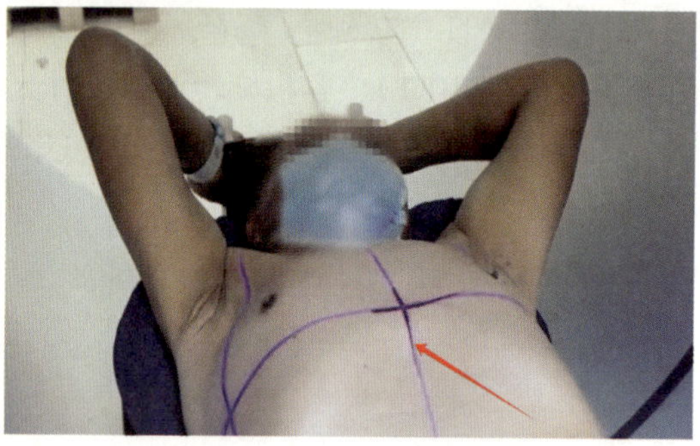

图 8-7　食管癌患者摆位

（五）CBCT 扫描及配准

放射治疗师再次确定患者信息无误后载入放疗计划，待控制台的“ready”按钮亮起，长按之，直至“beam on”按钮亮起。按下“beam on”按钮，系统自动延时 2 秒钟后使用机头内置 kV 级成像系统拍摄 CBCT。

CBCT 图像重建完成后，放射治疗师将其与患者定位时拍摄的 CT 图像进行配准。患者首次治疗时，放射治疗师应勾选出 GTV、CTV、PTV 与临近的重要组织（如脊髓等），并设定 PTV 周围 2cm 为自动配准区域。自动配准完成后，在合适的窗位下参考骨性或软组织情况，同时审查横断面、矢状面和冠状面的配准结果。在审查骨性配准情况时，一般以胸椎椎体作为主要参考。在审查软组织配准情况时，应在肺窗或软组织窗下逐层查看靶区是否在 PTV 范围内。之后分别在 3 个切面单视图下，再次详细审查配准结果，确保肿瘤未脱靶（图 8-8）。观察升降方向（vrt）、进出方向（lng）与左右方向（lat）的线性配准偏差，确定患者摆位误差在允许范围内（CBCT 平移误差≤5mm）。若放射治疗师发现患者靶区超出 PTV 范围、靶区或靶区临近器官发生较大范围的相对位移时，放射治疗师则需要分析摆位误差较大的原因，并进入治疗室重新进行摆位。再次拍摄 CBCT 进行配准后，若摆位误差依然较大，则需要主管医生查看图像作出决策，进行位置校正或重新定位。

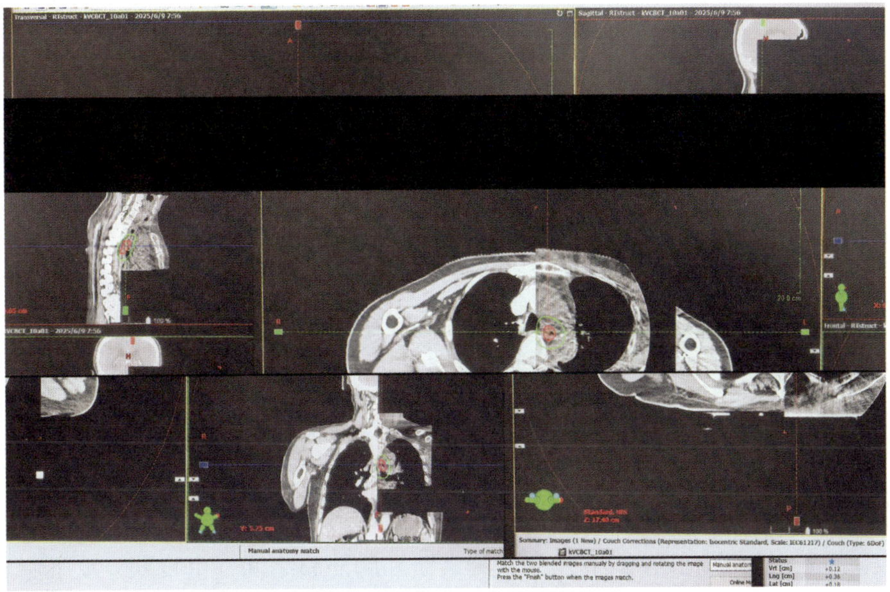

图 8-8　食管癌患者 CBCT 配准结果

（六）放射治疗实施

1. 接收 CBCT 图像后，按住“motion enable”按钮自动校准摆位误差，待控制台的“ready”按钮亮起，长按之，直至“beam on”按钮亮起。按下“beam on”按钮，开始治疗。

2. 放射治疗师全程须密切观察监视器内患者举动及机器运行状况。

（七）治疗结束后工作

1. 治疗结束后，按住按钮，退出治疗床并将之降至最低（图 8-9）。放射治疗师做好当天当次治疗记录，关闭患者放疗计划。

2. 协助患者下床并确保其安全离开治疗室。告知患者后续治疗时间及各种注意事项。

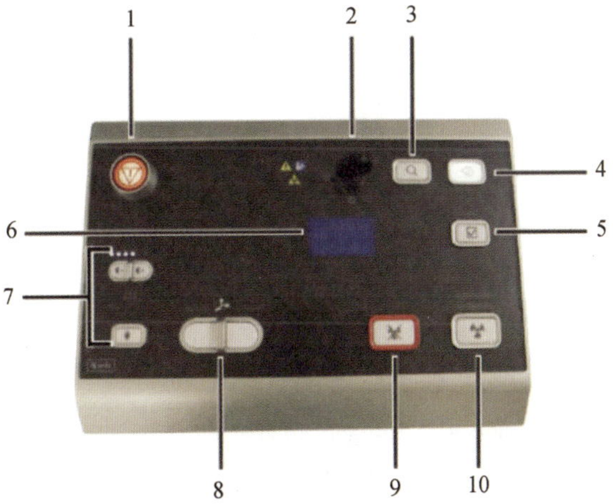

图 8-9　Halcyon 加速器操作按钮

注：1. 紧急停止按钮；2. 钥匙开关；3.；预览按钮；4. 准备按钮；5. 就绪按钮；6. MU 计数器；7. 对讲控件；8. 动作启动按钮；9. 射束关闭按钮；10. 射束开启按钮。

第三节　乳腺癌放射治疗计划实施

一、概述

乳腺癌是一种发生在乳腺组织的恶性肿瘤，主要分为导管癌和小叶癌。常见症状包括乳房肿块、乳头溢液、皮肤改变等。治疗方式包括手术、放疗、化疗、内分泌治疗和靶向治疗。早期发现和治疗可显著提高生存率。

（一）应用解剖

1. 解剖结构　成人乳房位于第 2~6 肋间，胸大肌和胸筋膜之间，由皮肤、皮下脂肪、乳腺组织和悬韧带组成。乳腺组织分为 15~20 个乳腺叶，每个乳腺叶由许多乳腺小叶组成，小叶内含有乳腺腺泡和导管。乳腺导管从乳腺叶延伸到乳头，将乳汁输送到乳头。乳腺的解剖结构主要包括以下几部分（图 8-10）。

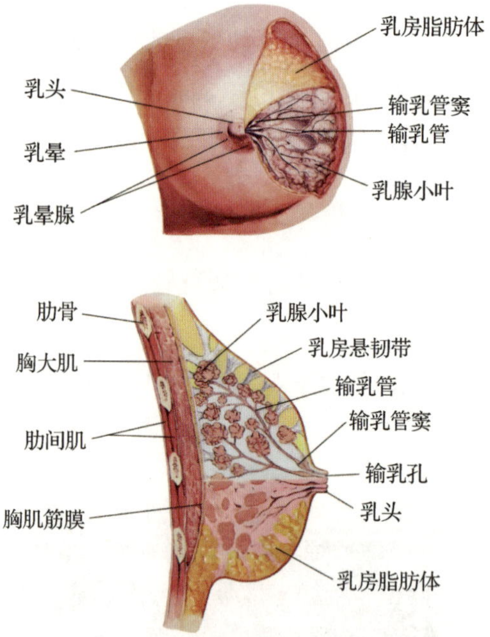

图 8-10　乳腺解剖图

（1）皮肤：覆盖在乳腺表面，皮肤上有乳头和乳晕。

（2）皮下脂肪：位于皮肤和乳腺组织之间，厚度不一。

（3）乳腺组织：包括乳腺叶、乳腺小叶、乳腺腺泡和导管。

（4）悬韧带（Cooper 韧带）：连接乳腺组织和胸肌筋膜，支撑乳腺。

（5）胸大肌：位于乳腺下方，提供支撑。

乳腺癌主要发生在乳腺导管和小叶的上皮细胞，最常见的类型是浸润性导管癌。

2. 病理分型　乳腺癌的病理组织学依据癌细胞对周围组织的侵犯程度和远处转移可能性的大小，大体分为非浸润性癌、微小浸润性癌、浸润性癌。

（1）非浸润性癌：又称原位癌，包括导管原位癌、乳腺佩吉特（Paget）病。癌细胞局限在上皮基底膜内生长，有发展为浸润性乳腺癌的倾向，常伴发各种乳腺腺病，并可伴随乳腺浸润癌的发生。原位癌进展成为浸润癌常需要几年乃至十几年的时间。

（2）微小浸润性癌：间质内出现单个或多个独立的显微镜下浸润灶，每个病灶大小均≤1mm。最常见于高级别导管原位癌，发生淋巴结转移的概率很低。

（3）浸润性癌：指癌细胞已经突破上皮基底膜的限制，广泛侵犯周围组织，容易发生转移，包括浸润性非特殊癌、浸润性小叶癌、小管癌、筛状癌、黏液癌、伴有髓样特征的癌、浸润性微乳头状癌。

3. 淋巴蔓延　原发病灶在乳头、乳晕区及乳房的外上象限，肿瘤细胞多沿胸大肌外侧缘淋巴管侵入同侧腋窝淋巴结，然后侵入锁骨下淋巴结、锁骨上淋巴结，进而经胸导管左（右）淋巴管侵人静脉血流而向远处转移，约占60%。原发病灶在乳房内侧部分，肿瘤细胞可通过内侧淋巴管侵人胸骨旁淋巴结，继而到达锁骨上淋巴结，并通过同样的途径进入血液循环，占20%~30%。

（二）治疗方式

乳腺癌的治疗主要包括手术、放疗、化疗、内分泌治疗和靶向治疗，有时也会采用综合治疗。

（三）放射治疗在乳腺癌治疗中的重要性

放射治疗在乳腺癌的综合治疗中具有重要的地位。对于早期乳腺癌患者，保乳手术后的放射治疗可以显著降低局部复发率，提高患者的生存率。对于局部晚期乳腺癌患者，放射治疗可以作为术前或术后的辅助治疗手段，缩小肿瘤体积，提高手术切除率，改善患者的预后。对于晚期乳腺癌患者，放射治疗可以缓解症状，提高生活质量。放射治疗的效果取决于多种因素，如肿瘤的分期、患者的身体状况、放射治疗的技术和剂量等。随着放射治疗技术的不断发展，如调强放射治疗（IMRT）、容积旋转调强放射治疗（VMAT）等的应用，使得放射治疗更加精准，能够更好地保护周围正常组织，减少副作用的发生，同时提高肿瘤的局部控制率。

照射计
治疗单

二、基于Synergy系统的乳腺癌精准放射治疗计划实施

（一）患者信息核对

在治疗新患者前，先登录onis肿瘤放疗信息管理系统，调取该患者外照射计划治疗单。每次治疗前放射治疗师应仔细核对放疗计划信息，主要包括患者基本信息的确认、放射治疗单的核对、治疗机参数的核对等，确保满足计划设计时的各项限制或要求。

1. 确认患者基本信息　包括患者姓名、性别、年龄、病案号、疾病诊断、住院患者的病区和床号等。治疗前由放射治疗师咨询患者的姓名，让患者自己回答，通过一问一答构成双向核对，对那些不能进行有效沟通的患者，须和其陪同人员进行患者身份信息的确认。

2. 核对放射治疗单　包括放疗部位、分割方式、处方剂量、照射总次数、患者体位要求、固定方

式、机器型号、计划类型等，同时还要注意核对患者体位验证需求，是否使用填充物，治疗示意图是否正确完整及特殊治疗技术的使用情况（如深吸气屏气技术）等。

3. 治疗机参数的核对 放射治疗师需仔细核对治疗机的实际参数，如射线种类与能量、射野大小、治疗床角度、机架角度、准直器角度、各治疗野机器跳数等是否与治疗单一致。

（二）患者宣教

参见第十章第三节患者宣教内容。

（三）放射治疗师摆位

1. 放射治疗师根据治疗单摆位信息摆放好固定装置。由于乳腺活动度较大，图 8-11 所示患者采取乳腺托架结合热塑膜进行联合固定。摆位期间需两位放射治疗师共同确认患者模具信息，正确调节好乳腺托架的各项参数，按照定位要求对患者进行正确摆位。

2. 治疗师调整治疗床至患者方便上床的位置，协助患者躺到乳腺托架上，嘱患者将双臂及手腕上抬置于臂托、腕托内，检查患者身体的长轴线与治疗床的 Y 轴是否平行。

3. 进床，使同侧外置激光灯发出的竖位（垂直位）激光线与定位时头臂托架上刻度一致，升床，使患者体表一侧水平摆位线与同侧外置激光灯发出的横位（水平位）激光线一致（图 8-11）。

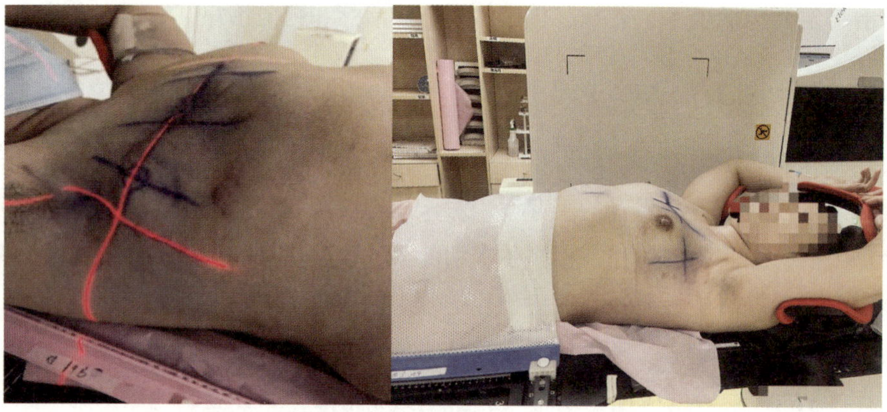

图 8-11　乳腺癌摆位示意

4. 嘱患者体中线与外置激光灯发出的矢状位激光线重合。先使胸锁关节处的体中线与矢状位激光线重合，嘱患者轻抬臀部，左右轻微挪动，使肚脐处的体中线与矢状位激光线重合。

5. 放射治疗师甲根据患者体表两侧竖线摆位线与定位时头臂托架上刻度位置的相对关系，嘱患者前后移动身体使两侧竖线摆位线与定位时头臂托架上刻度位置重合。

6. 在放射治疗师甲完成调整后，对侧放射治疗师乙根据患者体表摆位线的情况挪动患者，不仅嘱患者前后移动身体使两侧竖线摆位线与定位时头臂托架上刻度位置重合，同时注意患者侧面水平摆位线是否同侧水平位激光线重合、体中线是否与矢状位激光线重合。

7. 两名放射治疗师同时在患者体表扣好热塑膜，注意固定热塑膜时不要牵拉患者皮肤使摆位线发生偏移。

8. 调整床的高度和左右位置，使治疗线与外置激光灯发出的激光线重合。

9. 根据医嘱，为有需要的患者，在患者体表覆盖指定厚度的 bolus（图 8-12）。

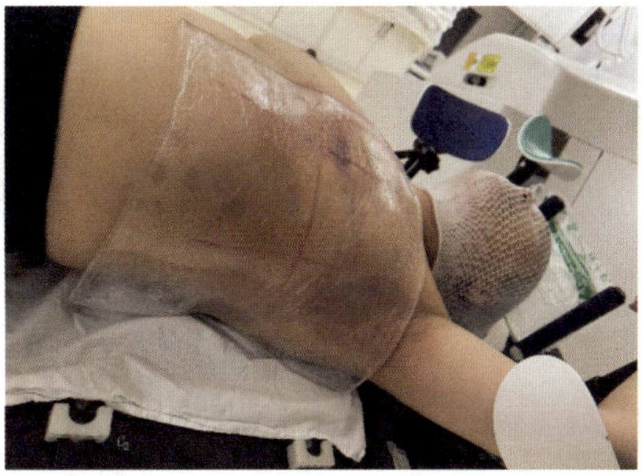

图 8-12　组织补偿物放置示意图

10. 对于需要做 CBCT 验证的患者，拉出 kV 源臂和 kV 探测器臂，为 CBCT 扫描做好准备（图 8-13）。

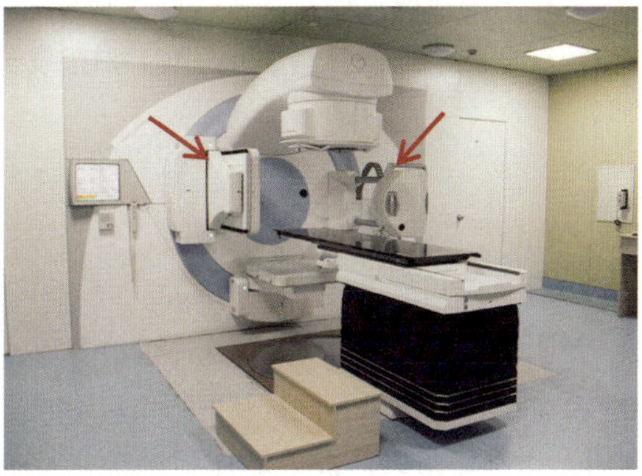

图 8-13　kV 源臂和 kV 探测器臂

11. 为患者盖上纯棉浴巾，注意纯棉浴巾宽度不要超出床沿以免触发碰撞连锁。

12. 摆位完成后根据情况空转机架，确保机架旋转时病人安全及机器安全。预转机架时，放射治疗师必须站在与机头同一侧的治疗床边旋转机架，预防视野盲区碰撞患者和治疗床，保证放射治疗的安全实施。摆位的同时应多与患者沟通交流，缓解患者紧张情绪，让患者尽量配合摆位，并保持治疗体位。

13. 摆位及准备工作全部结束后，请随行人员出门，一名放射治疗师走在最后，确保治疗室中非治疗人员全部出门，在防护门外使用遥控器关闭治疗室防护门，确保防护门在关闭过程中无人靠近或进入治疗室。

（四）CBCT 位置验证

患者首次治疗时需扫描 CBCT 进行位置验证。摆位完成后，打开 CBCT 电脑上的 XVI 软件，正确选择患者，核对患者信息，选择检查部位，调整机架机头位置，按 kV 开启按钮出束，拍摄 CBCT 并与 CT 模拟定位时图像信息配准，乳腺癌放疗感兴趣区的配准范围建议包括乳腺全部靶区及其所对应的胸椎、胸骨。配准时，通过自动配准结合人工审核的方法，逐层查看乳腺靶区的位置的重合情况及靶区附近骨性结构的配准情况，确保治疗体位与定位的一致性（图 8-14）。

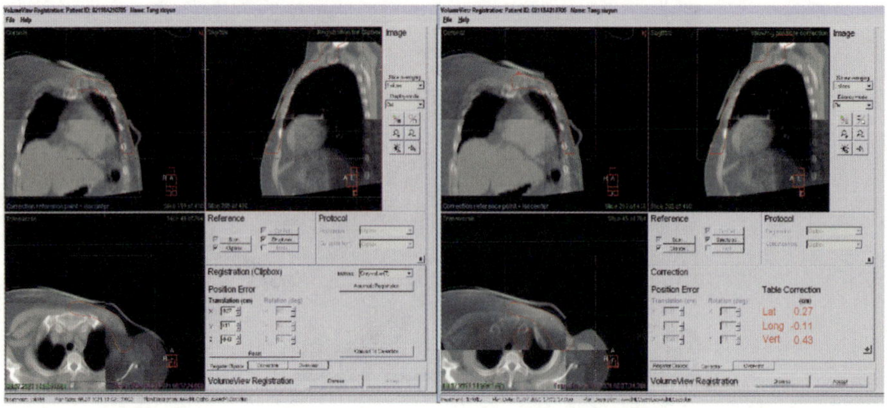

图 8-14　乳腺癌 CBCT 配准

在弹出窗口会显示需要调整治疗床的数值，同时按住操作控制盒（FKP）上的使能按钮及床自动摆位按钮对床位进行调整，使治疗床到达治疗位置，至此 CBCT 扫描及位置误差纠正完成。

（五）放射治疗实施

1. 在加速器 clinical 界面中，单击“调用外部处方”按钮，更改为调用外部处方模式。

2. 在 mosaiq 系统屏幕上双击 mosaiq 软件图标，登录 mosaiq。

3. 在 mosaiq 中调取摆位患者的治疗计划，将 mosaiq 软件中患者基本信息以及射野 ID 和 MU 值与 onis 肿瘤放疗信息管理系统该患者治疗单中的基本信息及射野 ID 和 MU 值进行双人核对。

4. 旋转机架转到治疗位置时，加速器出束前放射治疗师再次核对病人信息及相应医嘱，在确保治疗计划各项信息正确的情况下方可出束，按下“MV”按钮放束治疗（图 8-15）。

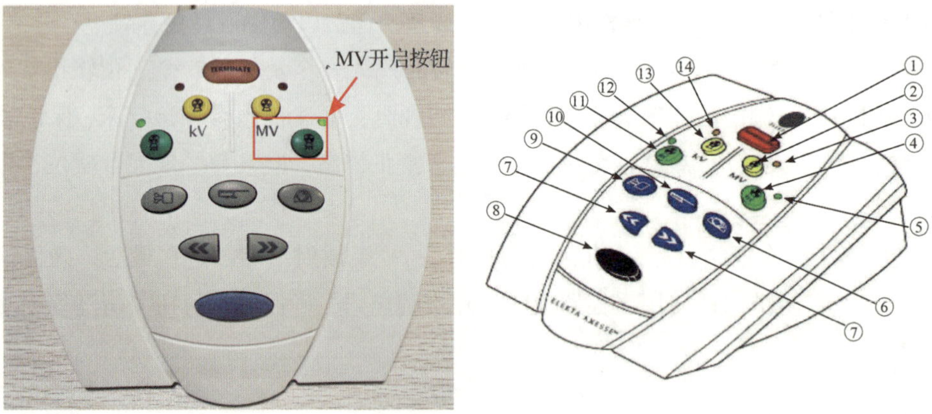

图 8-15　Synergy 操作按钮

注：1. TERMINATE（终止）；2. MV 中断；3. MV 辐射开 LED；4. MV 开启；5. MV 辐射关 LED；6. 直线加速器自动摆位；7. 更改页面；8. 启用；9. 成像自动摆位；10. 床自动摆位；11. kV 开启；12. kV 辐射关 LED；13. kV 中断；14. kV 辐射开 LED。

5. 治疗中通过监视器密切观察患者情况，患者一旦出现不适，应立即终止治疗，若患者不能继续治疗应及时通知主管医生，对未能完成的治疗计划进行详细记录。

（六）治疗结束后

1. 当前患者治疗结束后，在 onis 肿瘤放疗信息管理系统中进行治疗确认。如需手写治疗单，应认真填写治疗记录并签字，要求字迹工整。

2. 打开防护门，进入治疗室用手控盒控制机架旋转至 0°，先退床后降床，避免发生碰撞连锁，然后调节治疗床左右数值为 0，若患者做了 CBCT 则在转机架至 0°后先将 kV 源臂和 kV 板收回。

3. 取下盖在患者身上的纯棉浴巾，摘掉固定热塑膜，嘱患者起身下床，患者起身和下床过程需要根据实际情况给予必要的帮助，或与患者家属一起帮助患者完成起身或下床。

4. 告诉患者治疗后注意事项，护送患者安全离开治疗室。

第四节　宫颈癌放射治疗计划实施

一、概述

宫颈癌是一种发生在子宫颈的恶性肿瘤，主要由人乳头瘤病毒（human papilloma virus，HPV）感染引起。常见症状包括不规则阴道流血、白带增多等。治疗方式包括手术、放射治疗和化学治疗。早期发现和治疗可显著提高生存率。

（一）应用解剖

宫颈是连接子宫体和阴道的管状结构，主要由结缔组织和肌肉构成。宫颈的解剖结构主要包括以下几个部分。

1. 解剖位置　见图 8-16。

（1）子宫颈：位于子宫体的下部，连接阴道，长度为 2.5~3.0cm。

（2）宫颈外口：位于阴道上部，是宫颈与阴道的交界处。

（3）宫颈内口：位于宫颈与子宫体的交界处。

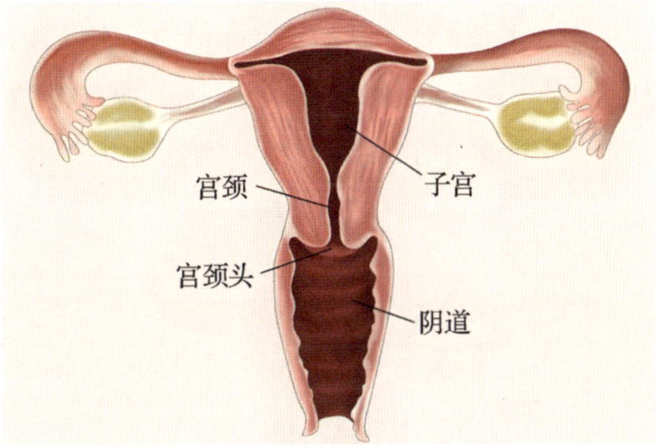

图 8-16　宫颈部位解剖

2. 组织结构

(1) 鳞状上皮：覆盖在宫颈外口的表面，主要由多层扁平上皮细胞构成。

(2) 柱状上皮：覆盖在宫颈内口的表面，主要由单层柱状上皮细胞构成。

(3) 转化区：鳞状上皮和柱状上皮的交界区域，是宫颈癌的好发部位。

(4) 宫颈管：连接宫颈内口和外口的管状结构，内衬柱状上皮。

3. 淋巴系统

(1) 盆腔淋巴结：包括髂内、髂外、闭孔、骶前等淋巴结，是宫颈癌常见的淋巴转移部位。

(2) 腹股沟淋巴结：位于大腿根部，较少见但也是宫颈癌可能转移的部位。

(二) 治疗方式

宫颈癌的治疗主要包括手术、放射治疗和化学治疗，有时也会采用综合治疗。宫颈癌的治疗原则为ⅠA期首选手术，不能手术者可以进行放射治疗；ⅠB、ⅡA期可选择根治性手术或根治性放射治疗；ⅡB～ⅣA期以放射治疗为主；ⅣB期以上可行姑息性放射治疗。

(三) 放射治疗在宫颈癌治疗中的重要性

宫颈癌的放射治疗中，腔内近距离放射治疗与体外照射的合理配合，是宫颈癌放射治疗成功的关键。对于早期宫颈癌，手术是主要的治疗方法，但对于某些不适合手术或不愿意手术的患者，放射治疗可作为替代治疗方案。对于中晚期宫颈癌，放射治疗则是主要的治疗手段，常与化疗联合应用，以提高治疗效果。放射治疗可以通过高能射线杀死癌细胞，控制肿瘤的生长和扩散。它可以有效地缓解宫颈癌患者的症状，如阴道流血、疼痛等，提高患者的生活质量。同时，放射治疗还可以降低宫颈癌的复发率，延长患者的生存期。随着放射治疗技术的不断进步，如调强放射治疗（intensity-modu-lated radiation therapy，IMRT）、旋转调强放射治疗（volumetric intensity modulated arc therapy，VMAT）、图像引导放射治疗（image-guided radiation therapy，IGRT）等的应用，使放射治疗更加精准，能够更好地保护周围正常组织，减少并发症的发生。

二、基于 uRT-linac 506C 系统的宫颈癌精准放射治疗计划实施

(一) 患者信息审核

1. 审核患者姓名、性别、年龄、住院号、治疗次数等信息，用扫码枪扫描对应患者计划单条形码加载计划，或从治疗实施应用程序（treatment delivery system，TDA）右屏患者列表选择相应患者。

2. 审核电子治疗单页与系统治疗计划中的患者信息、治疗数据等是否相符。uRT-linac 506C 加速器操作屏（如图 8-17）。

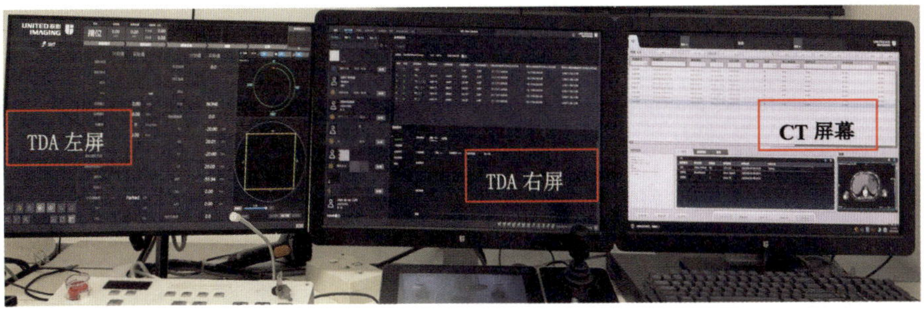

图 8-17　uRT-linac 506C 加速器操作屏

（二）患者宣教

参见第十章第三节患者宣教内容。

（三）放射治疗师摆位

1. 患者准备好后同两名放射治疗师遵循“一人在前、一人在后，患者在中间”的原则进入治疗室。

2. 放射治疗师协助患者找到体位固定装置，并核对患者身份信息、体位要求、固定装置位置参数、有无辅助材料等信息，宫颈癌放射治疗受膀胱容积的影响较大，有条件者可结合使用膀胱容量测量仪测量膀胱容量，使膀胱容量达到定位时的体积。嘱患者摘除耳环、项链、发夹、眼镜等所有饰品，上身裸露，下身留一内裤，裤子退至膝盖以下（每次放射治疗时着装应一致）。

3. 放射治疗师放置好体位固定架，将床单平铺在治疗床上，嘱患者在治疗床上保持仰卧位，按医嘱要求对患者进行摆位。

4. 摆位期间需两位放射治疗师同时在场，相互配合并交叉核对摆位信息，使患者身体或固定装置上的治疗“十”字线与激光灯完全重合。两名放射治疗师站在治疗床两侧共同确认摆位是否准确（图 8-18）。

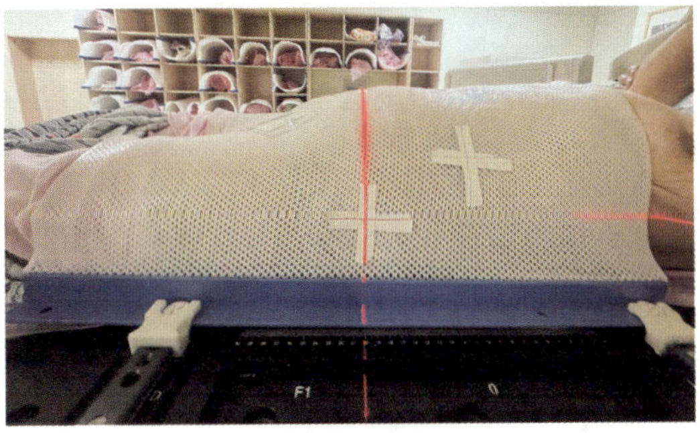

图 8-18　宫颈癌患者摆位

5. 摆位及准备工作全部结束后，请随行人员离开，摆位放射治疗师走在最后，确保治疗室中非治疗人员全部出门，在防护门外使用遥控器关闭治疗室防护门，确保防护门在关闭过程中无人靠近或进入治疗室。

（四）FBCT 图像引导流程

FBCT（fan beam computed tomography）是 uRT-linac 506C 加速器自带的诊断级 CT 图像引导技术，实现诊断级的 CT 与直线加速器高度一体化融合，可以清晰辨别肿瘤软组织与周边危及器官的相对位置关系，其图像引导时间非常快。FBCT 图像引导具体流程如下。

1. 加载计划

（1）加载治疗计划。

（2）在 TDA 左屏确认。

2. 创建 FBCT 射束

（1）右屏切换到 uview4D 界面。

（2）选择射束组。

（3）点击创建成像野。

（4）成像模式选择 FBCT，选定 ISOcenter，成功创建 FBCT。

3. 设置扫描范围参数 设置 FBCT 扫描参数（扫描上下界），保存后的射束会出现在左屏的射束列表中。

4. 执行 FBCT

（1）在弹出的窗口输入密码，确定摆位。

（2）在 TDA 左屏的射束中勾选 FBCT，执行 FBCT（患者首次治疗创建的成像野保存在射束列表中，后续分次可以反复使用，当次治疗也可以多次成像）。

5. 确认进入 CT 扫描位 在弹出窗口点“是”（或直接回车键），此时治疗控制盒（treatment contral box，TCB）上“机架和治疗床”（图 8-19）键亮起，按住“使能键+运动键”直到所有部件运动到位后松开，使治疗床由治疗 RT 位运动到 CT 扫描位。

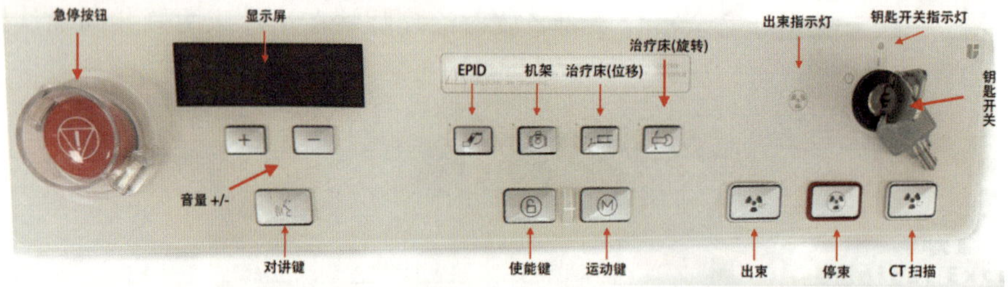

图 8-19 uRT-linac 506C 加速器操作按钮

6. 选择协议 首先选择出厂协议（右上标红按钮），再选择扫描部位（右下标红按钮）（头部，胸部，盆腔，四肢等）和扫描协议（左上标红按钮）（如平扫，增强扫描，4D 扫描等），最后点击患者检查（图 8-20）。

7. CT 扫描 在患者扫描页面点击确认，等待 TCB 上的“CT 扫描”键闪烁，按下扫描。

8. 退出 CT 扫描位 在 TDA 左屏弹出的窗口点“是”，此时 TCB 上的“机架和治疗床”键常亮，按住“使能键+运动键”直到所有部件运动到位后松开，治疗床由 CT 扫描位退出到 RT 治疗位。

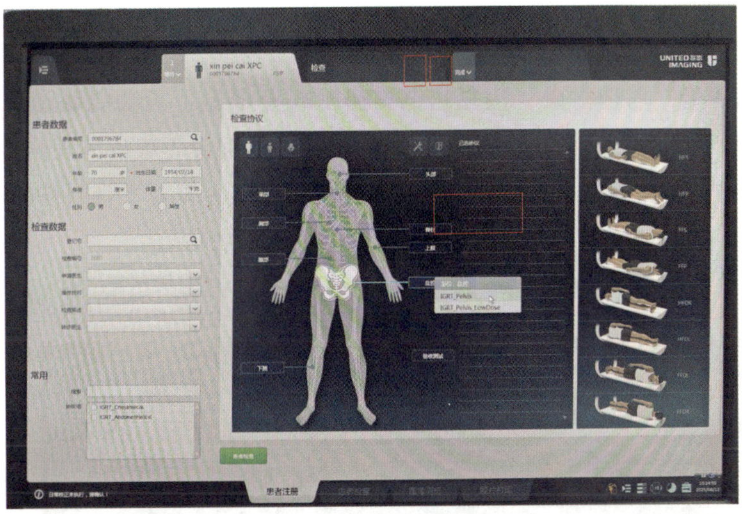

图 8-20 选择协议

9. 图像配准

（1）FBCT 图像后重建完成后会显示在 TDA 右屏，且系统会做一次自动配准。

（2）查看图像配准效果，宫颈癌 FBCT 图像一般以灰度配准为主并参考周围骨性标志。自动配准完成后，先观察整体配准结果，再逐层查看配准范围内的结构位置变化并进行手动微调。头脚方向上，以冠状面和矢状面配准，参考骶髂关节及腰椎、骶椎位置；左右方向上，以冠状面配准，参考骨盆内缘位置；腹背方向上，以横断面和矢状位配准，参考股骨头、骨盆边缘及骶椎位置。要求三维配准误差范围<5mm，旋转误差<3°，此例患者配准误差（右侧红框）如图所示（图 8-21）。配准时还需特别注意膀胱充盈情况是否会影响靶区位置的变化。配准误差范围得到医生认可后进行移床纠偏，若配准误差超出临床要求，则应重新进行摆位和验证。

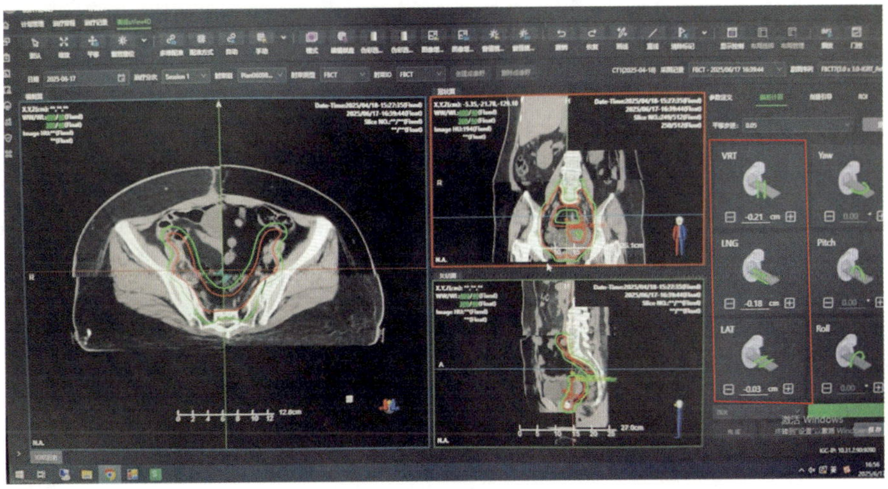

图 8-21 宫颈癌图像配准及误差显示

（3）纠正误差后，点击“应用”（如果任何一方向偏差值超过 1cm，会提醒输入密码授权），然后按住 TCB “使能键和运动键”使治疗床移动到位，点击“完成”。

10. 应用偏差移床 点应用把配准偏差结果发送给治疗床，TCB 上“治疗床键”闪亮，按一下“治疗床键”变为常亮，“使能键+运动键”移床。

（五）放射治疗实施

1. 多个射束一键执行 勾选射束（用复选框勾选）在左屏左下角功能区点“强制试运行”可以强制通过试运行确认（图 8-22），确认后射束列表的［P］按钮会变灰色，表示该组射束在执行时会自动走野和出束，不再需要 TCB 上的按键和钥匙来走野和出束（仅对不带附件的治疗射束有效）。

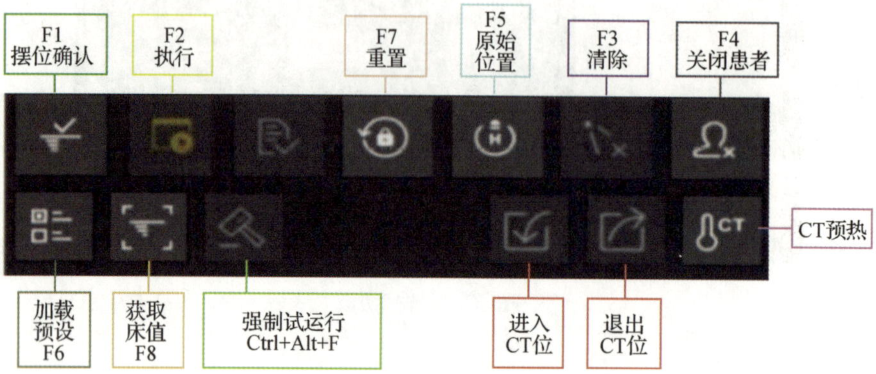

图 8-22　TDA 左屏左下角功能区

2. 执行治疗 勾选射束（用复选框勾选）点击“执行”，根据提示将所有部件运动到位，出束指示灯变为绿色并发出声音提示，将控制盒上钥匙向右转动，按“出束”键出束。

（六）放射治疗结束

所有射野出束完成后，会弹出菜单显示“所有射野均执行完毕”，确认后按“初始位置”键回到初始位置，以便患者下床和下次摆位，最后点击“关闭患者”，结束本次治疗。

▶知识拓展

CT-linac 在线自适应特点

- 诊断级的 FBCT 引导：CT 值结果准确，可直接用于剂量计算；扫描野大，头脚方向扫描范围长，可完整覆盖患者体表轮廓和长靶区；软组织分辨率优于锥形束 CT，对于腹盆器官成像清晰易于辨识，无空腔伪影；对于易受呼吸运动影响的病种，如肺癌和上腹部肿瘤，可采用 4D-CT 引导进行自适应放疗。
- 触发式的在线自适应流程，可每个分次按需选择是否开展自适应；
- 定制化的勾画生成方式，勾画精度高，在线修改时间短；
- 快速高效的自适应优化算法，计划效果稳定；
- 快速精准的剂量计算算法；
- 具备电子射野影像系统和独立验算双重质控手段；
- 支持远程访问；
- 支持在线自适应流程中多模态融合；
- 支持多种呼吸运动管理方式。

考试知识点总结

本章小结

协和云课堂……　拓展练习及参考答案

（陈星宇　孙　博　杜　哲）

教学课件

第九章　放射治疗师参与的放射治疗质控

学习目标

素质目标

（1）具有团队协作精神，重视模拟定位的质量控制，共同维护患者的安全与健康。

（2）培养对质控细节的谨慎态度，提高对放射治疗过程中的伦理与专业标准的认同，确保操作中的严谨性与准确性。

知识目标

（1）掌握：CT 和 MR 模拟定位质量控制内容及操作，直线加速器每日质控的必要性及基本内容。

（2）熟悉：CT 模拟定位相关检测项目和标准，MR 模拟定位成像中各种伪影的基本概念及表现形式，PET/CT 模拟定位机质量控制基本操作，晨检测量仪的基本操作、激光灯定位系统检测方法及基于 EPID 进行 IMRT 的基本操作。

（3）了解：MR 模拟定位成像中常见伪影的产生机制及应对策略，影响成像质量的因素及其规避措施，PET/CT 模拟定位机质量控制的重要性，IMRT 验证结果无法通过的常见原因，常见晨检测量仪的基本构造及特点。

能力目标

（1）能够利用常见质控模体完成 CT 和 MR 模拟定位机的日检、周检和月检工作，为 CT 和 MR 模拟定位顺利开展提供保证。

（2）能够发现和分析 MR 模拟定位常见伪影，并提出应对策略，保证 MR 模拟定位图像质量。

（3）能够利用 EPID 进行 IMRT 剂量验证，为 IMRT 计划的实施提供依据。

（4）能够利用晨检剂量测量仪完成直线加速器的晨检，为放射治疗提供保证。

案例导入

【案例】

在某医院的放射治疗科，进行了 CT 模拟定位的质量控制工作。在一次月度质控中，团队成员发现机架激光的共面性测试结果超出±1mm 误差，且激光与扫描中心层面的平行性也出现了偏差。

【问题】

1. 在 CT 模拟定位的质控流程中，如果发现图像质量不达标，应采取哪些补救措施来确保后续治疗的安全性和准确性？

2. 在实施 CT 模拟定位时，如何确保患者的舒适度，同时减少为固定患者而可能产生的图像伪影或失真？

· 核心知识拆解 ·

随着放疗技术的发展，我国已进入精准放疗时代。能否做好质量控制工作，使之可靠运行，是保证放疗精确实施的先决条件。放射治疗师作为整个放射治疗团队中的关键成员，越来越多地参与到放射治疗设备及放射治疗流程等环节的质量控制中。

CT 模拟机质量控制的目的是保证模拟定位过程的安全与放射治疗靶区及其周围重要器官的精确定位，以及提供放疗计划剂量计算所需的准确数据。质控包括机械性能、图像质量、定位流程和辐射防护四个方面。

MR 模拟定位机的质量控制是 MR 图像质量的重要保证。MR 质量保证团队制定整体规划、设定目标和方向、质控规章以及评估质量保证活动的效用，以确保每一个成像步骤都符合临床定位需求且适宜，扫描的图像包含解决定位问题所必须的正确信息。质控内容主要包括：磁场均一性评价、层位的精确度、层厚的精确度、射频线圈检测-信噪比、图像增强的一致性、空间分辨率、低对比度可探测性检测、层间射频信号干扰（层间交叉对话）、MRI 图像相对稳定性、几何图形精确性检测、图像传输显示、激光定位系统、图像伪影分析。MR 图像常见的伪影包括：化学位移伪影、卷褶伪影、截断伪影、磁敏感伪影、运动伪影、不自主运动伪影、自主运动伪影，不同的伪影会有不同的产生机制、表现形式及应对策略，需要进行个体化的分析及针对性的处理。

MR 模拟定位图像的准确性保证其与 CT 定位图像配准时高度契合，能最大限度地减少放射肿瘤医师在进行肿瘤靶区和危及器官勾画时的误差范围。对于需要在放疗过程中行放疗计划修改、评估放疗反应及放疗随访的患者，放疗前、放疗中、放疗后多次 MR 模拟定位图像的稳定获取提供了可靠的影像资料。

对 PET/CT 执行严格的日常预防性质量控制，能确保 PET/CT 系统的运行稳定及设备安全，减少故障的发生，延长设备的使用寿命，节省维修成本。PET/CT 质量控制分为 PET 部分质量控制、CT 部分质量控制及 PET/CT 整机的质量控制。本章节主要针对 PET/CT 的工作环境、日常预防性质量控制（每日、每周、每月等的质控内容、步骤及方法）、空间分辨率测试等几方面进行 PET/CT 的质量控制，获得设备硬件的性能好坏及图像重建时各种校正文件的可靠性等信息，以保证图像质量。

医用电子直线加速器质量控制工作，是保证放疗精确实施的先决条件。直线加速器每日质控工作包括：机房环境检查、门机、门灯连锁、通风系统与气体、应用晨检仪进行剂量学的检测，利用白纸等工具进行激光灯检测。晨检仪构造相对验证用的二维阵列测量仪简单、探头数量少，主要用于加速器等设备的日常快速晨检，测量设备的剂量、平坦度对称性、光野一致性等参数，快速方便地掌握设备的日常情况。EPID 是一种非晶硅半导体探测器，通常集成在加速器机臂上，其空间分辨率在等中心处小于 1mm，具有良好的剂量响应特性、重复性和长期稳定性。区别于使用电离室、胶片以及探测器阵列等传统验证设备进行的治疗前剂量验证，在线剂量验证利用加速器运行过程中 EPID 获取的放疗计划执行过程中的各种参数，进行治疗中患者调强放疗剂量验证。

第一节　放射治疗质控的定义及基本内容

概述

放射治疗质控（quality control in radiotherapy）是放射治疗质量保证体系的重要内容，目的是确保放射治疗过程中各个环节按国际标准准确安全地执行。放射治疗质控对于保障患者的安全和权益具有重要意义。首先，通过放射治疗质控可以确保放疗设备的性能和质量的稳定性，提高治疗的准确性和可靠性。其次，放射治疗质控还可以规范放疗工作流程和操作标准，减少事故和错误的发生，提高放射治疗的安全性和有效性。目前，国内外已经建立了相对完善的放射治疗质控体系，国际组织如世界卫生组织（WHO）、国际原子能机构（IAEA）、国际电工委员会（IEC）等，以及国内卫生主管部门和各省市放疗质控中心等，都制定了相应的放疗质控标准和指南，对放疗设备的性能、放疗计划的制订和实施、人员的资质和培训等方面提出了明确要求。同时，随着技术的进步和设备的更新，放疗质控也在不断发展和完善，以适应新的治疗需求和技术挑战。

（一）质量控制的定义

质量控制是为了达到公认标准所采取的一系列的必要措施，有了质量控制治疗得以安全正常地执行。

（二）放射治疗质量控制的基本内容

1. 设备质控　设备质控是放射治疗质控的基础，主要关注放疗设备的性能稳定性和准确性。这包括对放疗设备的日常检查、定期校准和维护，以及对设备关键参数的监控和评估。例如，直线加速器是放射治疗中主要使用的设备，其质控内容包括激光灯的准确性、机架和治疗床的精度、输出剂量的稳定性等，需要定期使用专业设备对加速器进行测量和校准，确保其各项性能指标符合标准。

2. 治疗实施质控　治疗实施质控是放射治疗质控的核心，直接关系到治疗的效果和患者的安全。这包括对治疗过程的实时监控、对治疗参数的调整以及对患者反应的评估。例如，在治疗过程中，需要定期使用剂量仪对加速器的输出剂量进行测量，确保其在允许范围内波动。同时，放射治疗师严格按照放疗计划进行摆位和照射，确保照射野的准确性和一致性。此外，还应建立完善的随访制度，对患者治疗效果进行定期评估，并根据评估结果调整治疗方案。

3. 人员质控　人员质控是放射治疗质控的重要保障，旨在提高放疗工作人员的专业素质和操作技能。这包括对放射肿瘤医师、放射物理师、放射治疗师、护士等人员的培训和考核，确保其具备相应的资质和能力。同时，还应建立完善的质量管理体系，明确各岗位的职责和权限，规范工作流程和操作标准。通过人员质控，可以确保放疗工作人员在治疗过程中严格遵守操作规程和质量标准，从而提高治疗的质量和效果。

第二节　模拟定位质控内容

一、CT 模拟定位的质控内容及操作

（一）机械性能检测

1. 机架激光定位系统　机架激光定位系统的测试步骤如下。

（1）将机架激光打开，在整个成像范围内，将白纸垂直于冠状面（或矢状面或横断面）激光放置，遮挡一侧激光线的局部并评估两侧激光间最大偏差，依次检测机架激光的共面性，若超容差需进行调整。

（2）将激光质控模体（图 9-1）所示摆放在定位床上（模体应放置在床的左右中分位置且垂直于床的长轴线），使得模体每一个模块的十字线与机架内激光对齐，设置此位置为床坐标 y=0。

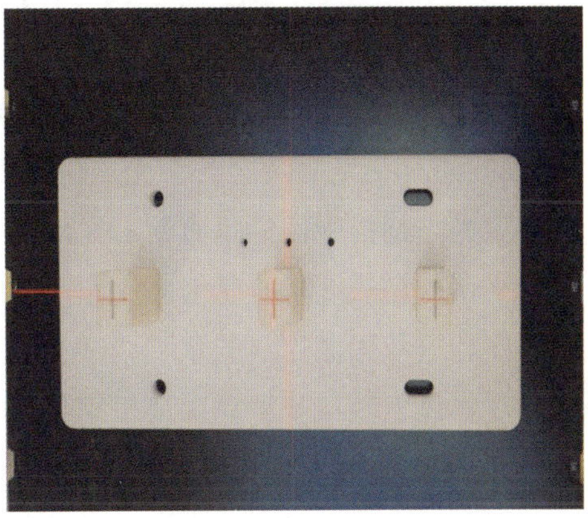

图 9-1　激光质控模体图

（3）采用最小层厚、层间距进行轴扫。

（4）观察扫描图像，查看模体内标记（十字线）之间的位置关系，若内标记清晰地显示在同一个层面，则表示机架内横断面激光可准确指示扫描平面且冠状面激光与扫描平面垂直；若内标记同时清晰地出现在非零平面，则表示机架内横断面激光与扫描中心平面平行且冠状面激光与扫描平面垂直；若内标记显示在不同的层面或显示在同一层面的清晰程度不一样，则表示机架内横断面激光与扫描中心平面不平行且冠状面激光与扫描平面不垂直，超容差需进行调整。

（5）在扫描图像中找到中间模块十字线层面，调出扫描图像的网格标记线工具，观察模体十字中心与图像中心的重合性，以此判断内激光指示中心与扫描中心点的重合性。

（6）退床观察矢状面激光与中间模块十字线的一致性，以此判断矢状面激光与扫描平面的垂直性。

2. 外激光定位系统

（1）外激光共面性及移动精度：外激光共面性及移动精度的测试步骤如下。

1）将外激光打开，在整个成像范围内，将白纸垂直冠状面（或矢状面或横断面）激光放置，遮挡一侧激光线的局部并评估两侧激光间最大偏差，依次检测每个外激光面的共面性，若超容差需进行调整。

2）将钢尺固定在定位床上，依次检查各方向移动激光的移动精度。各方向检查的移动范围应尽可能包括临床使用的范围。

（2）外激光垂直度与水平度检查：利用激光水平仪，检测横断面激光和矢状面激光的垂直度及冠状面激光的水平度。若不一致需进行调整。

（3）外激光横断面与扫描中心平面的平行性：外激光横断面与扫描中心平面平行性的测试步骤如下。

1）移动激光灯归零，将激光质控模体固定在定位床上，各模块十字线与外激光对齐，设置床坐标 $y=0$。

2）用最小层厚、层间距进行轴扫。

3）观察扫描图像，查看模体内标记（十字线）之间的位置关系，若内标记清晰地显示在同一个层面，则横断面激光与扫描中心平面平行。

4）若内标记没有同时清晰出现在同一层面，说明横断面激光与扫描平面不平行。可利用模体几何参数和图像中 y 坐标偏差值计算平行性偏差。

注：以上测试步骤需保证定位床纵向移动与扫描中心层面的垂直性符合要求。

（4）外激光矢状面、冠状面与扫描平面的垂直性外激光矢状面、冠状面与扫描平面垂直性的测试步骤如下。

1）移动激光灯归零，将激光质控模体固定在定位床上，使得各模块十字线与机架内激光对齐。

2）退床一定距离至外激光定位层面，观察外激光是否对准模块各十字线，以此判断矢状面、冠状面激光与扫描平面的垂直性。另外，也可采用如下测试步骤：①将激光水平仪放置于定位床面，调整水平仪的激光线垂直于 CT 扫描平面（机架内横断面激光所指示的平面）；②分别检测外激光灯的矢状面和冠状面激光线与水平仪激光线的一致性。

注：以上测试步骤需保证机架激光的质控符合要求。

3. 定位床

（1）定位床纵向移动与扫描中心层面的垂直性：定位床纵向移动与扫描中心层面的垂直性的测试步骤如下。

1）在定位床长轴方向放置两个相距一定距离的铅点。

2）微调铅点的位置，使床在纵向移动过程中两个铅点均能对齐机架内激光交叉点。

3）扫描两个铅点，通过扫描图像上铅点的坐标值和定位床上两铅点的距离计算定位床纵向移动方向与扫描平面的垂直性。

另外，也可采用如下测试步骤：①若已经验证外激光矢状面垂直于扫描平面，则可以在床板上沿着矢状面激光画一条标记线。②进床或者出床过程中查看标记线与矢状面激光的一致性。

（2）定位床水平度、伪影：在床空载和均匀负重 70kg 条件下，利用水平仪进行测量。也可以进床轴向扫描，得到床板扫描图像，调出网格标记线工具，调节窗宽窗位，查看床板的上表面边缘与网格水平线是否平行或重合，若平行或重合，可判断定位床的水平度。同时，可得到床的扫描图像用于评估定位床是否含有任何产生伪影的物质。床面材料应为碳素纤维或类似材料，以减少对射线的干扰。

（3）纵向移动的到位精度：将长直尺沿 y 轴方向水平放置在定位床面上，横断面激光对准 0 刻度，进出床，读取刻度值，将尺子上的距离与 CT-Sim 指示仪数值作对比。

（4）升降移动的到位精度：将长直尺垂直放置在床面上，冠状激光对准 0 刻度，升降床，观察激光灯在尺子上的升降距离并与指示仪数值对比。

4. 机架倾斜角

（1）机架倾斜角指示精度：机架倾角指示精度的测试步骤如下。

1）将机架调零，激光质控模体固定在定位床扫描中心层面上，调节模体水平。

2）采用最小层厚和层间距进行轴扫。

3）查看扫描图像中是否清晰完整显示模体十字线的竖线，若清晰完整，则说明机架 0°指示准确。否则说明机架 0°指示存在偏差。

4）确认机架 0°指示准确后，将胶片固定在 2~4cm 厚的固体水中。

5）通过机架内激光，将固体水竖直放于 CT-Sim 扫描环内且垂直于扫描平面。

6）CT-Sim 在机架 0°薄层扫描固体水后，将机架向前、后两个方向，分别倾斜一定角度，用同样方法薄层扫描。CT-Sim 机架倾角可以通过量角器测量曝光的胶片获得，测得的结果与指示器读数的偏差为机架倾角的指示精度。

（2）机架倾角校正能力：机架倾角校正能力的测试步骤如下。

1）将坐标纸粘贴于定位床上，使机架内激光交于坐标纸某一点，做好标记。

2）倾斜机架至一定角度后再重新恢复至机架 0°。

3）观察机架内激光交叉点与坐标纸标记点的重合度，其反映 CT-Sim 机架的垂直校正能力。

5. CT 模拟机机械性能质量控制项目的容差和频度 见表 9-1。

表 9-1 机械性能检测项目表

机械部分	测试项目	容差	频度	备注
机架激光	共面性	±1mm	每日	在整个影像平面内的最大误差
	与扫描中心层面的平行性和垂直性	±2mm 或 0. 5°	每月	在激光投影覆盖的长度范围内
	内激光指示中心与扫描中心点的重合性	±2mm	每月	
外激光系统	共面性	±1mm	每日	在整个影像平面内
	与扫描中心层面的平行性和垂直性	±2mm 或 0. 5°	每月及调整激光之后	
	激光移动精度	±1mm	每月及调整激光之后	在整个定位范围内的定位误差
定位床	床面水平度	±2°	每月	在整个床面范围内
	纵向移动时与扫描中心层面的垂直性	±2mm	每月	在负重情况下，整个移动范围内测试
	纵向移动的到位精度	±1mm	每月	
	升降移动的到位精度	±1mm	每月	
机架	机架倾角指示精度	±1°	每年	从任意倾斜位置恢复到零位时的准确性和重复性
	机架倾角校正能力	±1mm	每年	

（二）图像质量检测

利用 Catphan 504 模体进行图像质量测试。Catphan 504 模体的四个检测模块如下。①CTP404 层厚、CT 值线性与对比度标度。②CTP528 高对比度分辨力。③CTP515 低对比度分辨力。④CTP486 场均匀性和噪声。

扫描条件：按照临床使用的扫描条件进行扫描：120/140 kV，3/5mm，280mAs。Catphan 504 实物图和模块图分别如图 9-2 及图 9-3 所示。按照（图 9-4、图 9-5）所示将 Catphan 504 模体摆位后进行扫描，扫描层厚为 5mm。

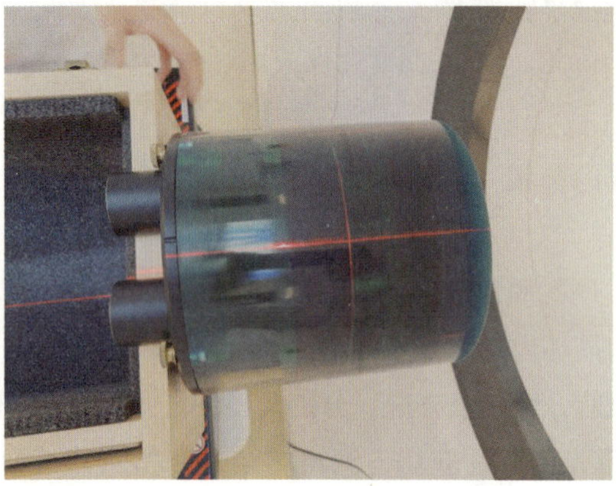

图 9-2　Catphan 504 实物图

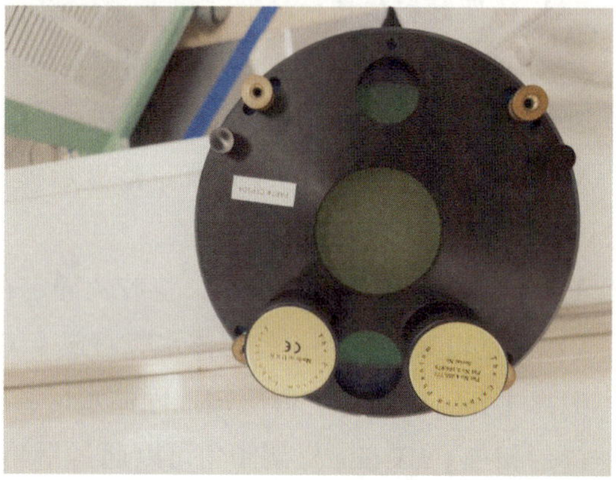

图 9-3　Catphan 504 结构图

1. 空间完整性　空间完整性的测试步骤如下。

（1）将模体进行扫描，测量图像相应模块的尺寸，如图 9-5 所示。

（2）与模体规格参数进行比对。

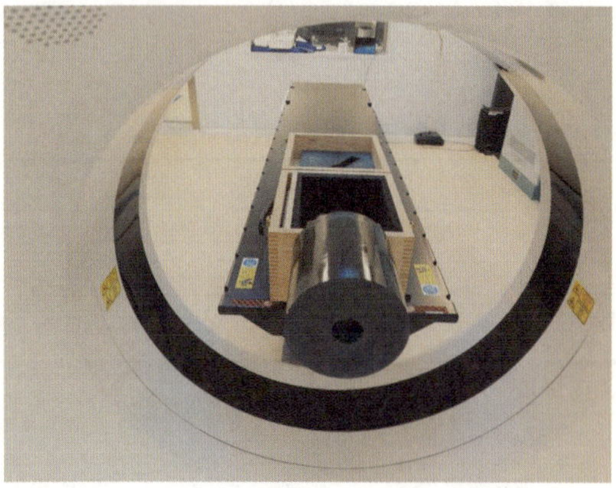

图 9-4　Catphan 504 模体摆放图

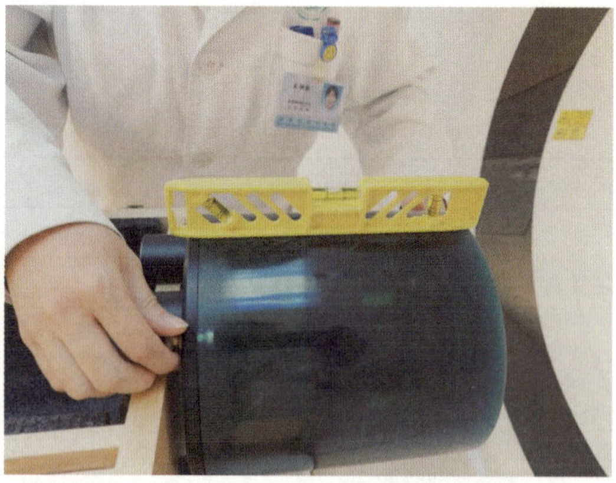

图 9-5　模体摆放水平标准示意图

2. CT 值线性　测得的 CT 值与标称值之间的误差应≤±60HU。在 CTP404 模块图像中使用直方图测量工具来测量特定物质在 6mm×6mm 范围内的 CT 值。模体内包含空气、多聚甲基戊烯（PMP）、低密度聚乙烯（LDPE）、聚苯乙烯、丙烯酸树脂、聚甲醛（delrin）和聚四氟乙烯（teflon）7 种物质，测量值应与标称值的差值≤±60HU。

3. 高对比度分辨力　可分辨线对数不少于 5lp/cm。在使用头部扫描条件时，需选取模体中 CTP

528 模块的图像，通过调整窗宽和窗位，直到能够分辨的线对数达到最大（图 9-6）。

4. 低对比度分辨力　使用常见的头部和体部扫描条件对模体的相应模块进行检测。对于低对比度差异为 1%的圆圈组，应能分辨出直径为 3mm 的圆圈。在头部扫描条件下，选取模体中 CTP 515 模块的图像，调整窗宽和窗位，目测各组圆圈，要求能够清晰地看到顺时针方向的第 8 个圆圈（图 9-7）。

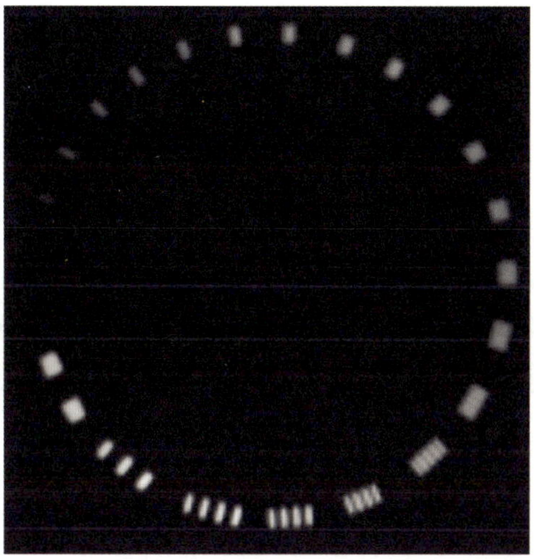

图 9-6　高对比度分辨力测量

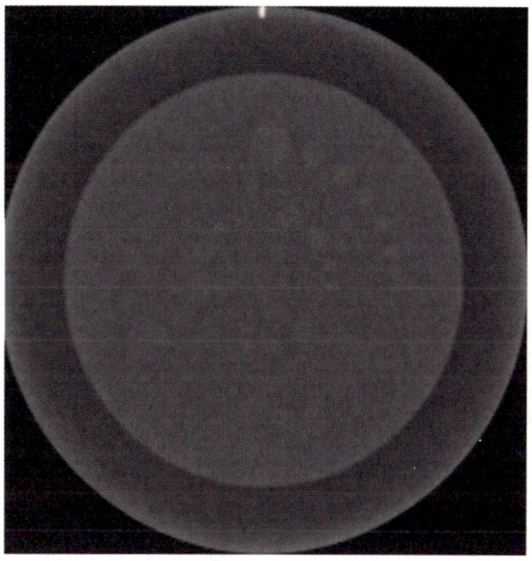

图 9-7　低对比度分辨力测量

5. 场均匀性和噪声　最大差值应≤±5HU。选取模体中 CTP 486 模块图像，分别测量模块上左右和中央共 5 个区域的 CT 值，测量 2cm 直径内的 CT 平均值，测得的 5 个区域 Cr 值之间的最大差值应≤±5HU。

6. CT 模拟机图像质量质控项目的容差和频度　见表 9-2。

表 9-2　图像质量检测项目表

测试项目	容差	频度	备注
CT 值精度（水）	±5HU	月检	相对于验收时的基线值
均匀性	±5HU	月检	相对于验收时的基线值
图像噪声	±10%	半年检	相对于验收时的基线值
CT 值线性	60HU	半年检	—
空间完整性	±3%	半年检	—
高对比度分辨率	—	半年检	相对于验收时的基线值
低对比度分辨率	—	半年检	相对于验收时的基线值
重建层厚	±20%或±1 mm，以较大者控制	半年检	相对于验收时的基线值
CT 值-电子密度曲线	±2%	年检及更换球管后	相对于验收时的基线值

（三）流程质控

1. 建立 CT 模拟定位操作规程　科室应针对不同肿瘤部位建立相应的放疗 CT 模拟定位规程，该规程应包括如下内容。

（1）体位说明：仰卧位或俯卧位、双手摆放位置等。采用的体位固定方式及体位固定装置应使患者在整个疗程中舒适并得到良好的固定效果，且不应产生任何伪影和图像失真。

（2）扫描条件：扫描球管电压（kV）、电流（mA）、层厚、层间距、螺距、重建算法、扫描视野（field of view，FOV）、总扫描时间。建议在CT模拟机控制系统中预先设置相应的扫描协议，扫描协议的设置以获取最佳图像质量为参考标准，应至少每年检查一次各扫描协议的完整性并根据临床实践持续优化。

（3）扫描范围：一般应至少扫描预期靶区外上下方向5cm以上，应完整扫描进行剂量-体积评估的危及器官（如肺、肝等）；若拟采用非共面射野计划，应至少扫描预期靶区外上下方向15cm以上；若拟采用头顶野射野计划，应扫描完整头部。

（4）对比剂使用：应明确不同部位的用量、流速、延迟时间等设置；应明确对比剂的使用所导致的计划系统剂量计算误差；应明确患者对对比剂过敏时的应急预案。

（5）体表标记：应尽量标记在预期靶区中心位置；建议在患者体表标记三个激光指示点外，还应利用激光灯在患者体表标记一些长线，以便在摆位时明确患者与固定装置的相对位置，防止患者身体旋转、扭动等情况发生。

2. 建立与呼吸运动管理相关的CT模拟定位操作规程 与呼吸运动管理相关的CT模拟定位主要包括：四维CT扫描、屏气状态下CT扫描、慢速CT扫描和门控CT扫描。其中自由呼吸状态下回顾式四维CT扫描和屏气状态下前瞻式CT扫描两种较为常见，具体规程应包括如下内容。

微课：CT呼吸灯训练演示

（1）患者宣教：回顾式四维CT扫描应嘱患者尽量保持平静、自然、有规律的呼吸，前瞻式CT扫描根据临床需要嘱患者吸气末或呼气末一定时间内保持稳定的屏气状态。

（2）呼吸训练：选择合适体位固定后，使用呼吸监测设备对患者进行相应的呼吸训练以期达到扫描要求。

（3）患者筛选：如患者配合困难或经训练后不能满足呼吸要求，应在评估治疗可行性前提下慎重选择。

（4）呼吸信号获取：可选用红外感应、压力传感或光学体表监测等设备，放置在体表的传感器或光学体表监测门控点，应尽可能反映真实呼吸状态。门控点常选取剑突下，压力传感器摆放位置应考虑患者的呼吸方式。另外，体表附属金属设备应尽量避开需要照射范围以免造成金属伪影。

（5）音视频辅助：可通过音视频呼吸信号反馈模块帮助患者保持良好的呼吸状态。

（6）通过呼吸曲线学习，根据自由呼吸幅度及频率选择合适螺距行回顾式CT扫描；待患者屏气状态稳定后行前瞻式CT扫描。

（7）扫描结束后根据采集到的呼吸信号完整文件完成图像重建及传输：应回顾检查患者呼吸曲线波形或不同时相序列的CT图像。

3. 数据传输测试 数据传输的测试步骤如下。

（1）验证CT包含的头文件信息是否能被正确地导入治疗计划系统（treatment planning system，TPS）。

（2）验证导入TPS的CT图像方向的正确性。

（3）验证导入TPS的图像几何尺寸（横状面、冠状面、矢状面），体积和层厚的精度。

（4）验证CT值与电子密度值转换曲线的准确性。

（5）验证在CT-Sim工作站上靶区及危及器官的结构勾画文件传输至TPS后的一致性。

（6）验证从TPS回传到CT-Sim工作站信息的一致性。

4. 辐射防护要求 CT 模拟机辐射防护要求的基本内容如下。

（1）CT 模拟机房最小使用面积不得小于 30m^2，机房内最小单边长度不小于 4.5m。放射治疗 CT 模拟机房至少配备一套完整的铅衣。

（2）CT 剂量指数 CTDI

1）采用人体组织等效材料的均质圆柱模体，头部模体直径为 160mm，体部模体直径为 320mm，分别在中心和距表面 10mm 处有可放置剂量探头的孔，剂量测量仪器的相对误差值应小于 5%，并已得到校准。

2）将头模或体模置于扫描野中心，模体圆柱轴线与扫描层面垂直，探头的有效探测中心位于扫描层的中心位置。

3）按照临床常用头部或体部条件进行轴向扫描。

4）记录计量仪读数，通过计算得到 CTDI100 和 CTDIw。验收标准如下：①头部模体：与厂家说明书指标相差±10%以内；②体部模体：与厂家说明书指标相差±10%以内；③稳定性检测：与基线值相差±15%以内。

（3）CT 模拟机房应保持良好的通风。

（4）CT 模拟机房门外明显处应设置电离辐射警告标志和风险告知，并安装醒目的工作状态指示灯。

（5）CT 模拟机房屏蔽参照相关屏蔽规范要求：CT 模拟机房的墙壁应有足够的防护厚度，机房外人员可能受到照射的年有效剂量小于 0.25mSv（相应的周有效剂量小于 5μSv），距机房外表面 0.3m 处空气比释动能率应<2.5μGy/h。

（6）CT 模拟机组件防护：X 射线源组件应当有足够铅当量的防护层，使距焦点 1m 远处球面上漏射线的空气比释动能率<1.0mGy/h。随机文件中应有设备生产单位提交符合法定资质的有效证明材料。随机文件中应提供等比释动能图，描述设备周围的杂散辐射的分布。

（7）CT 模拟机工作人员应定期检查控制台上所显示出患者的剂量指示值（CTDIW，CTDIvol 和 DLP），若发现异常，应找出原因并加以纠正。

（8）实施 CT 模拟机定位时，其他人员不得滞留在机房内。当患者需要陪伴或携扶时，应对其采取必要的防护措施。

（9）防护门：相关要求如下。

1）门灯指示：观察 CT 模拟机在非出束、预备及出束状态下防护门指示灯的显示是否正常。

2）门机联锁：防护门打开时，确认控制台报门机联锁且 CT 模拟机不能出束；CT 模拟机在出束状态时打开防护门，确认是否出束中断且控制台报门机联锁。

3）防夹功能：防护门在关闭过程中遮挡红外感应装置，确认防护门是否停止关闭或处于打开状态。

二、 MR 模拟定位的质量控制与质量保证

MR 模拟定位机的质量控制是 MR 图像质量的重要保证。MR 质量保证团队制定整体规划、设定目标和方向、质控规章以及评估质量保证活动的效用，以确保内每一个成像步骤都符合临床定位需求且适宜，扫描的图像包含解决定位问题所必须的正确信息。质控内容主要包括：磁场均一性评价、层

位的精确度、层厚的精确度、射频线圈检测-信噪比、图像增强的一致性、空间分辨率、低对比度可探测性检测、层间射频信号干扰（层间交叉对话）、MRI 图像相对稳定性、几何图形精确性检测、图像传输显示、激光定位系统、图像伪影分析。MR 图像常见的伪影包括：化学位移伪影、卷褶伪影、截断伪影、磁敏感伪影、运动伪影、不自主运动伪影、自主运动伪影，不同的伪影会有不同的产生机制、表现形式及应对策略，需要进行个体化的分析及针对性的处理。

MR 模拟定位图像的准确性保证了其与 CT 定位图像配准时高度契合，能最大限度地减少放疗医师在进行肿瘤靶区和危及器官勾画时的误差范围。为需要在放疗过程中行放疗计划修改、评估放疗反应及放疗随访的患者，放疗前、放疗中、放疗后多次 MR 模拟定位图像的稳定获取提供了可靠的影像资料。

（一）MR 模拟定位质量保证与质量控制概述

质量保证（quality assurance，QA）是一个整体性概念，包括为了提供足够的信任表明实体能够满足品质要求，而在品质管理体系中实施并根据需要进行证实的全部有计划和有系统的活动，即 MR 质量保证团队制定整体规划、设定目标和方向、质控规章以及评估质量保证活动的效用等，以确保内每一个成像步骤都符合临床定位需求且适宜，扫描的图像包含解决定位问题所必须的正确信息，并被主管医师及时获得，同时尽可能减少患者发生意外及不必要的花费。

质量控制（quality control，QC）是质量保证的一个主要部分，即是为达到定位准确性与稳定性的要求，对 MR 模拟定位机参与的每一个环节所进行的一系列专业技术作业过程。包含新设备安装的验收检测、设备大修后的设备检测、设备基准性能的建立、发现并排查设备性能上的改变，核准使用设备性能产生异常的原因并加以校正。

（二）MR 模拟定位 QA 团队组成及分工

MR 模拟定位的 QA 团队由放射物理师、MRI 技术专家、MR 技术主管人员、MR 技师、MR 医师/定位医师等人员组成，团队成员在 MR QC 活动中各司其职，在质量维护、保证图像质量等方面发挥作用，以保持 MR 定位设备高质量长时间的运行。医学物理师/MRI 技术专家职责主要是基本质量控制检测、为 MR 技师 QC 制定程序手册包含参数标准，并定时检查质控记录以监测 MR 技师是否完成质控任务，同时了解设备性能和状况。

基本质量控制检测为设备的性能检测，包括图像质量和患者安全，保证每年一次，并且在设备安装、大修或者升级后都要进行。MR 技术主管/MR 技师则是根据医学物理师/MRI 技术专家制定的程序手册进行具体的质控操作，并做好质控记录。MR 医师/定位医师随时向技术人员反馈有关临床影像质量的正、反信息，向质控程序的所有方面提供激发、监督的作用。

（三）MR 模拟定位的主要质控内容

1. 磁场均一性评价。
2. 层位的精确度。
3. 层厚的精确度。
4. 射频线圈检测-信噪比、图像增强的一致性。
5. 空间分辨率。

（四）低对比度可探测性检测

1. 层间射频信号干扰（层间交叉对话）检测。
2. MRI 图像相对稳定性检测。
3. 几何图形精确性检测。
4. 图像传输显示检测。
5. 激光定位系统检测。
6. 图像伪影分析检测。

（五）MR 模拟定位的 QA 内容及频率

根据设备的性能、临床需求、医院的实际情况，每家医院都应该建立自己的质控表格，定期进行质控扫描并记录测量分析结果。如果超出参考范围，按照标准质控扫描流程再次进行，若结果仍然超出参考范围，则上报物理室、工程师及 MR 技术专家，并请厂家工程师进行调试直到相关指标合格。

一般将 MR 定位的质控内容分为日检、周检、月检。①日检是每日在进行扫描患者前对设备基本情况的检查，主要内容包括液氦水平、空调温度、湿度、报警装置及对讲机、外置激光定位系统等。②周检的项目增加中心频率监测、模体扫描（几何精度检测、图像伪影分析）等。③月检将进行更全面的设备检测，应用多个模体扫描并详细分析，包括准确设置和定位、层厚及层间距、层面位置、图像质量相关（信噪比、图像均匀性、几何变形、空间分辨率、图像伪影等）。

不同的设备厂家会提供周期 3 个月/6 个月的设备检测保养，使用厂家专用体模进行扫描分析。

（六）MR 模拟定位的质控操作

1. 质控常用体模

（1）ELPS 体模：外置激光定位系统检测（图 9-8）。

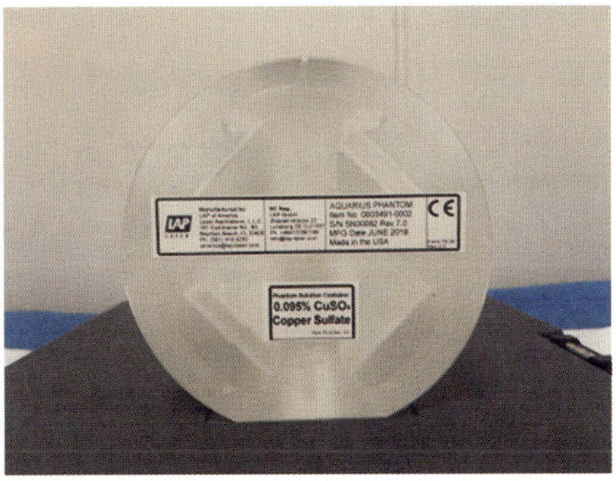

图 9-8　ELPS 体模

（2）ACR 专用体模：现用质控指南中应用比较多的是 ACR 和 AAPM，ACR 为磁共振认证测试程序开发了 MRI 模体-ACR 体模，其测试程序可用于不同厂家的磁共振设备，推荐使用。可用于磁共振验收测试时的初步评估及日常的质控工作流程中。对扫描图像进行以下内容的分析检测：①几何精度；②高对比度空间分辨率；③层厚准确性；④层位置精度；⑤图像强度均匀性；⑥百分比信号重影；⑦低对比度物体可探测性；⑧信噪比。

（3）体模扫描

1）ACR 扫描时可使用专用的体模支架，保证每次扫描体模位置的准确性及重复性，便于不同时间质控结果对比及设备性能状况分析（图 9-9）。

2）扫描参数设置详见表 9-3。

3）扫描获得正矢状位图像，作为定位像，进行横轴位的 T1 和 T2 双回波序列扫描，每个序列扫描 11 层（图 9-10、图 9-11）。

4）手动测量往往耗时较长，可通过自动处程序进行处理。

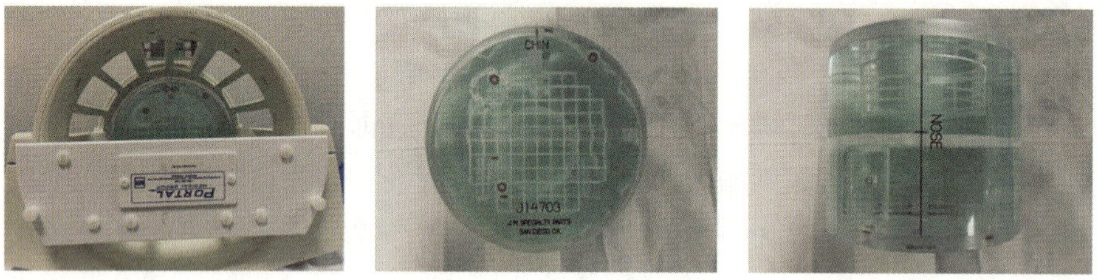

图 9-9　ACR 专用体模

表 9-3　按照 ACR 质控测试指南设置扫描参数

	脉冲序列	TR /ms	TE /ms	FOV /cm	层数	层厚 /mm	层间距 /mm	激励次数	矩阵	扫描时间/（m：s）
Sag Localizer	SE	200	20	25	1	20	N/A	1	256×256	0：56
T1WI	SE	500	20	25	11	5	5	1	256×256	2：16
T2WI	SE	2000	20/80	25	11	5	5	1	256×256	8：56

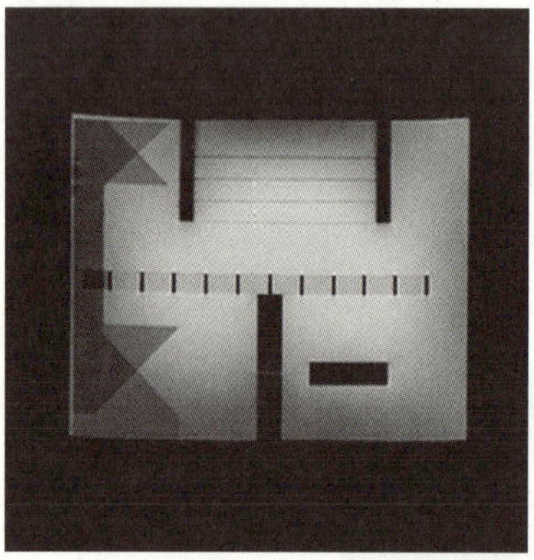

图 9-10　矢状位定位图

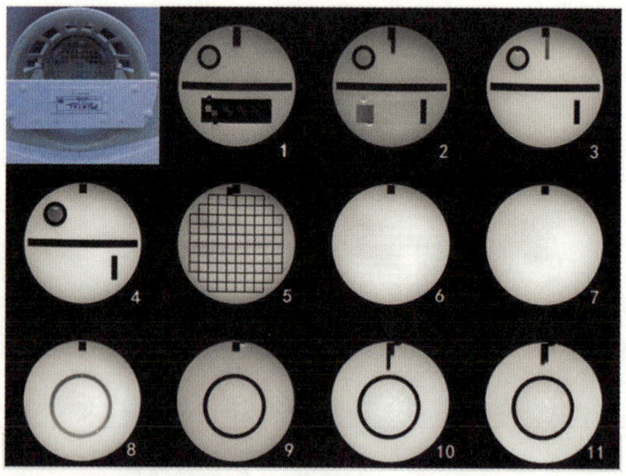

图 9-11　横轴位多层图像

（4）厂家专用体模：厂家工程师保养检测时，应用厂家配置专用体模进行。检测程序不适用于 MR 物理室/MR 技师等进行常规质控，部分程序需要插入 Key 方可使用（图 9-12）。

部分厂家配置全自动的质控运行程序、配套的质控体模，按照程序指示摆放好体模，启动自动扫描程序，扫描完成后，系统可以自动进行图像分析，生成质控报告（图 9-13、图 9-14）。

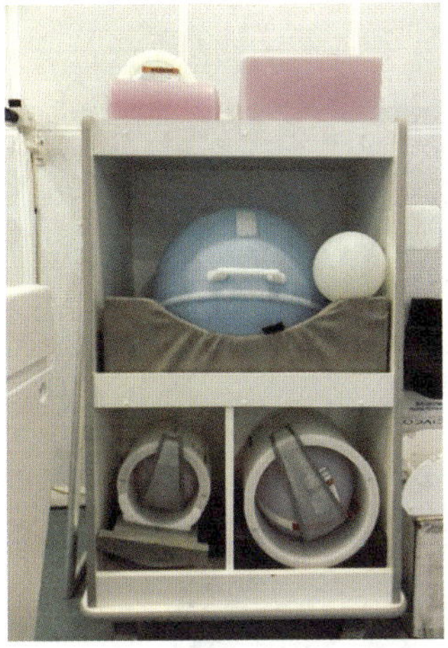

图 9-12　3.0T MR 工程师设备检测专用体模

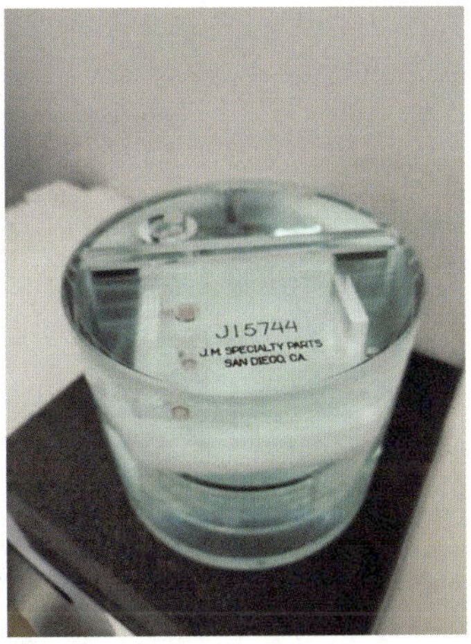

图 9-13　3.0T MR 质控程序专用体模

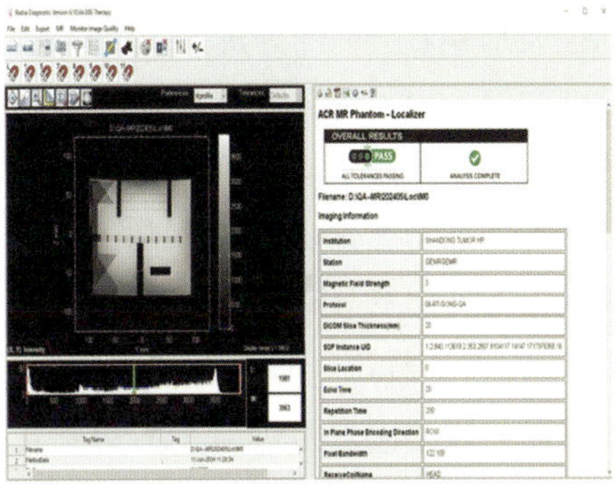

图 9-14　质控图像自动分析示意

2. 质控内容检测与分析

（1）几何精度测量：扫描 ACR 模体，测量分析矢状位定位像、横轴位图像 1 以及 横轴位图像 5 获得检测结果。

1）测量：①设置窗宽和窗位：窗宽设置到很窄（0 或 1），然后将窗位调至使体模的一半显示为白，另一半为黑，记下窗位值 a。窗宽值 b 调节为窗位值 a。把窗位值调节为窗位值 a 的一半；②测量矢状位定位像的体模长度（从上到下），保证测量长度的直线通过体模中心并且垂直于体模两边；③横轴位图像 1 测量体模直径（从上到下、从左到右）、横轴位图像 5 测量体模直径（从上到下、从左到右、两对角线）（图 9-15）。

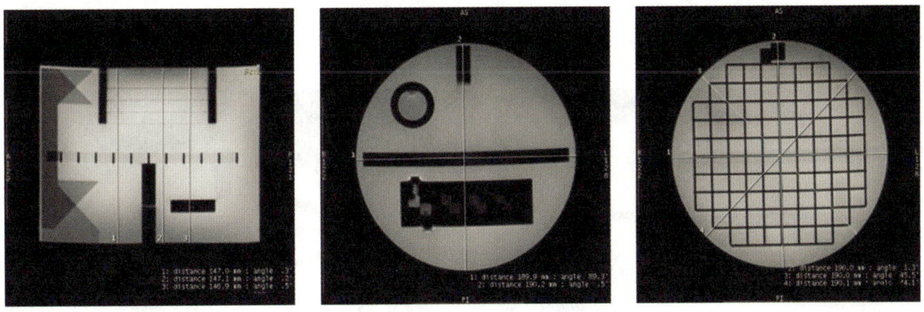

图 9-15　几何精度测量

2）参数标准：体模矢状位上下长度为 148mm，体模直径为 190mm，测量长度误差在±2mm 范围内。

3）失败原因分析：①模体定位不准确；②一个或多个梯度校准错误；③非常窄的接收带宽；④磁场不均匀性。

（2）高对比度空间分辨率检测：高对比空间分辨率是评价扫描设备解析小物体的能力。扫描 ACR 模体，测量分析横轴位图像 1 获得检测结果。

1）检测：①将图像 1 放大 2~4 倍，同时确保分辨率模块全部显示。②从左边一对开始，左边一对孔径最大，其值为 1.1mm，中心对为 1.0mm，右边一对为 0.9mm。观察左上排列所有的孔，并调节窗宽和窗位以相邻孔清楚显示为佳。③如果任一单行所有的四个孔彼此能被清楚辨别，可以认为对特定的孔径从左到右均能分辨。左上排列所能分辨的最小孔径表示左右方向的分辨率。观察右下列孔，并调节窗宽和窗位以相邻孔清楚显示为佳。如果任一列所有的四个孔彼此能被清楚辨别，可以认为对于特定的孔径从上到下均能分辨。右下排列所能分辨的最小孔径表示上下方向的分辨率（图 9-16）。

2）参数标准：对于两个轴向 ACR 序列的方向，测得的分辨率应为 1.0mm 或者更好。

3）失败的原因分析：①过度的图像过滤会导致失败；②涡流补偿不良会导致故障；③过多的图像重影会导致失败；④对比分辨率测试；⑤梯度误校准，B0 不均匀性和过低的采集带宽引起的几何误差可能导致该测试失败等。

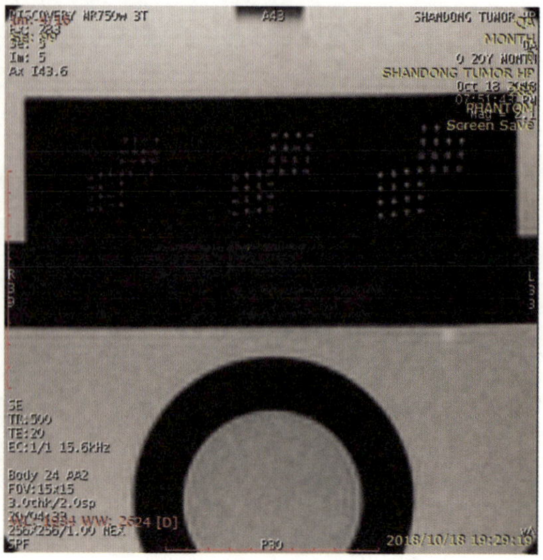

图 9-16　高对比度分辨率

（3）层厚精度检测：通过所测得的层厚与设置的层厚进行比较，来确定特定层厚的精度。较差的层厚精度不仅可以提示扫描层厚的不精确，同时可能延伸到诸如图像对比度不正确和低信噪比之类的情况。扫描 ACR 模体，测量分析横轴位图像 1 获得检测结果。

1）检测：①将图像 1 放大 2~4 倍，保证层厚测试模块在显示范围内能够观察到。②调节窗宽、窗位，使信号斜坡得到最佳显示，通常需要大幅降低显示水平并使窗口变窄。③在每个信号斜坡的中间放置一个矩形 ROI，测量每个 ROI 的平均信号值，计算得到平均值。设置窗位到平均值的一半，窗宽调至最低。使用长度测量尺测量上下两个斜坡的长度，得到 L1、L2。计算层厚 = 0.2×（L1×L2）/（L1+L2）（图 9-17）。

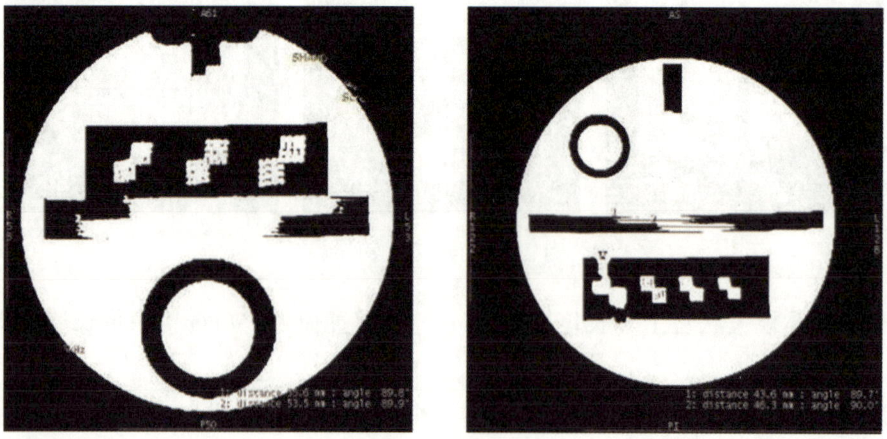

图 9-17　层厚测量

2）参数标准：层厚应为（5±0.7）mm。

3）失败原因分析：①射频放大器的非线性；②发射器的高功率射频部分中的任何地方的故障引起射频脉冲波形的失真；③极差的梯度校准或差的梯度切换性等。

（4）图像强度均匀性检测：扫描 ACR 模体，测量分析横轴位图像 7 获得检测结果。

1）检测：①图像中心放置感兴趣区（ROI）（面积 19500~20500mm^2），测得平均像素强度 $ROI_{大}$。②设置窗宽为最小值，调高窗位直至 ROI 内形成 1cm^2 的暗像素区，在暗像素区放置 1cm^{2}ROI，测得信号值 $ROI_{低}$。③继续调高窗位至中心大 ROI 留下 1cm^2 的明亮区域，在明亮区放置 1cm^{2}ROI，测得信号值 $ROI_{高}$。④计算百分比积分均匀性（PIU）值，$PIU = 100\times(1-\{(ROI_{高}-ROI_{低})/(ROI_{高}+ROI_{低})\})$（图 9-18）。

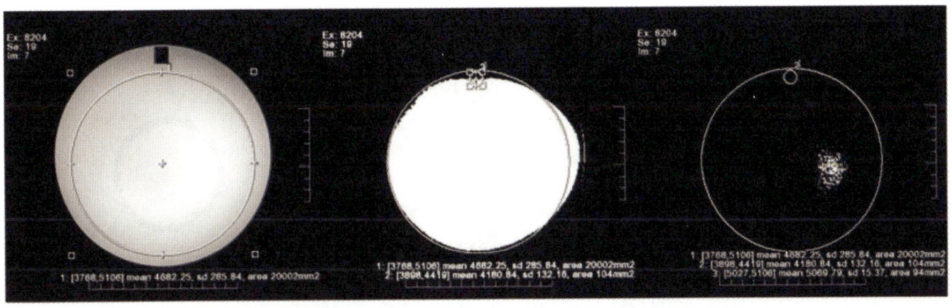

图 9-18 图像强度均匀性 ROI 放置与像素强度测量

2）参数标准：<3.0T PIU≥87.5%，3.0T PIU≥82.0%。

（5）百分比信号重影检测：扫描 ACR 模体，测量分析横轴位图像 7 获得检测结果。

1）检测：①图像中心放置感兴趣区（ROI）（面积 19500~20500mm^2），测得平均像素强度 $ROI_{大}$；②在 FOV 内图像边缘上、下、左、右方向各放置椭圆形 ROI（纵横比：4：1，面积：10cm^2），分别测得平均像素值 ROI_{top}、ROI_{btm}、ROI_{left}、ROI_{right}；③计算重影的值：重影比 = $|[(ROI_{top}+ROI_{btm})-(ROI_{left}+ROI_{right})]/(2\times ROI_{大})|$（图 9-19）。

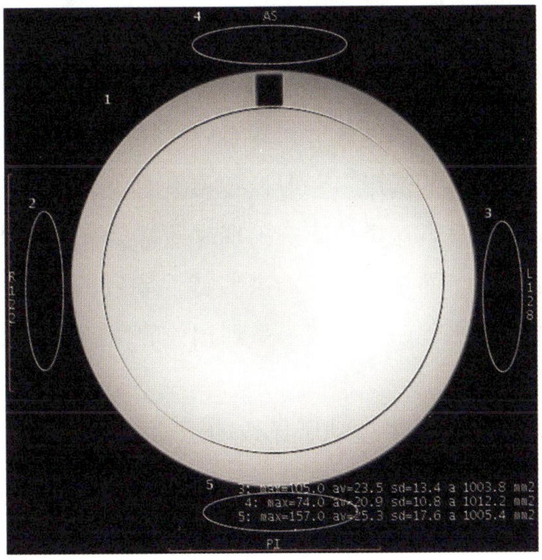

图 9-19 百分比信号重影 ROI 放置

2）参数标准：重影比应≤0.025。

（6）信噪比检测：扫描 ACR 模体，测量分析横轴位图像 7 获得检测结果。

检测：①图像中心放置感兴趣区（面积 19 500~20 500mm^2），测得平均像素强度 ROI 大。②在 FOV 内图像边缘上、下、左、右方向各放置椭圆形 ROI（纵横比：4：1，面积：10cm^2），分别测得平均像素值 ROItop、ROIbtm、ROIleft、ROIright。③计算信噪比 SNR。

（7）低对比度物体可探测性检测；低对比度分辨力是用来评价图像对低对比物体能清晰分辨的程度。扫描 ACR 模体，观察分析横轴位图像 8、9、10、11 获得检测结果。

检测：①图像 8、9、10、11 分别代表不同的对比度，从 8-11 的顺序对比度分别为 1.4%、2.5%、3.6%、5.1%，调整窗宽、窗位以低对比度图像圆盘显示最佳；②观察图像 8、9、10、11 可以显示的圆盘辐条数（相同直径的 3 个圆盘全部显示则为计数 1），记录计数值 P8、P9、P10、P11；③计算总辐条数 P8+P9+P10+P11（图 9-20）。

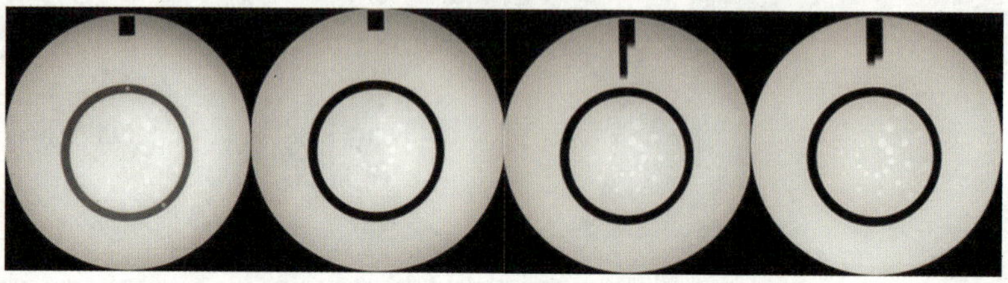

图 9-20 低对比度物体可探测性

参数标准：<3.0T 每张图像应观察到至少 9 个完整辐条；3.0T 总辐条数应观察到至少 37 个完整辐条。

（七）MRI 成像伪影及其对策

所谓伪影是指在磁共振扫描或信息处理过程中，由于某种或几种原因出现了一些人体本身不存在的图像信息，可以表现为图像变形、重叠、缺失、模糊等，致使图像质量下降的影像，也称假影或鬼影（Ghost）。

1. 宏观伪影 可分为设备相关的伪影、患者相关的伪影等。

（1）设备相关的伪影：由设备硬件或设备的物理属性所导致的伪影。设备硬件所引起的伪影主要是由设备的某些部件出现故障而导致的伪影。射频系统、梯度系统以及磁体系统或者信号传输系统等硬件出现问题均可以产生各种各样的伪影。一般设备相关的伪影通常表现为图像变形、明显的噪声或者图像中出现各种明显的干扰信息。这类伪影的出现时通常会有某些报错信息，而且硬件相关的伪影也可能不是设备硬件故障导致的，而是由设备的某些特性导致的。如 3.0T 磁共振成像系统因为场强更高，射频脉冲电磁波的波长也更短，会导致一系列相关的伪影，还有因明显的磁化率差距所导致的图像变形等。

（2）患者相关的伪影：患者的不自主运动所导致的运动伪影；患者心律不齐或者呼吸不规律导致相应门控效果差而导致的周期性运动伪影；患者的义齿、各种金属植入物或者服用含金属成分药物等所引起的磁场不均匀到导致的金属伪影或者图像几何形变等。

2. 化学位移伪影与解决对策

（1）化学位移伪影的基本概念及表现：在临床实际工作中通常所说的化学位移伪影指的是水和脂肪之间的化学位移效应导致的伪影。因为水和脂肪中的氢质子是以氢核为探测对象的磁共振成像的两大信号来源，而其他的一些代谢物尽管也存在着化学位移现象，但因为这些代谢物浓度极低，除了专门的波谱成像序列外，在一般的成像序列中这类物质所导致的化学位移现象在常规成像过程中无法显示。

化学位移伪影通常分为两种情况：一种情况是组织（或体素）主要成分是水，而周围组织是脂肪，也就是俗称的脂包水。这种情况化学位移伪影高信号带通常会出现在高频率编码方向，低信号带出现在低频率编码方向，如肾被肾周围的脂肪囊包饶，盆腔淋巴结也被脂肪组织所包饶，这种情况在临床中出现的比较多。另外一种情况是组织（或体素）主要成分是脂肪组织，周围是水包裹着，也就是俗称的水包脂。这种情况化学位移伪影高信号带出现在低频率编码方向，低信号带出现在高频率编码方向，如错构瘤中产生的块状脂肪，还有一些脂肪瘤也表现出类似的情况，临床出现较少。

（2）化学位移伪影的解决方法：改变频率编码的带宽、采用低场强 MR 扫描仪、改变频率编码方向、施加脂肪抑制技术。

3. 卷褶伪影与解决对策

（1）卷褶伪影的基本概念及表现：当受检部位的大小超出视野（FOV）的大小，FOV 外的组织信号将折叠到图像的另一侧，这种折叠的现象成为卷褶伪影。MR 信号在图像上的位置取决于信号的相位和频率。信号的相位和频率分别由相位编码和频率编码梯度场获得。信号的相位和频率具有一定范围，这个范围仅能对 FOV 内的信号进行空间编码，当 FOV 外的组织信号融入图像后，将发生相位或频率的错误，把 FOV 外一侧的组织信号错当成另一侧的组织信号，因而把信号卷褶到对侧，从而形成卷褶伪影。

在临床实际扫描工作中，当成像的 FOV 小于成像物体时就会出现卷褶伪影。理论上卷褶伪影既可发生在频率编码方向，也可以发生在相位编码方向。如果成像 FOV 的大小小于实际成像物体的大小，就意味着相邻两幅图像之间间隔不足够大，没能让两个实际物体充分分离开，超过这个间隔的那部分物体就会造成相位编码方向上的混淆伪影。

（2）卷褶伪影的解决办法：增大 FOV、采用相位编码方向的过采样、施加空间预饱和带、切换频率编码与相位编码的方向。

4. 截断伪影与解决对策

（1）截断伪影的基本概念及表现：截断伪影也称环状伪影或 Gibbs 伪影。在空间分辨率较低的图像上比较明显，表现为多条同中心的弧线状高低信号影。磁共振图像是很多像素组成的阵列，数字图像要真实展示实际解剖结构，其像素应该无限小，但实际上像素的大小是有限的，图像与实际解剖存在差别，这种差别实际上就是截断差别，当像素较大时其失真将更为明显，就可能出现肉眼可见的明暗相见的条带，这就是截断伪影。

产生截断伪影的最根本原因是傅里叶变换。截断伪影容易出现在图像的空间分辨率较低（即像素较大）的图像行。在两种信号强度差别很大的组织间，相位编码方向往往更为明显，因为为了缩短采集时间，相位编码方向的空间分辨率往往更低。

（2）截断伪影的解决办法：增加图像的空间分辨率。

5. 磁敏感伪影与解决对策

（1）磁敏感伪影的基本概念及表现：磁敏感是物质的基本特性之一，某种物质的磁化率是指这种物质进入外磁场后的磁化强度与外磁场强度的比率。抗磁性物质的磁化率为负值，顺磁性物质的磁化率为正值，一般顺磁性物质磁化率很低，铁磁性物质的磁化率很高。两种磁化率差别较大的组织界面上将出现伪影，这种伪影称为磁敏感伪影。磁敏感伪影表现为局部信号明显减弱或增加，常同时伴有组织变形。

磁敏感伪影可以由人体内源性磁化率差异引起，如富含气体的区域、出血、钙化等这些人体组织自身的结构或病变可以导致磁敏感伪影；也可以是外源性磁化率差异所引起，突出的代表就是各种铁磁性金属伪影。铁磁性金属在主磁场内会产生明显的感应磁场，该磁场会严重破坏主磁场的均匀度，使得邻近区域组织内的氢质子不再满足拉莫尔频率的要求，同时也会严重破坏局部的梯度线性度。

（2）磁敏感伪影的解决办法：避免金属植入物、做好匀场、增加频率编码梯度场强度、人工技术干预。

（八）运动伪影与解决对策

1. 运动伪影的基本概念及表现 运动伪影通常是指由于受检者的宏观运动引起的伪影。这些运动可以是自主运动如肢体运动、吞咽等，也可以是非自主运动如心跳、血管搏动等。运动可以是随机的如胃肠道蠕动、吞咽等，也可以是周期性运动如心跳和血管搏动等。

运动伪影出现的原因主要是在图像信号采集的过程中，运动器官在每一次激发、编码及信号采集时所处的位置或形态发生了变化，因此将出现相应的偏移，在傅里叶转换时会把这种相位的偏移误认为相位编码方向的位置信息，把组织的信号配置到一个错误的位置上，从而出现运动伪影。运动伪影具有以下共同特点。

（1）主要出现在相位编码方向行。

（2）伪影的强度取决于运动结构的信号强度，后者信号强度越高，伪影越明显。

（3）伪影复制的数目、位置受基本正弦运动的相对强度、TR、NEX、FOV 等因素的影响。

2. 常见的运动伪影分类

（1）不自主运动伪影及解决对策：进行磁共振扫描的患者也可能有意识障碍或者受病痛影响难以配合扫描中的长时间制动。这种不自主运动在运动方向和频率上都没有规律性，对于图像的影响通常不是局限在某一幅图像，而是表现在很多层面的图像上。因为这类运动伪影缺乏规律性，在预防这类伪影时就相对更困难。

不自主运动伪影的解决对策：充分的检查前准备和沟通、充分制动和人性化摆位、采用合适的扫描序列。

（2）自主运动伪影及解决对策：自主运动伪影也称生理运动伪影，生理运动是生命活动的重要体征。如周而复始的呼吸运动和心脏大血管搏动都是生命赖以维持的重要活动。生理活动还包括胃肠道、膀胱等器官的蠕动。在磁共振成像过程中生理运动也是产生伪影的重要原因。很多生理运动具有一定的周期性，如呼吸运动和心脏收缩、舒张活动以及血管的搏动，这为克服这类运动导致的伪影带来了新的途径。另外，随着心脏的周期运动血管内血液也在不停流动。需要注意的是不同种类的血管可能有不同的流动方式，在考虑血流运动伪影的同时，也要要充分考虑这些不同的血管动力学特点。

这类伪影大多数都是不受人为控制，存在一定的周期性、时间性及规律性。针对这类伪影可以从技术方面入手采用相应的技术手段给予帮助和解决。下面就简单列出不同自主运动伪影的解决对策。

1）呼吸运动伪影解决对策：施加呼吸触发或者导航回波技术、呼吸补偿技术、快速成像屏气扫描、施加脂肪抑制技术、超快速成像技术。

2）心脏搏动伪影解决对策：施加心电门控和心电触发技术、在心脏区域施加饱和带和匀场、切换相位编码方向、增加激励次数（NEX）。

3）血管搏动伪影解决对策：使用流动补偿技术、在成像区域血液流入的地方施加预饱和带、切换相位编码方向、施加心电门控。

▶知识拓展

磁共振模拟定位质控程序简介

肿瘤放射治疗中专用磁共振模拟定位（MR-Sim）平台的使用迅速扩大，引入了新的设备和功能，总体目标是提高放射治疗计划设计的准确性。然而，这项新兴技术带来了一系列新的挑战，需要解决这些挑战，以实现安全有效的实施 MR-Sim。AAPM TG-284 号报告为商用 MR 模拟定位机的安装及质控提供了详细的规范，包括初始设备选择、选址、验收测试、质量保证、专用放射治疗特定 MR-Sim 工作流程的优化、患者特定考虑因素、安全性和人员配备，包括指导如何进行运动和变形管理，以及 MR 线圈配置，以适应使用不同体位固定装置的患者。本报告提供了 QA 程序的优化协议和检查表的示例。虽然这里提供的建议是最低要求，但也强调了磁共振模拟定位工作的未来发展方向和尚未满足的临床需求。

三、 PET/CT 模拟定位成像系统的质量控制

对 PET/ CT 执行严格的日常预防性质量控制，是确保 PET/CT 系统的运行稳定及设备安全，减少故障率的发生、延长设备的使用寿命、节省维修成本的重要手段。PET/CT 质量控制分为 PET 部分质量控制、CT 部分质量控制及 PET/CT 整机的质量控制。本章节主要针对 PET/CT 的工作环境、日常预防性质量控制（每日、每周、每月等的质控内容、步骤及方法）、空间分辨率测试等几方面进行 PET/CT 的质量控制，获得设备硬件的性能好坏及图像重建时各种校正文件的可靠性，保证图像质量。

PET/CT 由 PET 和 CT 两部分构成，质量控制分为 PET 部分质量控制、CT 部分质量控制及 PET/CT 整机的质量控制。对 PET/CT 质量控制的项目包括：工作环境的保持，日常预防性质量控制，空间分辨率测试。

（一）工作环境

1. 温度　扫描间、操作间及设备间应配备足够功率的空调，温度应维持在 18～22℃。非工作日要安排值班人员定期巡视，发现温度超出规定范围，要及时查找原因、调整温度或报告主管部门。

2. 湿度　机房及设备间的湿度保持在 40%～60% 为宜。机房湿度过大，易导致 PET 探测器晶体潮解或电路短路；机房内太干燥，则机房内灰尘增多，仪器表面易产生静电而损坏机器。机房内建议配置去湿机和加湿器。

（二）日常预防性质量控制

1. 每日质控内容、步骤及方法

（1）PET/CT 系统中 CT 设备的自检（包括 CT 扫描机架和检查床等硬件设备）。

（2）执行 PET 的硬件及通信系统，以检查包括 PET 的机架、采集系统、重建系统等硬件设备以及内部网络通畅情况。

（3）CT 的球管预热，防止冷球管突然加高电压导致损坏。

（4）执行 PET 空白扫描，检测 PET 采集晶体模块工作是否正常及有无损坏，检测重建系统是否正常。

2. 日常预防性质量控制方法 通过晶体对^{68}Ge 棒源进行 5 分钟采集后，重建出高灵敏和高分辨两组图像，晶体 Blank Scan 的正弦图，无异常伪影，提示正常；晶体 Blank Scan 的正弦图显示一斜条状白色透亮影，提示某一晶体损坏，需维修；更换后，再次执行空白扫描，直到无异常伪影显示为止。每天执行 1~4 步骤的质量控制程序，必须保证每个项目都能完成，无错误信息提示。

（三）每周质控内容、步骤及方法

1. 质控前的准备 ①数据备份：对设备进行质控前，应对 CT 及 PET 的系统文件、扫描协议和校准文件进行备份；②PET 机械手测试：行 PET 质控前，应对取出与归位棒源的机械手进行运行功能测试，以保证其质控时机械手动作正常。

2. 每周质控内容、步骤

（1）CT 快速空气校准：主要校准 CT 扫描范围内空气值的均匀性。使用 200mm 标准水模体检测 CT 值精度及均匀性，水模图像中的中间及边缘区域 CT 值应接近 0HU，证明正常。

（2）调节每个光电倍增管信号增益：校准其增益值，以达到探测效率的一致性。

（3）符合线路时间校正：选择质控项目中 CTC 扫描协议，通过晶体对^{68}Ge 棒源进行大约 10 分钟采集，计算机自动运算及进行比对，以达到调整探测时间的一致性。

（4）空白扫描校正文件的重建：晶体对^{68}Ge 棒源进行大约 40 分钟采集后，重建出空白扫描校正文件，替换旧校正文件，以保证图像质量。

（5）检测 PET/CT 系统中 CT 与 PET 位置的误差：即 VQC 扫描。

（四）每月质控内容

除每周质控内容外，还包括 PET 探测器符合探测灵敏度（归一化）校正。PET 中有成千上万个探测晶体单元。受每个晶体各自性能和几何位置差异，如晶体单元发光效率、晶体单元与光电倍增管的耦合、晶体单元对符合探测线的张角不同等因素，影响其探测效率的一致性。其校正方法是利用均匀分布的^{68}Ge 放射棒源，测量每个晶体单元的计数响应，由计算机自动算出归一化因子，以文件方式调整和校正 PET 图像每像素的放射性活度值，及调节图像的均匀性，主要是断层图像的补偿校正，如图 9-22 所示。

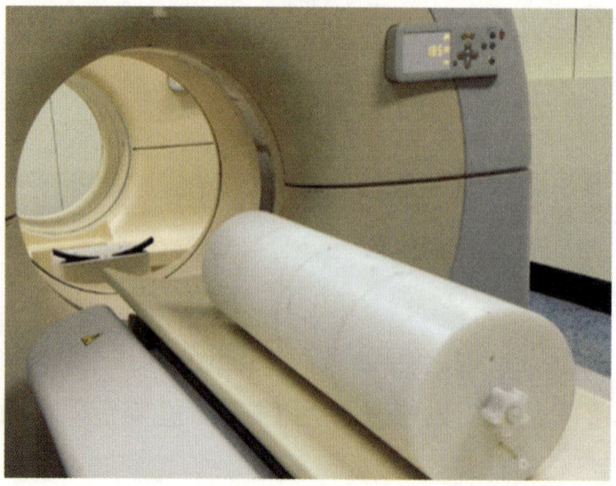

图 9-22　PET 性能检测模体安放

通过对 1999-NEMA 标准模型 2D（2.5mCi）方式、3D（0.5mCi）方式各 30 分钟采集，然后经过一系列软件处理产生校正文件。当 NEMA 模型内 FDG 未分布均匀时，会直接影响 Well counter 断层图像的补偿系数及直接影响图像的均匀性；当测量的 FDG 剂量不准确，重建出的校正文件直接影响 SUV 值的准确性；当一系列软件处理过程有问题时，也会直接影响图像的均匀性。采集时采用高灵敏方式，在高灵敏采集状态下，由于几何效率的关系，床位两头采集的计数少，需要 Well counter 的补偿系数高。

（五）空间分辨率测试

半高宽（full width at half maxima，FWHM）能反映 PET 在最佳状况下能达到的最高分辨性能。测试方法：选用^{18}F 溶液，浓度为 5mCi/ml。均匀的注入长度为 100mm、内径≤1mm 的毛细管中，密封毛细管两端；将 3 根毛细管放置在空间分辨率测试模型中，固定在一个 X、Y 平面支架上，用激光定位线将模型置于视野中心。3 个毛细管的 X、Y、Z 位置偏差需要在±2.0mm 范围内，如果超出范围，则需调整。定位完成后，根据计数率调整时间最少采集 50 万个计数，重建图像的半高宽，即得到空间分辨率。

▶知识拓展

PET/CT 验收及质控程序简介

正电子发射断层扫描/计算机断层扫描（PET/CT）成像因其独特的放射性示踪剂分布可视化和精确量化的能力，在医学实践中发挥着重要作用。一个全面和持续的质量保证（QA）计划可以帮助确保多模态的成像方式，提供最佳的患者诊疗效果。

质量保证计划应从验收测试（基线测量）开始，以确保设备和软件包符合制造商的规范，这些规范是在购买前商定的，并在采购合同中规定及体现。然后，通过定期每日、每周、每季度、半年度和年度监测或者检测来维护质量保证计划，以确保符合监管机构和认证机构的要求，并评估扫描仪性能是否偏离了其初始状态。

美国医学物理学家协会（AAPM）的 TG-126 号报告《PET/CT 验收测试和质量保证》，是为不同制造商提供的大多数临床上可用的短轴圆柱孔 PET/CT 系统平台提供一套标准化的验收和定期测试项目及程序，这些测试可以在质量保证计划中轻松实施。

自 20 世纪 90 年代初以来，测试 PET/CT 系统最广泛实施和引用的参考文献是美国电气制造商协会（NEMA）的 NU 2 正电子发射断层扫描（PET）的性能测量指南，该指南由 NEMA 的医学成像和技术联盟部门制定。鉴于 NEMA NU 2 和其他标准对专用软件、设备和体模的要求，遵循这些标准可能具有挑战性。TG-126 报告的目的是制定符合 NEMA 指南内容的程序，而不需要购买专门的设备和软件来衡量基本性能指标。TG-126 报告的程序使用常见且易于获得的体模和软件进行更简单的测量，以监测基本性能参数。

此外，现在使用美国放射学会（ACR）现成的体模进行图像质量评估，该体模用于美国的 PET 认证，而不是使用额外的 NEMA/国际电工委员会（IEC）的专用体模。对于每项测试，TG-126 报告建议合格的医学物理学家在验收测试期间首先进行基线测量，然后使用本报告中推荐的限值为所有后续测量，建立 PET/CT 扫描仪和特定部位的通过/失败标准。

第三节　放射治疗设备的质控内容及操作

医用电子直线加速器作为放疗的主要设备，能否做好质量控制工作，使之可靠运行，是保证放疗精确实施的先决条件。使用医用电子直线加速器进行放疗的医疗机构应配备相应的质控人员，建议每台加速器至少配 1 名放射物理师。日检项目，应由放射治疗师或放射物理师完成。随着 IMRT 技术的不断应用，基于 EPID 的 IMRT 剂量验证也基本由放射治疗师完成。本节对完成的日检及 IMRT 剂量验证工作进行阐述。

一、直线加速器每日质控工作

（一）机房环境检查

（1）进入机房：检查迷路、机房地面无积水漏液，无堆放杂物，各设备状态正常，紧急开关处于正常状态，机架无碰撞风险，灯光照明正常，治疗床面清洁无杂物，设备外壳完好无损伤。

（2）进入控制室：检查控制台面是否整洁，地面无积水，无堆放杂物，紧急开关、处于正常状态。

（3）进入机柜间：检查地面无积水，无堆放杂物，各机柜状态正常。

（二）门机、门灯连锁

（1）观察加速器在照射、预备和无射线状态下门灯的指示。

（2）直接照射中开门，检测门机连锁工作状态。

（3）检查门的防夹功能是否正常。

（三）通风系统与气体

（1）机房通风系统：检查进风及排风风机是否正常工作，用薄塑料纸做的飘带或测风仪即可进行检测。

（2）灭弧气体：检查 SF6 气压表示数，查看加速器是否有低压保护连锁（Gas）。

（四）其他

应用晨检仪进行剂量学的检测，同时用白纸等工具进行激光灯检测。

二、晨检测量仪基本介绍

加速器等射线设备日检用的二维阵列晨检测量仪简称晨检仪，如图 9-23 所示。晨检仪构造相对验证用的二维阵列测量仪简单、探头数量少，主要用于加速器等设备的日常快速晨检，测量设备的剂量、平坦度对称性、光野一致性等参数，快速方便地掌握设备的日常情况，保证日常治疗的准确性，预警设备故障发生。几个厂家的晨检仪对比表见表 9-4。

表 9-4 4种晨检仪的基本参数比较

基本参数	IBA	PTW	SI	SNC
测量照射野	—	—	—	—
10cm×10cm	有	有	无	无
20cm×20cm	有	有	有	有
测量方式	—	—	—	—
独立采集	有	有	有	无
与计算机连接	有	无此功能	有	有
附加监测内容	剂量率，射线质	剂量率，射线质	能量识别	照射野范围监测
离线重复测量	—	有	有	无此功能
机载显示屏	无	所有监测结果	能量及代码	无此功能
能量测量范围	光子（^{60}Co 至 25MV），电子（4~25MeV）	光子（^{60}Co 至 25MV），电子（4~25MeV）	光子（^{60}Co 至 25MV），电子（6~25MeV）	光子（^{60}Co 至 25MV），电子（6~25MeV）
电离室数量	125	13	8	13
半导体数量	—	无	无	12

（1）常见晨检仪

1）SNC：初次测量须关联出厂自带探测器响应矩阵校准文件，然后校准绝对剂量后使用，后期须定期重新校准保证测量准确性。Daily QA3 晨检仪采用半导体和空气电离室结合的方式，由 12 个半导体探测器和 13 个空气电离室组成。自动测量温度气压，可实现对中心点剂量、平坦度对称性、光野一致性、射线质等参数的测量，支持 FFF 模式。结合数据库存储软件可实现趋势分析功能。

2）PTW Quick check 晨检仪：采用 13 个空气电离室，有 13 个探测器。自动测量温度气压，可实现中心点剂量、平坦度对成型、射线质等参数的测量，配合相应模块支持 FFF 模式。PTW 晨检仪采用无线设计，自带液晶显示屏，测量完成直接显示结果。趋势分析需要将晨检仪连接计算机，将数据下载之后分析。初次使用须根据加速器标定晨检仪，无须矩阵校准信息。

3）Standard Imaging Beam Checker 晨检仪：采用 8 个空气电离室，有效体积 0.6cm^3。自动测量温度气压，可实现中心点剂量、平坦度对成型、射线质等参数的测量，支持 FFF 模式，需将数据下载到计算机观察分析测量结果。

4）IBA MyQA Daily：采用 125 电离室，中心轴上有 31 个电离室，可以进行绝对剂量测量，平坦度、对称性、照射野中心、照射野尺寸等的分析。

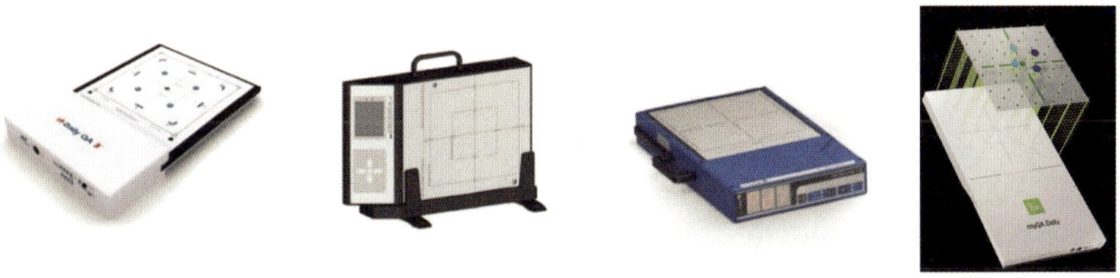

A B C D

图 9-23 常见晨检仪

A. SNC Daily QA3；B. PTW Quick Check；C. SI Beam Check；D. IBA Daily。

（2）直线加速器晨检的基本操作步骤：

1）直线加速器开机，完成自检后，将机架角度、准直器角度、治疗床角度都设置为0°，检查晨检仪的状态，并核对环境温度、湿度、气压参数是否正确（图9-24）。

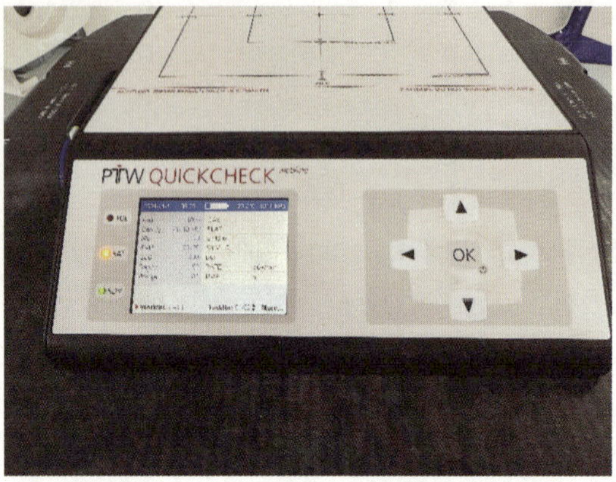

图9-24 晨检仪状态检测及环境参数确认

2）使用白纸或者坐标纸，检查直线加速器机房内的所有激光灯是否对齐，确认激光灯状态后，将晨检仪放置于直线加速器的治疗床上，通过升降床，使加速器两侧激光灯与晨检仪的标记线对齐，出现不对齐的情况通过平移或者旋转晨检仪完成激光灯对齐（图9-25）。

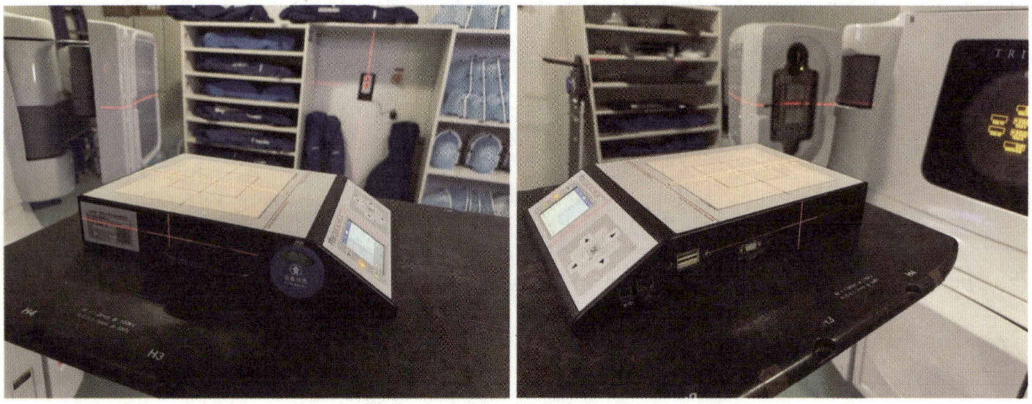

图9-25 用激光灯系统确认晨检仪在治疗床上的位置

3）通过升降床调整晨检仪表面的源皮距（根据晨检仪自带固体水的等效水下深度进行计算），如果两侧激光灯对齐后，源皮距不需要更改，在98cm左右（图9-26）。

4）在直线加速器普通放疗模式（维修模式）界面，选择晨检射线的类型，X射线或者电子线（图9-27）。

5）选择射线能量，X线一般为6MV、10MV、15MV，电子线一般为4Mev、6Mev、9Mev、12Mev、15Mev、18Mev等，不同的厂家的直线加速器略有差异（图9-28）。

6）输入机器跳数，一般为100Mu（图9-29）。

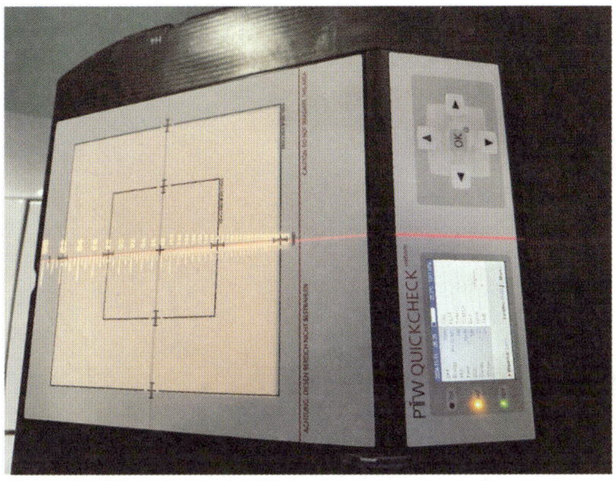

图 9-26　晨检仪表面源皮距地确认

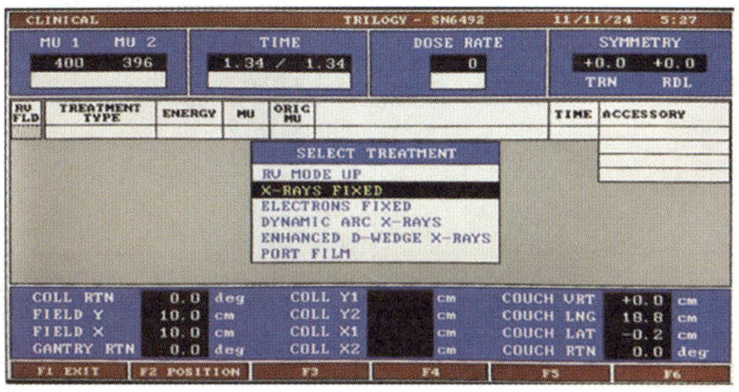

图 9-27　照射模式选择

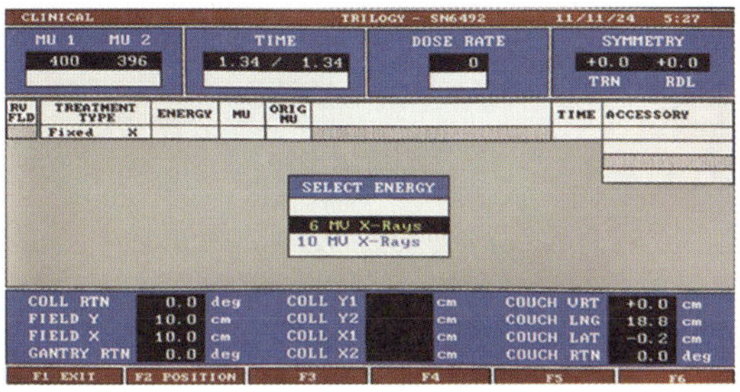

图 9-28　X 射线能量选择

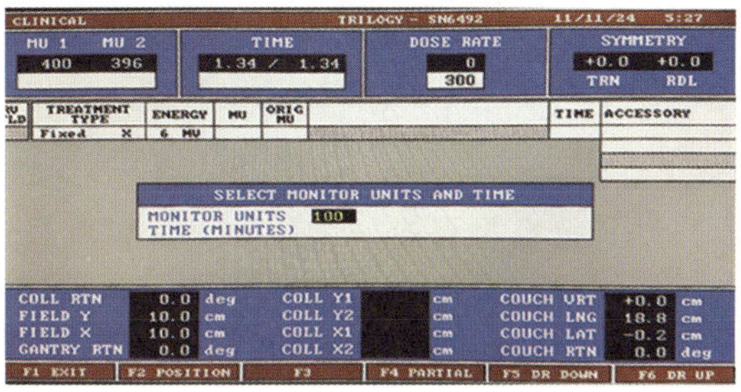

图 9-29　X 射线机器跳数填写

7）填写照射野大小，一般为 20cm×20cm，直线加速器的准直器自动走位到相应射野（图 9-30）。

8）待加速器准备就绪后，开始发出射线，完成照射，在射线出束过程中，大家要密切观察机器的运行状态（图 9-31）。

9）完成照射后，进入机房查看晨检仪显示的检测结果，当出现报黄色或者红色的剂量学指标报警，及时联系物理师用水箱及电离室进行设备绝对剂量的测定，对于平坦度、对称性的问题，需要采用三维水箱或者二维平板剂量仪进行更细致的测量（图 9-32）。

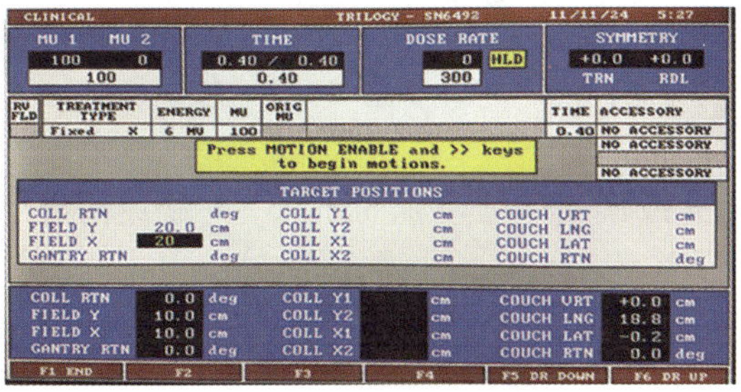

图 9-30　X 射线机器照射野尺寸填写

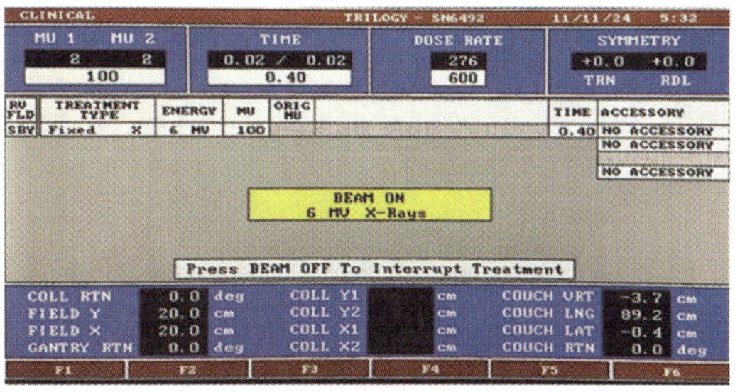

图 9-31　X 射线照射出束

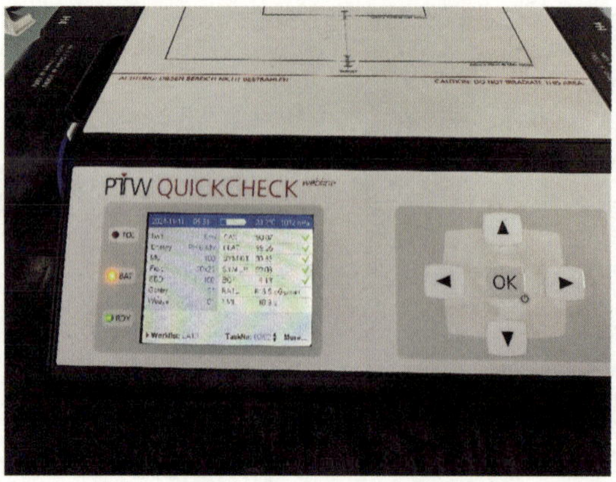

图 9-32　晨检仪检测结果

注：绿色夹头代表项目通过；黄色代表预警；红色代表偏差加大，需要物理师进一步的质控。

三、激光灯定位系统检测

（1）传统 C 型直线加速器机架和准直器旋转至 0°，射野面积为 30cm×30cm，调整床面高度至 SSD = 100cm。

（2）白纸平铺在治疗床面，读取治疗床 Y 轴方向上激光线偏离光野十字线竖线的距离，并观察两者的平行度，其数值应满足性能要求，偏差不超过 2mm（图 9-33）。

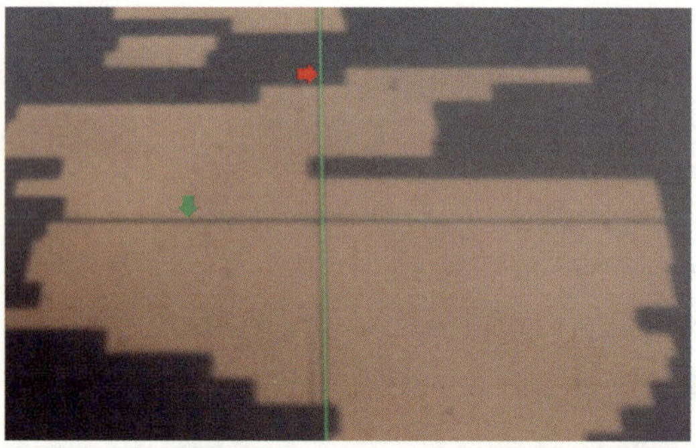

图 9-33　激光灯与灯光野十字线对齐情况

注：红色箭头所示为激光灯与 Y 轴十字线对齐情况；绿色箭头所示为激光灯与 X 轴十字线对齐情况。

（3）观察治疗床两侧激光灯在对侧墙面所投照的激光线偏离基准位置的距离，并观察两者的平行度，其数值应满足性能要求，等中心或者虚拟等中心处偏差不超 2mm（图 9-34）。

（4）对于月检或者年检的激光灯定位系统也可以借助模体，进行激光灯位置及重复性的检测（图 9-35）。

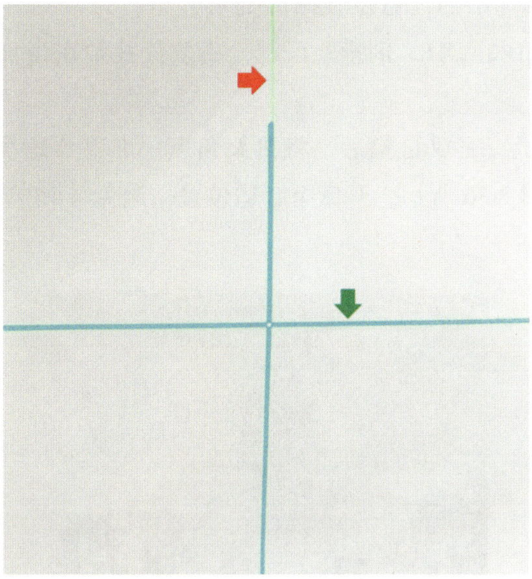

图 9-34　用白纸测量左右侧激光的重合性

注：红色箭头所示为遮挡一侧激光灯后的激光灯投影；绿色箭头所示两侧激光灯完全重合。

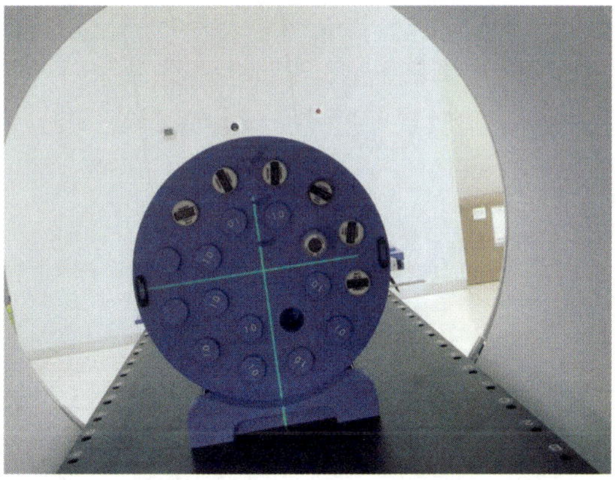

图 9-35　利用 CT 电子密度模体进行激光灯系统的校正

四、电子射野影像进行 IMRT 验证的基本操作步骤

剂量验证是确保个体化精确调强放疗得以安全有效实施的重要环节。传统的剂量验证主要采用基于测量的模体验证方法，一般在患者首次治疗前予以实施。该方法不能对患者所有分次治疗时的计划执行状态进行监测和评价。

电子射野影像系统（EPID）是一种非晶硅半导体探测器，通常集成在加速器机臂上，其空间分辨率在等中心处小于 1mm，具有良好的剂量响应特性、重复性和长期稳定性。区别于使用电离室、胶片以及探测器阵列等传统验证设备进行的治疗前剂量验证，在线剂量验证是利用加速器运行过程中 EPID 获取放疗计划执行过程中的各种参数，进行治疗中患者的调强放疗剂量验证。

目前 EPID 用于两维平面剂量主要有两种方式：一种是正向的剂量计算方法，利用相应算法计算出计划验证时 EPID 板应获取的剂量分布图，然后与实际测量结果比较分析；另外一种是逆向剂量重建，采用逆向重建算法重建模体中的任意位置两维剂量分布，并与 TPS 计算的剂量分布进行比较分析。大部分放疗机构基于 EPID 的 IMRT 剂量验证都是由放疗技师在当日完成放射治疗后进行的，具体操作如下。

1. 准备 直线加速器开机，完成自检后，将机架角度、准直器角度、治疗床角度都设置为 0°，确保治疗床表面无附件，如图 9-36 所示。升床至合适位置，避免与 EPID 板发生物理接触为宜，如图 9-37 所示。

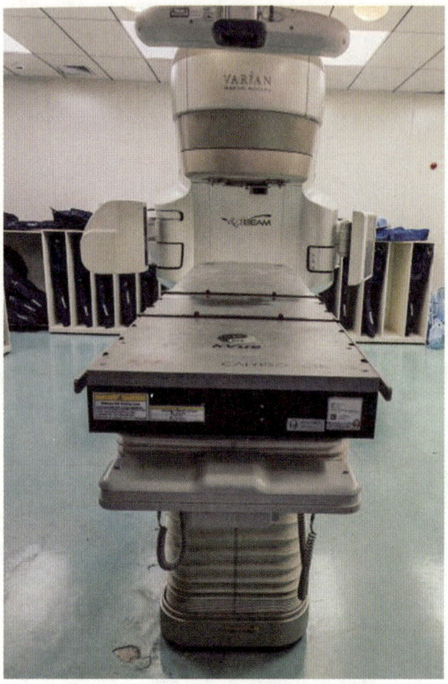

图 9-36 治疗床

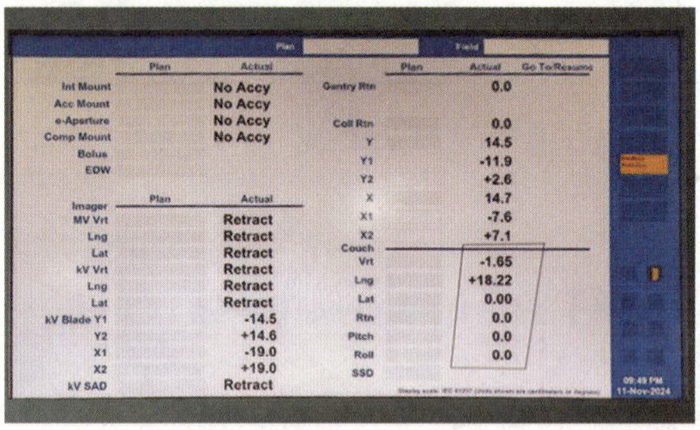

图 9-37 参考床值

2. 打开 QA 计划 正确输入需要验证患者的 ID，打开 QA 计划，如图 9-38 所示。PlanQA Setup 环节不要勾选 Set Collimator Angle，如图 9-39 所示。

3. 伸出 EPID 板 打开 QA 计划后，治疗准备，加速器 EPID 板自动走位到要求位置，如图 9-40、图 9-41 所示。

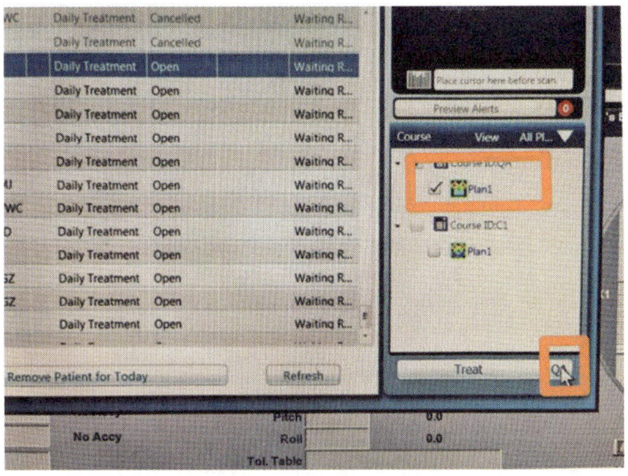

图 9-38　正确打开 QA 计划

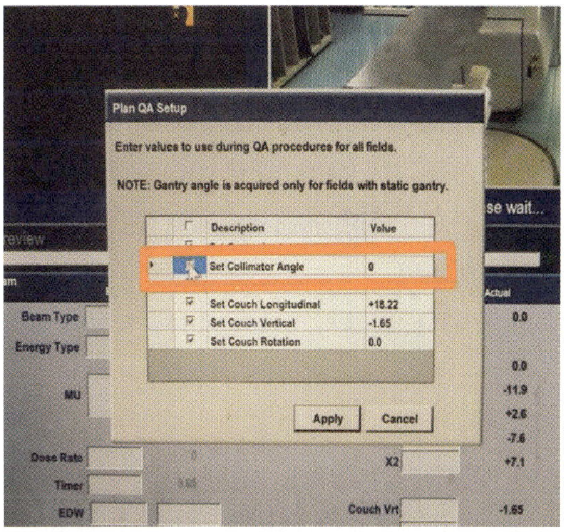

图 9-39　PlanQA Setup

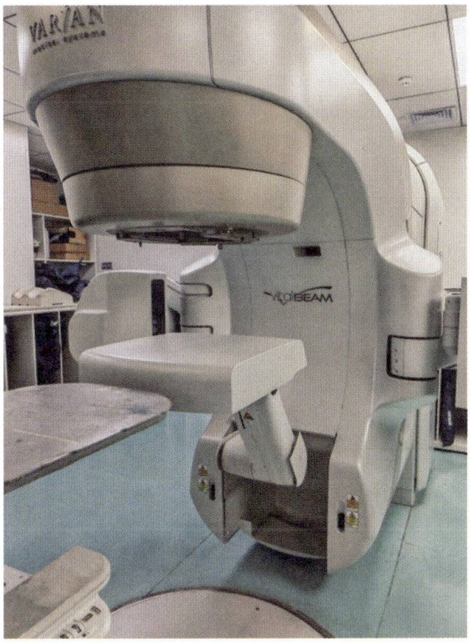

图 9-40　EPID 板伸到位

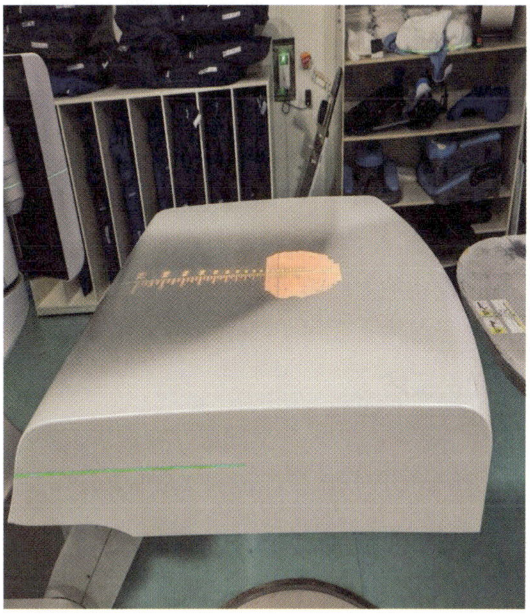

图 9-41　距离参考

4. 出束　准备工作完毕，确保出束环境安全，机房无人员逗留，选中一个治疗野，出束验证如图 9-42、图 9-43 所示。

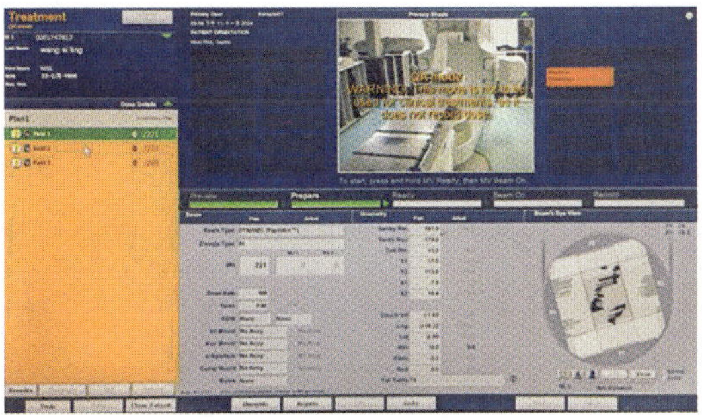

图 9-42　治疗野出束

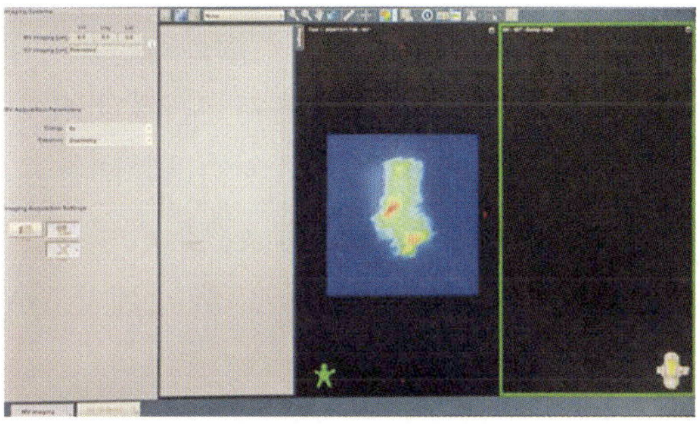

图 9-43　参考图像

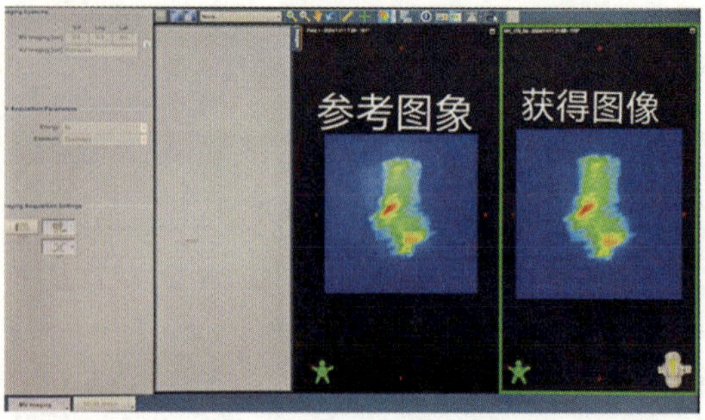

图 9-44　出束完毕，获得图像

5. 验证完成　当 QA 计划所有治疗野出束完毕，如图 9-44 所示。正确关闭计划，务必收回 EPID 板到原位。及时通知物理师进行剂量学比对。对存在疑问的 IMRT 或者 VMAT 技术可以进行二次验证。对于无法通过验证的计划一定要配合物理师找到原因。

在 IMRT 验证结果无法通过时，物理师应该进行必要的分析，寻找原因，并提供解决方案。一般需要审核核对的项目如下。

（1）摆位和射野模体的摆位；验证计划核对，网络系统内的计划版本与 TPS 内确认计划的一致性；验证当天的射野平坦度、对称性数据和输出量与基准数据的一致性；低 MU 的稳定性；测量设备的稳定性、准确性；对于 SRS 等计划，验证射野大小、探头分辨率；全局归一的剂量值的大小。

（2）IMRT 验证软件校准文件和剂量刻度文件的正确选择；测量文件和计划文件的正确处理；γ 值计算时 δ、DTA、TH 等参数的设置。

（3）MLC 基准 MLC 射野的测量数据是否改变；叶片到位精确度；叶片间和叶片的穿射；备份光栏 Jaw 的跟踪位置。

（4）TPS IMRT 计划的复杂程度；计划内小野的总数，包括狭长野；计划总跳数 MU；TPS 计算模型针对小野的计算准确性；TPS 内 MLC 剂量特性；最小 MU；最小子野面积；剂量计算网格的一致性；QA 设备的 CT 值与电子密度转换。

▶知识拓展

美国医学物理学家协会（AAPM）TG-142 报告简介

医疗加速器质量保证的 AAPM TG-142 号报告，是由美国医学物理学家协会在放射治疗委员会和质量保证和结果改进小组委员会的指导下成立。TG-142 号报告有两项主要任务。首先，根据需要更新 AAPM TG-40 号质量保证报告表Ⅱ中的建议。其次，增加不对称一级准直器、多叶准直（MLC）和动态/虚拟楔形板质量保证及质量控制的建议。TG-142 号报告完成了对 TG-40 报告的更新，规定了新的测试项目和误差允许范围，并不仅为新的辅助剂量传输技术，而且为作为直线加速器一部分的影像引导放疗的成像设备增加了质量保证及质量控制建议。

成像设备包括 X 射线成像、光子二维平面成像和锥形束 CT（CBCT）。TG-142 报告旨在说明特定机器提供的放射治疗类型。例如，用于放射外科治疗或调强放疗（IMRT）的机器需要不同的测试项目和/或误差允许范围。对于执行 IMRT 的机器的 MLC 质量保证，有具体的建议项目。该报告还就放射物理师实施特定行动的水平提出了建议，无论是检测内容、检测周期还是立即采取的纠正活动。该报告使放射物理师能够灵活地根据临床效用定制 QA 程序。根据日检、月检、年检设定特定的项目表，以及楔形板系统，MLC 和成像检查的项目表；同时提供了关于物理学家建立 QA 计划的具体建议，涉及建立 QA 团队、建立程序、人员培训、文档和端到端系统检查。

考试知识点总结

本章小结

协和云课堂……　拓展练习及参考答案

（巩贯忠　白晓亮）

教学课件

第十章　安全与健康宣教

学习目标

素质目标

（1）关注放射治疗中潜在辐射危害，确保放射治疗的设备和人员安全。

（2）遵守安全操作规程，具备辐射事故的应急处理能力。

（3）做好对肿瘤放疗患者的安全与健康宣教。

知识目标

（1）掌握：辐射及辐射防护的基本知识。

（2）熟悉：安全操作规范，确保治疗过程的安全性和准确性。

（3）了解：肿瘤放疗的副作用以及放疗过程中的注意事项、饮食指导和心理疏导。

能力目标

（1）培养学生自主学习的能力和习惯，培养良好的医患沟通与协作能力，提高解决问题的能力。

（2）能够辐射防护的相关内容。

（3）能够对患者进行放射治疗前后的管理和指导，包括心理支持、副作用处理等。

案例导入

【案例】

患者，女，55 岁，退休职工。初诊时间：2023 年 8 月。主诉：阴道出血伴疼痛 4 个月，白带增多，有恶臭，下腹部疼痛，体重下降 9 公斤。体格检查：一般状况较差，明显消瘦。妇科检查：宫颈可见一巨大肿物，表面有坏死组织，触之易出血，双侧附件区可触及肿块。辅助检查：宫颈涂片：细胞学检查提示鳞状细胞癌；HPV 检测：高危型 HPV 阳性；阴道镜检查：宫颈表面有不典型增生，取活检；病理活检：鳞状细胞癌；盆腔 MRI：宫颈肿块，双侧宫旁组织受侵，双侧髂内外淋巴结肿大；PET/CT：未见远处转移。诊断：宫颈癌（$T_{3b}N_1M_0$，ⅢB 期）。治疗方案：新辅助化疗：采用顺铂+紫杉醇方案，每 3 周一次，共 2 个周期；同步放化疗：采用调强放疗（IMRT），总剂量 50Gy，分 25 次，每周 5 次，同时进行顺铂化疗；术后辅助治疗：根据术后病理结果，决定是否需要进一步的辅助治疗。完善放射治疗前准备，排除放射治疗禁忌证，予以放射治疗。

【问题】

1. 放疗过程中可能会出现哪些不良反应？
2. 简述放疗前的健康宣教？

·核心知识拆解·

了解放射治疗中的辐射防护知识，对于保障患者及医护人员的安全至关重要。需要了解辐射类型、辐射来源、防护目的及辐射相关的生物效应等。例如，放射诊疗过程中的辐射包括职业照射（医技人员在工作中受到的照射）、医疗照射（患者、陪护人员在诊疗过程中受到的照射）、公众照射（上述人员除外的公众在放疗过程中受到的照射）。职业人员的辐射来源包括散射线、机头漏射线、高能电子束产生的感生放射性等；患者的辐射来源包括射野照射（有用照射）、靶组织散射线（无用照射）以及与职业人员相同的照射；陪护人员的辐射来源除了与职业人员相同的照射外，还有患者靶组织散射线，可能存在射野内直接照射；公众的辐射来源是机房泄漏辐射。在辐射实践过程中采取合理方法，使受照剂量保持在相关阈值之下，预防确定性效应发生，降低随机性效应诱发。辐射防护有三项标准，即辐射实践正当性、辐射防护最优化、个人剂量限值。射线对人体的照射分为外照射与内照射。外照射中，α 射线穿透能力小，其外照射危害可不考虑；β 射线穿透能力比 α 射线强，近距离 β 射线应注意防护；γ 射线和 X 射线射程较大，是外照射主要考虑对象。内照射中，α 射线和 β 射线危害较大，尤其 α 射线是内照射的主要关注对象，γ 射线危害相对较小。辐射的生物效应包括躯干效应和遗传效应，按辐射引起的生物效应发生的可能性分为确定性效应与随机效应。同时，放射治疗患者的健康教育具有重要意义。约 70% 的肿瘤患者在治疗过程中会采取放射治疗，40% 的患者可通过放疗根治肿瘤。但多数患者对疾病及放疗知识掌握不足，易出现紧张、焦虑等负性情绪，导致治疗依从性下降，影响治疗效果。通过健康教育，如放射治疗期间注意事项、心理护理、饮食指导等，可减轻患者负性情绪，提高对放疗的耐受性和依从性，降低并发症发生率，从而提高患者生存质量。

第一节　放射治疗工作人员安全宣教内容

一、辐射的基本知识

辐射的来源多种多样，不同类型的辐射具有不同的特性和潜在危害。在实际生活和工作中，我们需要了解辐射的基本知识，采取适当的防护措施，以减少辐射对人体的潜在影响。辐射是指能量以电磁波或粒子的形式向外扩散的现象。根据其对物质的电离能力，可分为电离辐射和非电离辐射。电离辐射是指能够使物质发生电离现象的辐射，具有较高的能量。常见的电离辐射包括 X 射线、γ 射线、

α 粒子、β 粒子等。这些辐射的来源较为广泛，例如，放射性物质的衰变、核反应堆的运行、医疗设备（如 X 射线机、CT、医用直线加速器等）的使用等。电离辐射的特性是能量高、穿透力强，对生物体可能造成较大的损害，如细胞损伤、基因突变等，长期暴露在高剂量的电离辐射下可能会导致癌症等疾病。非电离辐射是指能量较低，不足以使物质发生电离的辐射。常见的非电离辐射包括紫外线、可见光、红外线、微波、无线电波等。这些辐射在日常生活中广泛存在，如太阳辐射、家用电器（如微波炉、手机等）产生的辐射等。非电离辐射的能量相对较低，一般不会对生物体造成直接的电离损伤，但在某些情况下，长期或高强度的暴露可能会对人体产生一定的热效应或其他生物学效应，如皮肤灼伤、眼睛损伤等。

二、放射治疗中的安全风险

潜在的辐射危害是放射治疗中需要重点关注的问题。在放射治疗过程中，患者会接受一定剂量的电离辐射，以达到治疗肿瘤的目的。如果辐射剂量控制不当或防护措施不到位，可能会对患者的正常组织和器官造成损伤，增加患癌症等疾病的风险。此外，放射治疗工作人员也可能会受到辐射的影响，长期暴露在辐射环境中可能会导致职业性放射性疾病。除了潜在的辐射危害外，放射治疗中还存在其他安全风险，如电气安全和机械安全等。电气安全方面，放射治疗设备需要大量的电力支持，如果电气设备老化、损坏或使用不当，可能会引发电气事故，如电击、火灾等。机械安全方面，放射治疗设备通常具有复杂的机械结构，如果设备维护不当、操作失误或零部件损坏，可能会导致机械故障，如设备失控、部件脱落等，对患者和工作人员的生命安全构成威胁。为了降低放射治疗中的安全风险，需要采取一系列的措施，例如，加强辐射防护，确保辐射剂量准确控制，为患者和工作人员提供足够的防护装备；定期对电气设备进行检查和维护，确保其正常运行；对放射治疗设备进行定期保养和维修，及时更换损坏的零部件，确保设备的机械性能稳定可靠。同时，还需要加强对工作人员的培训，提高他们的安全意识和操作技能，确保放射治疗过程的安全进行。

三、安全操作规范

遵守安全操作规程的重要性不言而喻。安全操作规程是为了保障操作人员和患者的安全而制定的，严格遵守这些规程可以有效地降低事故的发生概率。遵守安全操作规程可以确保放射治疗设备的正常运行，提高治疗效果，减少对患者的不必要伤害。同时，也可以保护操作人员自身的安全，避免受到辐射等危害。因此，按照设备的操作规程正确的操作放射治疗设备至关重要。操作人员在使用放射治疗设备前，必须经过专业的培训和考核，熟悉设备的性能、操作流程和注意事项。在操作过程中，要严格按照设备的说明书和操作手册进行操作，确保设备的正常运行，例如：操作人员需要进行设备的开机前检查，包括设备的外观、电源、冷却系统等，确保设备处于正常状态；根据患者的治疗方案，设置好设备的参数，如辐射剂量、照射时间、照射部位等；在治疗过程中，要密切观察设备的运行情况，如发现异常情况，应立即停止治疗，并及时报告维修人员进行处理。

四、应急预案和处理措施

（一）辐射事故的应急处理流程

1. 事故报告 一旦发生辐射事故，现场人员应立即向相关负责人报告，包括事故的时间、地点、类型、辐射源情况以及可能受到影响的人员等信息。

2. 现场控制 采取措施控制事故现场，防止事故进一步扩大。例如，关闭辐射源、设置警戒区域、疏散无关人员等。

3. 人员救援 对受到辐射伤害的人员进行紧急救援，将其转移到安全区域，并进行初步的医疗处理。

4. 辐射监测 对事故现场及周边环境进行辐射监测，确定辐射水平和污染范围。

5. 事故评估 根据监测结果和现场情况，对事故的严重程度进行评估，制定相应的处理方案。

6. 清理和恢复 在确保安全的前提下，对事故现场进行清理和去污，恢复正常生产和生活秩序。

（二）个人防护设备的使用和应急撤离

1. 个人防护设备的使用

（1）工作人员应熟悉各种个人防护设备的性能和使用方法，如防护服、防护手套、防护眼镜等。

（2）在进入可能存在辐射危害的区域前，必须正确佩戴个人防护设备，确保身体各部位得到充分的防护。

（3）定期检查个人防护设备的完整性和有效性，如有损坏或失效，应及时更换。

2. 应急撤离程序

（1）制订详细的应急撤离计划，明确撤离路线和集合地点。

（2）定期组织演练，确保工作人员熟悉应急撤离程序。

（3）在发生紧急情况时，工作人员应迅速按照撤离路线进行撤离，避免慌乱和拥挤。

（4）在撤离过程中，应注意保护好自己的呼吸道和皮肤，避免受到辐射伤害。

五、职业健康与安全

从事放射治疗工作的组织或机构应始终将员工的职业健康与安全放在首位，不断完善职业健康管理体系，为员工提供良好的工作环境和健康保障。辐射对工作人员健康的影响是不容忽视的，长期暴露在辐射环境中，工作人员可能会受到不同程度的健康损害。电离辐射可能会导致细胞损伤和基因突变，增加患癌症的风险。此外，还可能对造血系统、免疫系统、生殖系统等产生不良影响，表现为白细胞减少、免疫力下降、生殖功能障碍等。非电离辐射虽然能量较低，但长期高强度暴露也可能对工作人员的眼睛、皮肤等造成一定的损害，如视力下降、皮肤灼伤等。定期进行健康检查对于保障放射治疗工作人员的职业健康与安全具有重要的意义，通过定期健康检查，可以及时发现工作人员身体的异常变化，早期诊断和治疗潜在的疾病。健康检查项目应包括血常规、免疫功能检查、眼科检查、皮肤科检查等，以及针对辐射暴露的特殊检查，如染色体畸变分析、微核试验等。这样可以有效地监测辐射对工作人员健康的影响，采取相应的防护和治疗措施，降低职业危害的风险。通过积极倡导员工关注自身健康，定期参加健康检查，共同营造一个健康、安全的工作氛围。

六、安全文化和意识培养

注重安全文化和意识的培养，提高员工的安全意识，推动员工积极参与安全管理，为放射治疗工作的安全开展提供有力保障。强调安全意识的重要性是确保放射治疗工作安全进行的关键。安全意识是指人们对安全问题的认识和态度，它直接影响着人们的行为和决策。在放射治疗工作中，具备强烈的安全意识可以帮助工作人员时刻保持警惕，严格遵守安全规章制度，从而有效预防事故的发生。安全意识的重要性体现在多个方面。首先，它可以提高工作人员对潜在安全风险的识别能力，使他们能够及时发现并采取措施消除安全隐患。其次，安全意识能够促使工作人员自觉遵守安全操作规程，避免因疏忽大意或违规操作而引发事故。此外，良好的安全意识还可以增强工作人员的自我保护能力，使其在遇到突发情况时能够迅速做出正确的反应，降低事故造成的伤害。鼓励员工积极参与安全管理是培养安全文化的重要途径。员工是安全工作的直接参与者和执行者，他们对工作中的安全问题有着最直接的感受和认识。通过鼓励员工积极参与安全管理，能够充分发挥他们的主观能动性，共同营造一个良好的安全氛围。为了鼓励员工积极参与安全管理，可以采取多种措施。例如，建立安全奖励机制，对在安全工作中表现突出的员工进行表彰和奖励，激发员工的积极性。同时，加强安全培训和教育，提高员工的安全知识和技能水平，使他们能够更好地参与到安全管理工作中。此外，还可以建立员工安全反馈机制，鼓励员工提出安全建议和意见，及时改进安全管理工作。

第二节　放射治疗工作人员辐射防护教育内容

一、辐射防护的基本原则

时间防护、距离防护和屏蔽防护是辐射防护的基本原则，在实际工作中应综合运用这些原则，采取有效的防护措施，确保人员安全和环境安全。时间防护是辐射防护的重要原则之一，减少在辐射场中的停留时间，可以有效降低受照剂量。在进行可能接触辐射的工作时，应尽量缩短操作时间，提高工作效率。例如，在进行放射治疗时，医护人员应熟练掌握操作流程，迅速准确地完成各项操作，以减少在辐射区域的暴露时间。距离防护是根据辐射强度与距离的平方成反比的原理而采取的防护措施。增加与辐射源的距离，可以显著降低辐射剂量，因此，在进行辐射相关工作时，应尽量远离辐射源。对于一些固定的辐射源，应设置足够的安全距离，限制人员进入高辐射区域。屏蔽防护是利用屏蔽材料来吸收或减弱辐射的防护方法。根据不同的辐射类型和能量，选择合适的屏蔽材料，如铅、混凝土等，可以有效地阻挡辐射的传播。在放射治疗室、核设施等场所，应设置完善的屏蔽设施，以保护工作人员和周围环境免受辐射的影响。同时，对于个人防护，也可以使用防护服、防护手套等屏蔽装备来减少身体受到的辐射剂量。

二、个人辐射防护设备

在辐射环境中，个人辐射防护设备起着至关重要的作用。正确选择和使用个人辐射防护设备是保障工作人员安全的重要措施。常见的防护设备包括防护服、手套、眼镜等。防护服是一种能够有效阻挡辐射的服装，通常采用含铅或其他防辐射材料制成，它可以覆盖身体的大部分部位，减少辐射对身体的直接照射。防护服的款式和材质需根据不同的使用场景和辐射类型进行选择。手套是保护手部免受辐射伤害的重要装备，一般采用橡胶或塑料等材料制成，内部可能含有防辐射层，在进行可能接触辐射的操作时，佩戴合适的手套可以降低手部受到的辐射剂量；眼镜则用于保护眼睛免受辐射的伤害，防辐射眼镜的镜片通常采用特殊材料制成，能够过滤掉一定量的辐射，它们可以防止辐射对眼睛的晶状体、视网膜等部位造成损害。

正确佩戴和使用防护设备的方法如下：首先，在佩戴防护设备之前，要确保设备的完整性和清洁度。检查防护服是否有破损、手套是否有漏洞、眼镜是否有划痕等。对于防护服，应将其穿戴整齐，确保所有部位都得到覆盖，拉链、扣子等要扣好。佩戴手套时，要选择合适的尺寸，确保手套与手部紧密贴合，避免出现空隙。佩戴眼镜时，要调整好镜架，使镜片能够准确地覆盖眼睛，并且要确保眼镜的舒适度和稳定性。在使用过程中，要注意避免防护设备受到损坏或污染。如果发现防护设备出现问题，应及时更换。

三、工作场所的辐射防护

辐射监测设备的使用和监测结果的解读对于保障工作场所的辐射安全至关重要。辐射监测设备可以实时监测工作场所的辐射水平，帮助我们及时发现潜在的辐射风险。在使用辐射监测设备时，工作人员需要熟悉设备的操作方法，按照规定的程序进行测量。监测结果的解读需要专业知识，一般来说，监测结果会以辐射剂量率或累积剂量的形式呈现。工作人员需要了解相关的辐射安全标准，将监测结果与标准进行对比，判断工作场所的辐射水平是否在安全范围内。如果监测结果超过了安全标准，应立即采取措施，如停止相关操作、进行调查和整改等。工作场所的布局和防护设施也是辐射防护的重要方面。合理的工作场所布局可以减少工作人员受到辐射的风险。例如，将辐射源放置在专门的屏蔽室内，远离工作人员的工作区域；将经常有人活动的区域设置在辐射水平较低的地方等。防护设施包括屏蔽墙、防护门、通风系统等。屏蔽墙可以有效地阻挡辐射的传播；防护门可以防止辐射泄漏；通风系统可以保证工作场所内的空气流通，减少放射性物质的积聚。这些防护设施的设计和安装应符合相关的辐射防护标准，并且需要定期进行检查和维护，确保其有效性。注重工作场所的辐射防护，为员工提供一个安全、健康的工作环境。同时，不断加强辐射防护管理，提高员工的辐射防护意识和技能，确保工作场所的辐射安全。

四、辐射剂量限值和监测

了解辐射剂量限值的标准是保障辐射安全的重要依据。辐射剂量限值是根据人体对辐射的耐受能力和潜在危害制定的，旨在将辐射对人体的危害控制在可接受的范围内。不同的人群和工作环境，其辐射剂量限值也有所不同。例如，职业性辐射工作人员的剂量限值比普通公众要高一些。这些限值是通过大量的科学研究和实践经验确定的，旨在保护人们的健康和安全。同时，个人剂量监测的方法和意义也不容忽视。个人剂量监测是通过佩戴个人剂量计来实现的，常见的有热释光剂量计和电子剂量计等。这些剂量计可以实时或定期测量个人所接受的辐射剂量。监测的方法是定期将剂量计送到专业机构进行检测和分析，以确定个人的辐射剂量水平。个人剂量监测的意义在于及时发现个人是否受到了过量的辐射照射，以便采取相应的防护措施和治疗手段。通过监测个人剂量，可以评估工作场所的辐射防护措施是否有效，为改进防护措施提供依据。同时，个人剂量监测也是保障工作人员健康权益的重要手段，有助于及时发现潜在的健康问题，为职业健康管理提供数据支持。

五、放射性物质的管理

放射性物质的储存、运输和使用都需要严格遵守相关规定。在储存方面，放射性物质应存放在专门的储存设施中，这些设施应具备良好的屏蔽性能、通风条件和防火防爆措施。储存场所应设置明显的放射性标志，并实行严格的出入管理制度，确保只有经过授权的人员能够进入。同时，要根据放射性物质的种类、半衰期和放射性强度等因素，进行分类存放，避免不同放射性物质之间的相互影响。在运输过程中，放射性物质必须使用专门的运输工具，并按照规定的路线和时间进行运输。运输工具应具备足够的防护能力，以防止放射性物质泄漏和对周围环境造成污染。运输人员应经过专业培训，熟悉运输过程中的安全注意事项和应急处理方法。在运输前，要对放射性物质进行仔细的包装和固定，确保其在运输过程中不会发生移动和损坏。为了防止放射性物质泄漏，需要采取一系列措施：首先，在储存和使用放射性物质的场所，应设置完善的监测系统，定期对放射性物质的泄漏情况进行监测。其次，要加强对放射性物质容器和设备的维护和检查，确保其密封性和完整性。如果发现有泄漏的迹象，应立即采取措施进行处理，如停止使用相关设备、对泄漏物质进行清理和回收等。此外，还应制定详细的应急预案，一旦发生放射性物质泄漏事故，能够迅速采取有效的应急措施，将事故的影响降到最低。

六、公众辐射防护

对患者和家属的辐射防护教育是非常重要的。对于接受放射治疗的患者，医护人员应向他们详细解释治疗过程中辐射的作用和可能的风险，以及如何采取相应的防护措施。例如，告知患者在治疗过程中要保持正确的体位，以确保辐射能够准确地照射到病变部位，同时减少对周围正常组织的损伤。对于患者家属，也应教育他们在陪伴患者时要注意避免长时间停留在辐射区域，尽量减少不必要的辐射暴露。公众辐射安全的重要性不容忽视。通过开展宣传活动、提供咨询服务等方式，提高公众的辐射防护意识，增强他们的自我保护意识。加强公众辐射防护教育，可以帮助人们了解辐射的基本知识，掌握正确的防护方法，从而减少辐射对健康的潜在危害。同时，公众对辐射安全的重视也有助于推动相关部门加强对辐射源的管理和监督，确保辐射环境的安全。

七、法律法规和标准

在辐射防护领域，我国制定了一系列相关的法律法规和标准，以确保辐射活动的安全进行，保护公众和工作人员的健康。例如，《中华人民共和国放射性污染防治法》对放射性污染的防治工作进行了全面规范，包括放射性物质的管理、放射性废物的处置、辐射环境监测等方面。此外，还有《放射性同位素与射线装置安全和防护条例》等行政法规，以及一系列的国家标准和行业标准，如《电离辐射防护与辐射源安全基本标准》等。这些法律法规和标准明确了辐射防护的要求和规范，包括辐射源的管理、辐射工作场所的防护设施、个人辐射剂量限值、辐射监测等方面的内容，它们为辐射防护工作提供了法律依据和技术标准，确保辐射活动在安全、可控的范围内进行。违反辐射防护法律法规的后果是严重的。一旦发现违反法规的行为，相关部门将依法进行查处。违反法规的单位和个人可能会面临行政处罚，包括罚款、责令停产停业、吊销许可证等。情节严重的，还可能构成犯罪，将依法追究刑事责任。此外，违反法规还可能导致民事赔偿责任，对受到辐射伤害的人员进行赔偿。我们应增强个人法律意识，自觉遵守辐射防护相关的法律法规，共同营造一个安全的辐射环境。

第三节　患者宣教内容

一、放射反应与放射损伤

放射反应是指在射线作用下出现的暂时性且可恢复的全身或局部反应。放射性损伤是指射线的作用引起组织器官不可逆的永久性损伤。根据放射反应出现时间的先后分为早期放疗反应和晚期放疗反应。早期放疗反应是治疗开始后 90 天内发生的急性反应。晚期放疗反应一般在放射治疗开始后 90 天后发生。

（一）鼻咽癌

1. 早期全身反应　鼻咽癌的放射治疗主要以局部反应为主，但由于部分脑干和大脑颞叶受到照射而引起自主神经功能紊乱，在放疗过程中，会表现为头晕、失眠、乏力、恶心呕吐、味觉异常等，反应程度因人而异。一般全身反应较为轻微，无须特殊处理，个别反应较重者可对症处理。部分患者会出现白细胞降低，严重者须注射提升白细胞的药物。

2. 早期局部反应

（1）皮肤急性反应：在放射治疗中颈部皮肤会出现急性放射性皮炎。通常在接受放疗后 3~4 周内出现放射性干性皮炎、表现为皮肤红斑、痒、灼热感、色素沉着、毛囊扩张、脱毛等。在接受放疗后 5~6 周有部分患者会出现湿性皮炎，表现为表皮血清渗出、脱皮。少数患者在放疗后期会出现放射性皮炎，表现为皮肤溃破后合并感染，形成溃疡达真皮层，为了减轻皮肤反应，可以遵医嘱涂抹放射治疗皮肤防护剂。皮肤痒时要防止抓伤皮肤，可以双手戴薄棉手套睡觉。

（2）口腔、口咽黏膜急性反应：口腔黏膜的急性放射反应通常在放射治疗后 2~3 周出现，表现为口干、咽痛、干咳等。局部口咽、软腭及咽后壁黏膜充血、假膜形成，严重时出现溃疡、出血及脓性分泌物。大剂量分割放疗或者同期放化疗患者口腔毒副反应会更加严重，需进行局部或全身对症处理。

（3）腮腺急性反应：一般于放疗开始1～3天内发生。腮腺受照后局部充血、水肿、导管阻塞，出现腮腺区肿胀、疼痛、局部压痛甚至张口困难。一般无须特殊处理，继续放疗3～4天后可自行消除。对于严重合并感染且伴发热的患者，可给予抗感染治疗。

3. 晚期放疗反应

（1）口腔干燥：为腮腺的放射性损伤，是常规放疗最常见的放疗晚期反应，多数损伤为不可逆，调强放疗出现后此症状有所改善。

（2）放射中耳炎：放射导致咽鼓管功能障碍，造成中耳、内耳损伤而导致。临床表现为耳鸣、听力减退，严重者失聪。可使用药物治疗和采取鼓室插管的方法进行治疗。

（3）放射性颞颌关节炎：主要为颞颌关节和咬肌受到高剂量照射造成损伤，临床表现为张口困难、张口痛、门齿距减少等。

（4）放射性颈部皮肤萎缩和肌肉纤维化：因放射引起毛细管的炎症反应致血管壁增厚或闭塞，局部皮肤血供不足及营养障碍，使皮肤表层变薄、萎缩、色素减退呈花斑样改变。皮下组织纤维化，严重者硬实如板。

（5）放射性龋齿：鼻咽癌放射治疗后唾液腺分泌量减少，黏稠，口腔酸度增加，便于细菌繁殖，加上射线对牙槽骨及供血血管的损伤可导致龋齿。临床上表现为牙质疏松、碎裂、变黑，导致牙根冠交界处断裂，形成全口腔牙尖利、参差不齐的黑色残根。

（二）食管癌

1. 早期放疗反应

（1）放射性食管炎：多数患者表现为轻度吞咽疼痛，进食困难较前加重，多在照射剂量达20～40Gy/2～4周时出现，可不做处理；严重者可出现局部疼痛或胸骨后烧灼感，进食时加重等症状。主要原因为照射所致食管黏膜充血、水肿、渗出及糜烂。处理方法：首先向患者解释该反应是放射治疗中的必然过程，不是病情加重。对于症状较轻的患者给予观察并嘱其进流食或半流食，增加营养，重者需给予输液等治疗，适当少量的激素和抗生素治疗可获得较好的效果。

（2）口腔干燥：放疗可能影响唾液腺，引起口腔干燥。建议多喝水，使用人工唾液，保持口腔清洁。每次进食完毕，口服温热（40℃）的0.9%氯化钠注射液200ml冲洗食管，减少食物滞留食管，减轻黏膜充血、水肿。积极预防上呼吸道感染，饭后漱口，必要时用复方氯己定漱口液漱口，用软毛牙刷刷牙，预防口腔溃疡、感染，避免细菌随吞咽动作下侵食管黏膜。

（3）皮肤反应：放疗区域的皮肤可能出现红斑、脱屑、瘙痒等症状。建议穿着宽松的棉质衣物，避免摩擦和刺激。

（4）疲劳：放疗可能导致疲劳感，建议适当休息，保持良好的睡眠。

2. 晚期反应

（1）食管狭窄：放疗可能导致食管瘢痕形成，引起食管狭窄。如有吞咽困难，应及时就医，可能需要扩张术或放置支架。

（2）肺纤维化：放疗可能影响肺部，导致肺纤维化，表现为呼吸困难、咳嗽。如有不适，应及时就医，进行肺功能检查。

（3）心脏毒性：放疗可能影响心脏，导致心律失常、心肌梗死等。如有胸痛、心悸等症状，应及时就医。

（三）乳腺癌

1. 早期放疗反应

（1）皮肤反应：放疗可能导致皮肤红斑、干燥、脱屑、瘙痒等症状。建议穿着宽松的棉质衣物，避免摩擦和刺激，使用温和的护肤品。

（2）乳房疼痛：放疗可能导致乳房疼痛和不适，建议使用冰敷或温敷缓解疼痛，必要时使用镇痛药。

（3）疲劳：放疗可能导致疲劳感，建议适当休息，保持良好的睡眠。

（4）淋巴水肿：放疗可能影响淋巴循环，导致手臂淋巴水肿。建议进行适当的淋巴引流按摩，避免提重物。

2. 晚期反应

（1）纤维化：放疗可能导致乳房组织纤维化，影响乳房形态和功能。如有不适，应及时就医，进行物理治疗。

（2）肺纤维化：放疗可能影响肺部，导致肺纤维化，表现为呼吸困难、咳嗽。如有不适，应及时就医，进行肺功能检查。

（3）心脏毒性：放疗可能影响心脏，导致心律失常、心肌梗死等。如有胸痛、心悸等症状，应及时就医。

（4）第二原发癌：放疗可能增加患第二原发癌的风险。建议定期体检，早期发现和治疗。

（四）宫颈癌

1. 早期放疗反应

（1）阴道分泌物增多：放疗可能导致阴道分泌物增多，建议保持外阴清洁，避免使用刺激性洗液。

（2）阴道干涩：放疗可能导致阴道干涩，建议使用润滑剂，减少性交时的不适。

（3）皮肤反应：放疗区域的皮肤可能出现红斑、干燥、脱屑、瘙痒等症状。建议穿着宽松的棉质衣物，避免摩擦和刺激。

（4）膀胱和直肠反应：放疗可能导致尿频、尿急、尿痛和腹泻、便血等症状。建议多喝水，保持排便通畅，必要时使用药物缓解症状。膀胱反应多发生在放疗后 3 周左右，主要表现为尿频、尿急、尿痛，少数严重者可表现为血尿。患者须遵医嘱每日放疗前憋尿至 250ml 以上，减少膀胱的照射体积。保证每日饮水 2000ml 以上。遵医嘱使用抗炎、止血药物对症处理，严重者需暂停放疗。直肠反应多发生在放疗开始后 2 周左右，主要表现为里急后重、腹泻、黏液便、大便疼痛、便血或痔疮发作等。患者需要遵医嘱每日放疗前排空直肠，减少直肠的照射体积。饮食上避免食用辛辣食物，食用高维生素、高蛋白质、易消化的食物。遵医嘱对症处理，严重者需暂停放疗。

（5）疲劳：放疗可能导致疲劳感，建议适当休息，保持良好的睡眠。

2. 晚期反应

（1）阴道狭窄：放疗可能导致阴道瘢痕形成，引起阴道狭窄。如有性交困难，应及时就医，进行阴道扩张术。需要遵医嘱定期进行阴道冲洗，放疗后 3 个月可以开始性生活，或使用假阳具进行阴道扩张，以预防狭窄和粘连。

（2）膀胱和直肠损伤：放疗可能导致膀胱和直肠的慢性损伤，表现为尿频、尿急、尿痛和腹泻、便血。如有不适，应及时就医，进行相应的治疗。放射性直肠炎和乙状结肠炎常发生在放疗后 0.5~1 年，主要表现为腹泻、黏液便、里急后重、便血和便秘等，严重者可出现直肠阴道瘘。患者需要遵医嘱进行对症处理或手术治疗。放射性膀胱炎多发生在放疗后 1 年左右，主要表现为尿频、尿急、尿血和尿痛等，严重者会出现膀胱阴道瘘。患者以保守治疗为主，严重者需要进行手术治疗。

（3）放射性小肠炎：主要表现为稀便、大便次数增加、黏液便、腹痛等，严重者可出现小肠穿孔、梗阻等，需要在医师指导下使用药物治疗或进行手术治疗。

（4）盆腔纤维化：大剂量全盆腔照射可能会出现盆腔纤维化，严重者输尿管及淋巴管阻塞，导致肾积水、肾功能障碍、下肢水肿等。可遵医嘱用药或手术治疗。

（5）淋巴水肿：放疗可能影响淋巴循环，导致下肢淋巴水肿。建议进行适当的淋巴引流按摩，避免提重物。

二、放疗宣教内容

微课：乳腺癌放疗注意事项

1. 向患者及家属简要地介绍放射治疗常识和基本流程（包括接诊宣教、体膜制作、模拟定位、靶区勾画、计划设计、剂量验证、复核、治疗实施、治疗结束等）以及各流程的注意事项，进行文字或视频宣教，有条件的单位可以通过虚拟现实技术让患者亲身感受治疗过程的各个环节。宣教过程中应采用通俗易懂的语言，让患者更好地理解放疗，缓解其过度担忧，消除其紧张、恐惧心理。

2. 向患者简要介绍辐射防护知识，避免不必要的辐射损伤。

3. 定位前一天需洗澡，去除身上的泥垢，便于清晰地进行定位画线。

4. 初次治疗前放射治疗师应对患者进行一次详细的宣教，内容主要包括。

（1）用通俗易懂的语言描述加速器的工作原理。

（2）告知患者体位固定装置的重要性，衣着对位置精度的影响，告知患者如何配合放射治疗师的操作。告知患者固定模具应放在指定位置并妥善保管，使用和摆放过程中不可接触过热或尖锐物品，以免变形损坏。

（3）告知患者体膜及体表标记线的重要性。放疗期间应保持体表标记线完好、清晰，如有变浅，应及时找主管医生或放射治疗师进行描绘。

（4）告知患者体位固定、定位以及治疗均不会引起疼痛，应保持完全放松的状态，不能随意乱动。

（5）告知患者在定位或治疗期间，遇到紧急情况时如何向放射治疗师求助，提高患者安全感。

（6）告知患者治疗预约时间并说明放疗秩序的重要性，合理安排放疗时间，嘱患者按规定时间前来放疗，减少排队等待时间。并告知不可无故缺席治疗安排，如有特殊情况应电话告知放射治疗师或主管医生。

（7）告知患者出现放疗并发症（如口腔反应、皮肤反应等）的处理方法，在治疗期间如有症状变化需及时与主管医生或放射治疗师进行沟通。

（8）告知患者如何应对如机器故障、停电、坠床、呕吐等可能出现的意外情况。

三、治疗期间的护理与观察

（一）鼻咽癌

1. 皮肤护理 ①放疗前保持照射野皮肤的清洁干燥，避免使用刺激性强的护肤品，避免阳光直射，防止感染。同时，要保护照射野的“标记”，这是放射治疗的重要参考。②放疗会对皮肤造成一定的损伤，因此放疗期间要保持皮肤的清洁干燥，避免使用刺激性强的护肤品和化妆品。同时，要避免阳光直射和冷热刺激，防止皮肤感染。③放疗后要注意保护照射野皮肤，避免抓挠、摩擦和刺激。外出时要戴帽子遮挡阳光，避免紫外线照射。

2. 口腔护理及功能锻炼 ①放疗前患者应到口腔科对口腔进行全面检查、拔除龋齿和无法保留的残根、摘除金属牙冠等，并积极治疗牙周炎，以减少放疗期间的口腔感染风险。②放疗期间要保持口腔清洁，饭后漱口，早晚刷牙，使用软毛刷和含氟牙膏。避免食用刺激性食物，如辛辣、酸甜等食物。如有口腔炎症，应及时就医治疗。③放疗后仍需继续做好口腔护理，用淡盐水漱口，用软毛牙刷刷牙，保持口腔清洁。放疗后要坚持进行张口、转颈等功能锻炼，以预防颞颌关节功能障碍和颈部肌肉纤维化。

3. 饮食护理

（1）保证营养摄入：鼓励患者多进食高蛋白、高维生素、高热量的食物，如鱼、肉、蛋、奶、新鲜蔬菜和水果等。对于食欲缺乏的患者，可以采取少食多餐的方式，增加食物的多样性，以提高患者的食欲。

（2）缓解放疗副作用：放疗可能会导致口腔黏膜炎症、口干等副作用，影响患者的进食。可以建议患者食用一些易消化、湿润的食物，如粥、汤、果汁等。避免食用刺激性食物，以免加重口腔黏膜的炎症。

4. 副作用观察与处理

（1）常见副作用的观察：密切观察患者是否出现皮肤反应，如红斑、脱皮、瘙痒等。注意观察患者的口腔黏膜情况，有无口腔溃疡、口干、味觉改变等。观察患者是否有乏力、恶心、呕吐等全身症状。

（2）相应的处理措施：对于皮肤反应，根据反应的程度给予相应的处理。轻度反应可以使用润肤霜缓解皮肤干燥；中度反应可以使用糖皮质激素软膏治疗；重度反应需要暂停放疗，并进行专业的治疗。对于口腔黏膜炎症，可以使用口腔护理液、含片等进行治疗。口干症状可以通过多喝水、使用人工唾液等方法缓解。对于全身症状，如乏力、恶心、呕吐等，可以给予相应的药物治疗，如止吐药、营养支持药物等。同时，要关注患者的心理状态，给予心理支持和安慰。

（二）食管癌

1. 皮肤护理

（1）保持皮肤清洁：指导患者使用温水轻柔地清洁皮肤，避免用力搓擦。选择温和、无刺激性的沐浴产品，避免使用含有酒精或香料的产品。

（2）避免皮肤刺激：告知患者避免在放疗区域的皮肤上使用热水袋、冰袋或其他刺激性物品。

穿着宽松、柔软的棉质衣物，减少对皮肤的摩擦。

2. 口腔护理

（1）保持口腔清洁：鼓励患者每天多次用温水漱口，保持口腔湿润。指导患者使用软毛牙刷轻轻刷牙，避免损伤口腔黏膜。

（2）预防口腔感染：观察口腔黏膜的情况，如有无红肿、溃疡等。如有口腔感染的迹象，可使用口腔护理液或遵医嘱使用抗生素进行治疗。

3. 饮食护理

（1）保证营养摄入：为患者提供高热量、高蛋白、高维生素的饮食，如鱼、肉、蛋类、奶类、新鲜蔬菜和水果等。对于吞咽困难的患者，可给予半流质或流质食物，如米糊、肉汤、果汁等。

（2）缓解放疗副作用：放疗可能会导致患者出现食欲缺乏、恶心、呕吐等症状。可建议患者少量多餐，避免油腻、辛辣食物。可给予细软、易消化的食物，避免食用粗糙、坚硬的食物。

4. 副作用观察与处理

（1）常见副作用的观察：密切观察患者是否出现放射性食管炎，表现为吞咽疼痛、胸骨后疼痛等。注意观察患者是否有放射性肺炎的症状，如咳嗽、咳痰、呼吸困难等。观察患者的血象变化，如白细胞、血小板减少等。

（2）相应的处理措施：对于放射性食管炎，可给予患者镇痛、消炎药物，并调整饮食，以减轻症状。如出现放射性肺炎，应根据病情给予吸氧、抗感染等治疗。对于血象异常的患者，可根据具体情况给予升白细胞、升血小板的药物治疗。

（三）乳腺癌

1. 皮肤与口腔护理 指导患者使用温水轻轻清洗皮肤，避免用力搓擦。选择温和、无刺激性的沐浴产品，避免使用肥皂等可能导致皮肤干燥的清洁用品。告知患者避免在放疗区域的皮肤上使用刺激性的化妆品、香水或药膏。穿着宽松、柔软的棉质衣物，减少对皮肤的摩擦。避免阳光直射放疗区域的皮肤，外出时应使用遮阳伞或涂抹防晒霜。鼓励患者每天早晚刷牙，使用软毛牙刷，避免损伤口腔黏膜。饭后使用温水或漱口液漱口，保持口腔清洁。观察口腔黏膜的情况，如有无红肿、溃疡、白斑等异常。如有口腔感染的迹象，应及时告知医生，并根据医嘱使用口腔护理液或抗生素进行治疗。

2. 功能锻炼 指导乳腺癌患者对患侧手臂科学锻炼，如：爬墙、梳头、摸对侧耳朵等，每天 1~3 次，每次 15~20 分钟，坚持患肢的功能锻炼至少一年。

3. 饮食护理

（1）保证营养摄入：为患者提供富含蛋白质、维生素和矿物质的食物，如鸡肉、鱼肉、蛋类、蔬菜和水果等。鼓励患者多喝水，以保持身体水分平衡，促进新陈代谢。

（2）缓解放疗副作用：放疗可能会导致患者出现食欲缺乏、恶心、呕吐等症状。可建议患者少食多餐，选择清淡、易消化的食物，如米粥、面条、蒸蛋等。如患者出现口腔黏膜炎症，可给予细软、易吞咽的食物，避免食用辛辣、酸性或粗糙的食物，以减轻口腔疼痛。

4. 副作用观察与处理

（1）常见副作用的观察：密切观察患者的皮肤反应，如是否出现红斑、瘙痒、脱皮、水疱等。注意观察患者的胃肠道反应，如是否有恶心、呕吐、腹泻、便秘等。观察患者的血象，如白细胞、血小板、红细胞等是否有下降。

（2）相应的处理措施：对于皮肤反应，根据症状的轻重程度，可给予局部涂抹药膏、冷敷或使用皮肤保护剂等处理。对于胃肠道反应，可给予止吐、止泻、通便等药物治疗，并调整饮食结构。对于血象异常，应根据具体情况给予升白细胞、升血小板、输血等治疗。同时，要注意预防感染，避免患者接触感染源。

（四）宫颈癌

1. 盆腔脏器保护　患者在做定位和治疗的时候，要保持大便通畅，没有做手术的患者要保持憋尿状态。在治疗过程中，保持该状态，可使直肠、膀胱受照射的范围减小，以减轻患者治疗过程中的反应。

2. 皮肤护理　皮肤保护较简单，但发生皮肤反应会特别难处理。在做治疗期间，夏季要求患者穿一条裙子，不穿内裤，因为穿纤维内裤容易出现皮肤感染。同时要求走路的时候减少摩擦，因为放疗后，阴道皮肤反应相对他处要重，且用药很难愈合，所以保护最关键。可让宫颈癌、子宫内膜癌的患者两腿岔开，完全不穿衣服，使皮肤完全暴露在空气中，减轻摩擦。冬季患者需穿纯棉衣物，尽量减少走路，部分情况严重的患者可能需保持固定姿势直至治疗结束。一旦出现皮肤反应，需使用皮肤保护剂，或者是用烧伤膏，以使皮肤慢慢恢复。

3. 饮食护理

（1）保证营养摄入：为患者提供富含蛋白质、维生素和矿物质的食物，如鱼、肉、蛋、奶、新鲜蔬菜和水果等。鼓励患者少食多餐，以增加营养摄入。

（2）缓解放疗副作用：放疗可能会导致患者出现食欲缺乏、恶心、呕吐等症状。可建议患者在放疗前适量进食，避免空腹接受治疗。如患者出现胃肠道反应，可给予清淡、易消化的食物，如米粥、面条等。

4. 副作用观察与处理

（1）常见副作用的观察：密切观察患者是否出现放射性直肠炎，表现为腹泻、腹痛、便血等。注意观察患者是否有放射性膀胱炎，如尿频、尿急、尿痛、血尿等。观察患者的血象变化，如白细胞、血小板减少等。

（2）相应的处理措施：对于放射性直肠炎，可给予患者止泻、止血、抗炎等药物治疗，并注意饮食调整。如出现放射性膀胱炎，应鼓励患者多饮水，以冲洗膀胱，并给予抗感染、止血等治疗。对于血象异常的患者，可根据具体情况给予升白细胞、升血小板的药物治疗。同时，要注意预防感染，避免患者接触感染源。

四、放疗期间一般饮食建议

嘱咐患者在治疗期间需合理饮食、注意营养，保持稳定的体重并强调重要性。

1. 高蛋白饮食　蛋白质有助于修复受损组织，促进伤口愈合。建议摄入鱼、肉、蛋、奶等高蛋白食物。

2. 高维生素饮食　维生素 C 和维生素 E 具有抗氧化作用，可以增强免疫力。建议多吃新鲜蔬菜和水果。

3. 易消化食物　放疗可能导致消化不良，建议选择易消化的食物，如粥、面条、蒸蛋等。

4. 少量多餐 避免一次性摄入过多食物，建议少量多餐，减轻胃肠道负担。

5. 避免刺激性食物 辛辣、油炸、烟熏等刺激性食物可能加重口腔黏膜炎，应尽量避免。

6. 充足水分 保持充足的水分摄入，有助于缓解口腔干燥，促进新陈代谢。

五、心理疏导

治疗过程较长，患者可能会出现焦虑、抑郁等情绪问题。心理疏导对于提高患者的生活质量和治疗依从性非常重要。

1. 倾听和理解 医护人员和家属应耐心倾听患者的诉说，理解他们的感受，给予情感支持。

2. 积极心态 鼓励患者保持积极的心态，相信科学，树立战胜疾病的信心。

3. 心理干预 必要时，可以请专业的心理咨询师进行心理干预，帮助患者应对压力和情绪问题。

4. 社交支持 鼓励患者参与社交活动，与亲友保持联系，增强社会支持系统。

5. 放松训练 教授患者一些放松技巧，如深呼吸、冥想、瑜伽等，帮助他们缓解紧张和焦虑。

6. 健康教育 定期开展健康教育活动，让患者了解疾病知识和治疗进展，增强自我管理能力。

第四节　治疗后随访

一、鼻咽癌

（一）定期复查

治疗结束后的第 1 年内，每 1~3 个月复查 1 次；第 2~3 年，每 2~4 个月复查 1 次；3 年以后，每 4~6 个月复查 1 次。

（二）评估治疗效果

进行鼻咽部的体格检查，包括鼻咽镜检查，观察鼻咽部黏膜的情况，有无肿瘤残留或复发。进行影像学检查，如鼻咽部 MRI 或 CT，了解鼻咽部及颈部淋巴结的情况。检测肿瘤标志物，如 EB 病毒抗体等，辅助判断治疗效果。

（三）检查有无复发和转移

除了鼻咽部的检查外，还需要进行胸部 X 线或 CT、腹部超声、全身骨扫描等检查，以排除远处转移的可能。

二、食管癌

（一）定期复查

治疗后的前2年，每3个月复查1次；第3~5年，每6个月复查1次；5年后每年复查1次。

（二）评估治疗效果

进行体格检查，包括颈部、胸部和腹部的检查，注意有无淋巴结肿大、腹部肿块等。进行食管镜检查，观察食管黏膜的情况，有无肿瘤复发。进行影像学检查，如胸部CT、腹部超声等，了解胸部和腹部的情况，有无转移灶。检测肿瘤标志物，如CEA、SCC等，辅助判断治疗效果和有无复发。

三、乳腺癌

（一）定期复查

治疗后的前2年，每3个月复查1次；第3~5年，每6个月复查1次；5年后，每年复查1次。

（二）评估治疗效果

医生会进行体格检查，包括乳房检查、腋窝和锁骨上淋巴结检查等，以了解局部情况。进行乳腺超声、钼靶等影像学检查，观察乳房内是否有新的病变。根据病情可能需要进行胸部CT、腹部超声、骨扫描等检查，以排除远处转移。检测肿瘤标志物，如CA15-3等，辅助判断治疗效果和有无复发。

四、宫颈癌

（一）定期复查

治疗后2年内，每3个月复查1次；第3~5年，每6个月复查1次；5年后，每年复查1次。

（二）评估治疗效果

妇科检查：检查宫颈、阴道、子宫及双侧附件的情况，了解有无异常体征。细胞学检查及HPV检测：通过宫颈涂片或TCT检查，以及HPV检测，评估宫颈细胞的状况和HPV感染情况。影像学检查：如盆腔B超、CT、MRI等，查看盆腔内器官及淋巴结的情况，判断是否有复发或转移。肿瘤标志物检查：如SCC-Ag等，可辅助判断治疗效果及监测病情变化。

（三）检查有无复发和转移

除了上述检查外，医生还会根据患者的具体情况，评估是否存在复发和转移的迹象。如出现异常症状，如阴道流血、分泌物异常、腹痛等，应及时进行进一步检查。

—• 考试知识点总结 •—

—• 本章小结 •—

—• 协和云课堂…… 拓展练习及参考答案 •—

（陈星宇　杜　哲）

参考文献

[1] 林承光，翟福山. 放射治疗技术学 [M]. 2 版. 北京：人民卫生出版，2024.

[2] 卢洁，巩贯忠，李小波. 现代放射治疗设备学 [M]. 北京：科学出版社，2023.

[3] 张涛. 放射治疗技术 [M]. 4 版. 北京：人民卫生出版社，2020.

[4] 李晔雄. 肿瘤放射治疗学 [M]. 北京：中国协和医科大学出版社，2018.

[5] 国家癌症中心/国家肿瘤质控中心. 基于电子直线加速器的肿瘤立体定向放射治疗物理实践指南 [J]. 中华放射肿瘤学杂志，2022，31 (6)：20. DOI：10. 3760/cma. j. cn113030-20220107-00010.

[6] 国家癌症中心/国家肿瘤质控中心. CT 模拟机质量控制指南 [J]. 中华放射肿瘤学杂志，2022，31 (8)：677-684.

[7] 钱根年，陈自谦，钟群，等. PET/CT 成像系统的质量控制 [J]. 中国医疗设备，2019，34 (2)：5. DOI：CNKI：SUN：YLSX. 0. 2019-02-004.

[8] 卢洁，巩贯忠，张伟. 现代放射治疗剂量测量学 [M]。北京：科学出版社，2023.

[9] 巩贯忠，杨波，陈利，等. 图像引导放射治疗理论与实践 [M]。沈阳：辽宁科学技术出版社，2024.

[10] 戴建荣. 医用电子直线加速器质量控制指南 [J]. 中华放射肿瘤学杂志，2020，29 (4)：241-258.

[11] 国家癌症中心，国家肿瘤质控中心. MRI 模拟定位物理实践指南 [J]. 中华放射肿瘤学杂志，2023，32 (9)：749-790.

[12] 陈明，中国医师协会放射肿瘤治疗医师分会，中国抗癌协会肿瘤放射治疗专业委员会，等. 中国放射治疗相关的器官运动管理指南 [J]. 中国肿瘤，2021 (10)：030.

[13] YEE T, LIM, IRENA, et al. Characterization of the HalcyonTM multileaf collimator system [J]. Journal of applied clinical medical physics, 2019. DOI: 10. 1002/acm2. 12568.

[14] BOLLINGER D, LAUGEMAN E, LI T, et al. Technical Note: Dosimetric characterization of the dynamic beam flattening MLC sequence on a ring shaped, Jawless Linear Accelerator with double stacked MLC [J]. Med Phys, 2020, Mar; 47 (3): 948-957.

[15] KIM MM, BOLLINGER D, KENNEDY C, et al. Dosimetric Characterization of the Dual Layer MLC System for an O-Ring Linear Accelerator [J]. Technol Cancer Res Treat, 2019, Jan-Dec, 18: 1533033819883641.

[16] KUBO K, TAMURA M, MATSUMOTO K, et al. Independent monitor unit verification for dynamic flattened beam plans on the Halcyon linac [J]. J Appl Clin Med Phys, 2023, Jan, 24 (1): e13807.

[17] MASLOWSKI A, WANG A, SUN M, et al. Acuros CTS: A fast, linear Boltzmann transport equation solver for computed tomography scatter—Part I: Core algorithms and validation [J]. Med Phys, 2018, May, 45 (5): 1899-1913.

[18] WANG A, MASLOWSKI A, MESSMER P, et al. Acuros CTS: A fast, linear Boltzmann transport equation solver for computed tomography scatter—Part II: System modeling, scatter correction, and optimization. Med Phys. 2018 May; 45 (5): 1914-1925.

[19] GARY LINEY UULKE VAN DER HEIDE. MRI for Radiotherapy: Planning, Delivery, and Response Assessment [J]. Springer Nature Switzerland AG, 2019.